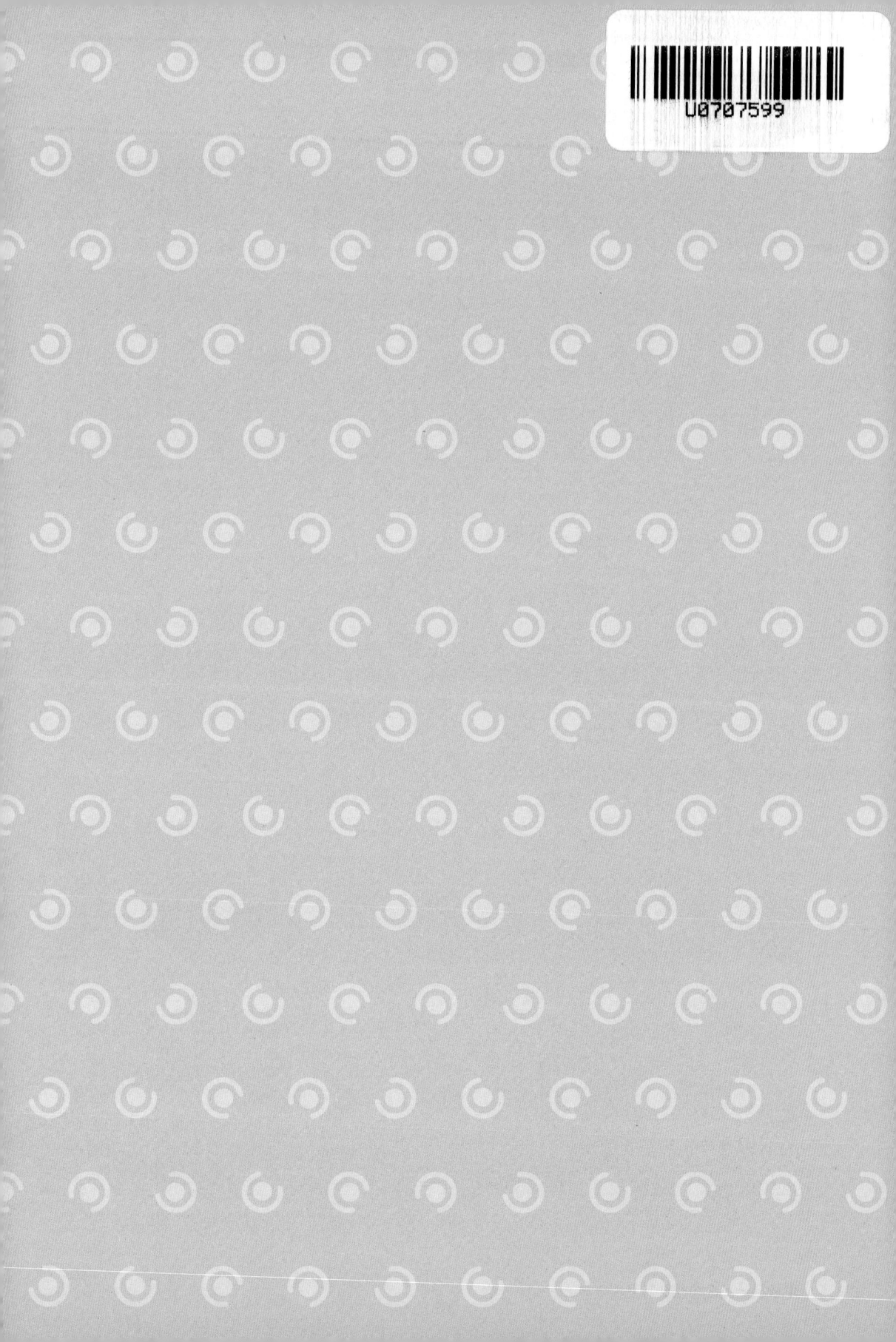

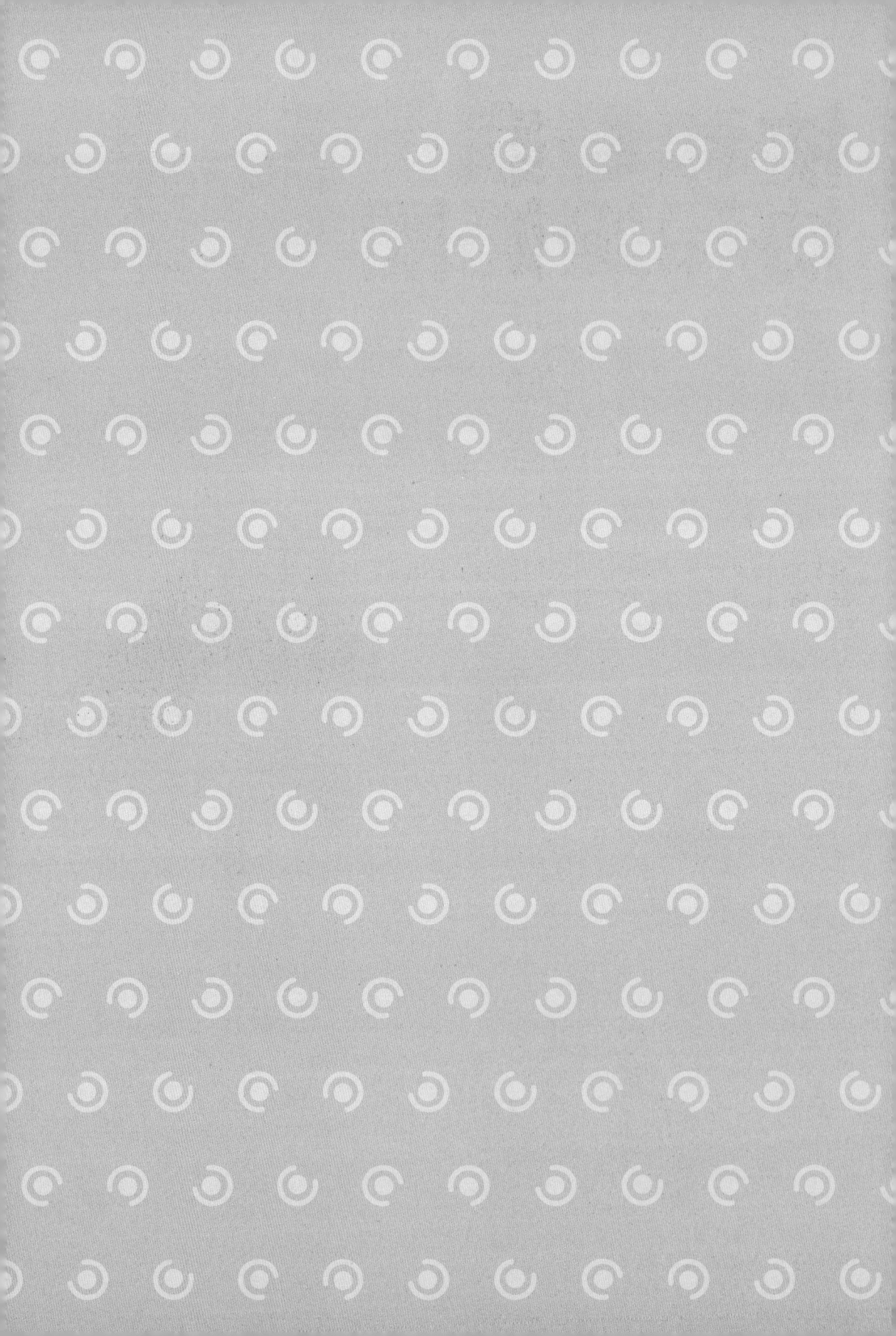

协和专家+协和妈妈圈 干货分享

坐月子

马良坤 主编 | 北京协和医院妇产科主任医师、教授
国家卫计委围产营养项目组专家

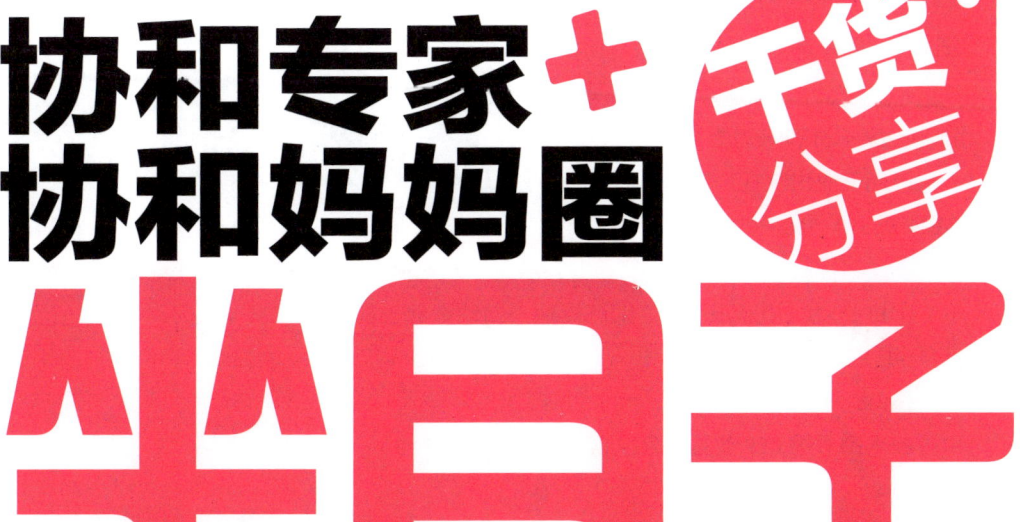

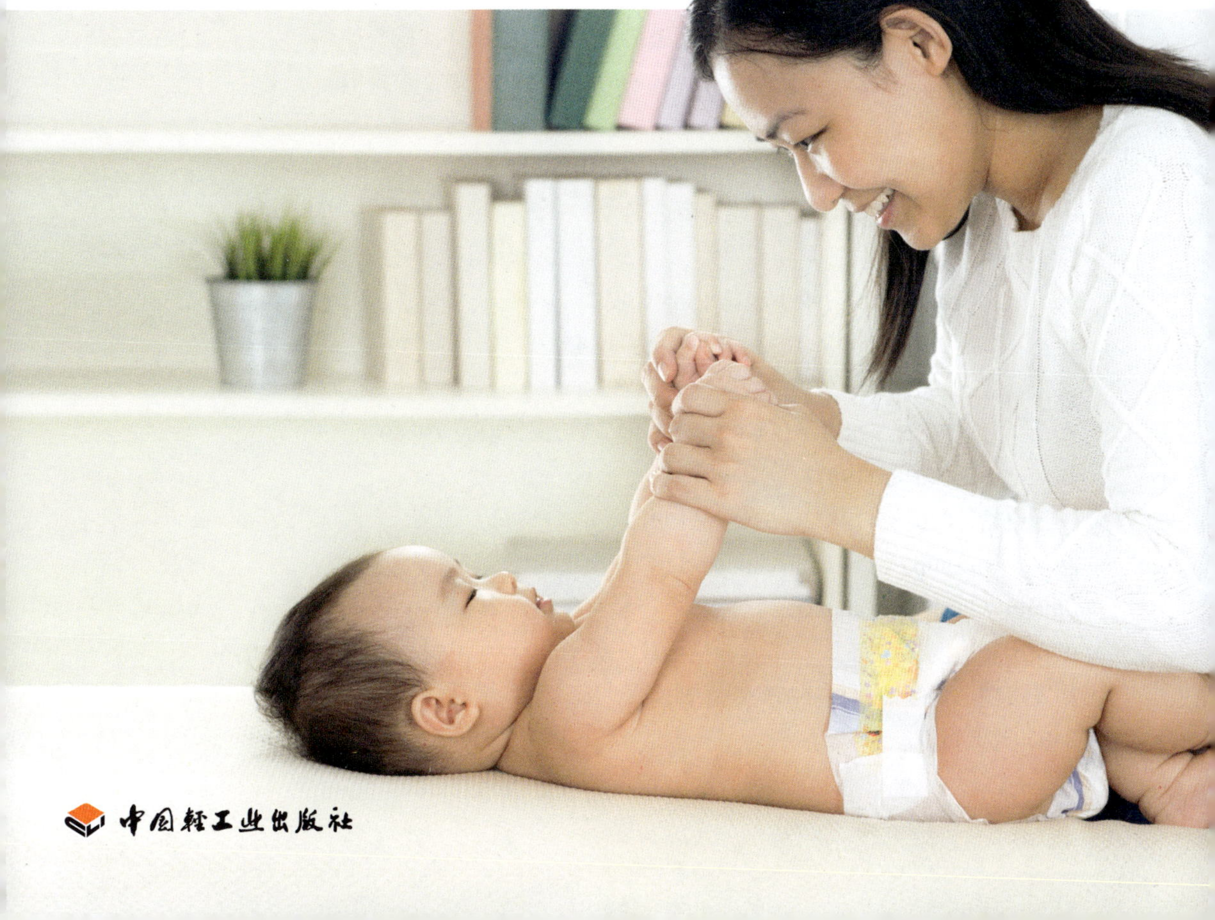

中国轻工业出版社

图书在版编目（CIP）数据

协和专家+协和妈妈圈干货分享·坐月子 / 马良坤主编 . —北京：中国轻工业出版社，2024.5
ISBN 978-7-5184-0910-5

Ⅰ . ①协… Ⅱ . ①马… Ⅲ . ①产褥期—妇幼保健—基本知识 Ⅳ . ① R714.6

中国版本图书馆CIP数据核字（2016）第 086414 号

责任编辑：付　佳
策划编辑：翟　燕　　　责任终审：唐是雯　　　封面设计：杨　丹
版式设计：悦然文化　　责任校对：晋　洁　　　责任监印：张京华

出版发行：中国轻工业出版社（北京鲁谷东街 5 号，邮编：100040）
印　　刷：北京博海升彩色印刷有限公司
经　　销：各地新华书店
版　　次：2024 年 5 月第 1 版第 15 次印刷
开　　本：720×1000　1/16　印张：14
字　　数：260 千字
书　　号：ISBN 978-7-5184-0910-5　　　定价：39.80 元

邮购电话：010-85119873
发行电话：010-85119832　010-85119912
网　　址：http://www.chlip.com.cn
Email：club@chlip.com.cn

版权所有　侵权必究
如发现图书残缺请与我社邮购联系调换
240690S3C115ZBW

前言 preface

什么时候开始喝下奶汤？
乳房小就奶水少吗？
高龄妈妈分泌的奶量够宝宝吃吗？
产后2~3天没有奶水正常吗？
哺乳文胸一定要穿吗？
怎样按摩乳房，奶水足，双乳饱满？
剖宫产妈妈必须拆线吗？
如何远离月子病？
宝宝睡觉时，要不要叫起来吃奶呢？
....

对于第一次坐月子的你，是否有上面的疑问呢？相信你会从老辈人那里得到一些坐月子的经验，还会从网上查到一些坐月子的方法，但面对大量的坐月子知识，正误难辨，也会给你带来很多烦恼。我们为什么一定要坐月子呢？这是首先要弄清楚的。

事实上，女性分娩时出血多，体力耗损大，气血、筋骨都很虚弱，需要一段时间来进行调补，才能恢复健康。为此，我总结自己多年工作经验，汇总了多名金牌月嫂、三个坐过月子的妈妈的宝贵经验整理编著了本书，全是干货。我将坐月子可能遇到的问题，提前告诉即将坐月子或已经开始坐月子的新妈妈们，让你们避免走弯路，轻松愉快地度过月子期。

本书将坐月子时间确定为6周，根据新妈妈的身体变化，贴心而有针对性地给出了每周的调理方案，第一周甚至细化到天，并把顺产和剖宫产妈妈的调理分开来讲，针对性更强，让新妈妈坐月子更明白、更安心。为了帮助新妈妈减轻月子期的种种不适症状，还给出了超有效的调养方案。

本书还告诉产后新妈妈如何呵护乳房、如何运动、如何养颜润肤，让新妈妈产后更健康、更美丽。同时提供了特殊妈妈（血脂异常、高血压、糖尿病等）的护理经，让这些新妈妈安心度过产褥期。

此外，书中还加入了爸爸的参与，头孩的照顾，这样让新妈妈不会感到是自己一个人在坐月子，有了爸爸的陪伴，妈妈坐月子更轻松。

目录 CONTENTS

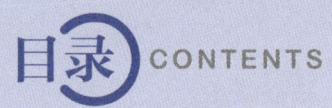

协和妇产科医生和协和妈妈精彩亮相　　18

绪

协和专家推荐*最实用的坐月子清单　　20
月子期，女人一生的第二个黄金期　　21
怀二孩后，可以治好身体原有的月子病　　22

Part 1　坐月子，改善体质的最好时机

产后第1天
顺产和剖宫产妈妈都要注意的事情　24

一定要重点看

没下奶之前，千万不要喝下奶汤	24
怎样判断自己的乳腺管是否通畅	24
剖宫产后6小时内应去枕平躺	24
帮助剖宫产妈妈捏捏全身肌肉，可避免肌肉僵硬	24

自然分娩后宜采取半坐卧姿势　　25
密切关注24小时内的出血量　　25
产后体温超过38℃要当心　　26
要准备保暖、防滑、舒适的月子鞋　　26
产妇多汗应进行温水擦浴　　26
产后30分钟要让宝宝吃第一口奶　　26
妈妈第一次怎样喂奶　　27
宝宝是最好的吸奶器　　27

两侧轮换着喂奶，可避免大小乳　　28
乳房小就奶水少吗　　28
什么情况下需要挤奶　　28
如何挤奶最科学　　29
如何储存奶水　　29
吸奶器吸出的奶质量好吗　　29
高龄妈妈分泌的奶量够宝宝吃吗　　29
怎样放下睡着的宝宝　　30
南方坐月子适合吃的食材　　30
北方坐月子适合吃的食材　　31

顺产妈妈　好好休息，促进体力恢复　33

侧切妈妈要每天用温水冲洗外阴2次　　33
减轻会阴疼痛，过来人有哪些小妙招　　33
侧切妈妈产后1～2小时出现严重疼痛，
应及时通知医生　　33
产后6～8小时督促新妈妈坐一坐　　33
及时补水，产后6～8小时一定要解小便　　34

按摩关元穴、气海穴，促进排尿	34
一天吃5~6餐，可减轻胃肠道负担	34
分娩后喝一碗暖暖的红糖小米粥	35
怎样判断产后贫血	35
产后贫血如何补	35
顺产妈妈一日食谱推荐	35

顺产妈妈月子餐　36

糖水煮荷包蛋　补血、恢复体力	36
蛋花汤　补水、补气	36
蒸蛋羹　补充营养	36
藕粉粥　气血双补	37
小米粥　促进肠胃恢复	37
红糖酒酿蛋　活血消肿	37

剖宫产妈妈　排气后再进食　38

6小时后最好采取枕枕头侧卧位休息	38
伤口可放置沙袋，减少伤口渗血	38
谨防缝线断裂	38
剖宫产妈妈要早用止痛药	38
可以用镇痛泵止痛吗	39
剖宫产妈妈生完宝宝就能喂奶吗	39
6小时后喝些排气的汤，促进排气	39
伤口愈合前，不宜多吃深海鱼	39
剖宫产后不宜吃得太饱	39
剖宫产妈妈排气后一日食谱推荐	39

剖宫产妈妈月子餐　40

三角面片　补充水分、利小便	40
姜糖水　促进身体恢复	40
挂面卧鸡蛋　补充体力	40
鸡蛋面线　促进体力恢复	41
花生红枣小米粥　活血化瘀	41
红枣桂圆粥　滋补气血	41

宝宝　除了睡就是吃　42

金水水，银水水，不如妈妈的奶水水	42
珍贵的初乳，不能浪费	42
怎样判断宝宝有效吸吮和无效吸吮	43
怎样准确判断新生儿是否吃饱了	43
宝宝没有吃奶时，不用喂糖水、奶粉	43
纯母乳喂养宝宝需要喂水吗	44
宝宝睡觉时，要不要叫起来吃奶呢	44
新生儿睡觉真的不需要枕头吗	44
宝宝一竖抱就不哭，可以竖着抱吗	44
宝宝哭了，拍拍？抱抱？喂喂？	45
从床上怎样抱起宝宝	45
前囟门和后囟门的护理	45
如何给宝宝洗脸	46
第一次排出深绿色的胎便	46
及时更换尿布或纸尿裤	46
专题　尿布、纸尿裤的优劣对比	**47**

产后第2天
顺产和剖宫产妈妈都要注意的事情　48

一定要重点看

妈妈服药后4小时才能喂奶	48
宝宝胃容量的变化	48
产后2~3天没有奶水也属正常	48

产后第1~3天排红色恶露，量多	49
下床活动要防止眩晕	49
凹陷乳头和扁平乳头的妈妈怎样喂奶	49
哺乳妈妈不宜吃的药	49
哺乳时生气，乳汁真的有毒吗	50

妈妈要坚持少食多餐，饿了就吃	50
吃鸡蛋可促进恢复，但并不是多多益善	50
正确喝生化汤，调理、排恶露两不误	51
高龄产妇产后一定要多吃补血的食物	51

顺产妈妈 及时排恶露   52

保持会阴清洁卫生，预防感染	52
注意会阴卫生，可选用孕妇专用卫生巾	52
可以吃些软烂的面条和蛋汤	52
顺产妈妈一日食谱推荐	52

顺产妈妈月子餐   53

疙瘩汤　补充体力	53
香菇胡萝卜面　促进消化	53
生化汤　促进子宫收缩	54
红菇炖蒸鸡　强身健体	54

剖宫产妈妈 产后伤口痛有妙招   55

帮助妈妈坐起来，有助于排气	55
拔掉导尿管后要及时排尿	55
要穿大号内裤，避免摩擦伤口	55
产后伤口疼痛难忍，家人来帮忙	55
继续以粥、蒸蛋等为主，不要大补	56
可以吃动物血来补血	56
剖宫产妈妈一日食谱推荐	56

剖宫产妈妈月子餐   57

猪肝菠菜粥　补铁补血	57
猪血大米粥　补血、排毒	57
菠菜猪血汤　补血、润肠	57
鲜虾蒸蛋　补钙、促进身体恢复	58
丝瓜蛋汤　补虚润燥	58
莲藕排骨汤　清热消痰、补血补钙	58

宝宝 打襁褓可增强宝宝安全感   59

出生后2~3天内"掉水膘"是正常现象	59
新生儿"脱皮"，不用过于担心	59
怎样给宝宝打襁褓	60
怎样准确判断宝宝是冷还是热	61
喂奶后怎样给宝宝拍嗝	61
必须给宝宝戴手套和脚套吗	62

产后第3天
顺产和剖宫产妈妈都要注意的事情   63

一定要重点看

睡觉时不要挤压乳房，否则易得乳腺炎	63
月子看电视不是坏事，适可而止就好	63
奶水不是攒出来的而是吸出来的	63
宝宝睡你就睡	64
乳房变大，应做好乳房护理	64
不要睡过软的床	64
适合新妈妈的床垫有什么标准	64
大多数妈妈这个时候会出现情绪低落	64
每天授乳8次以上，利于下奶	65
多吃些"开心"的食物，可缓解产后抑郁	65

顺产妈妈 可以出院了   66

正常情况下，妈妈可以出院了	66
空调房间在一定条件下是可以待的	66
非哺乳妈妈宜边回乳边进补	66
顺产妈妈一日食谱推荐	66

顺产妈妈月子餐   67

米酒蛋花汤　活血化瘀	67
红枣莲子粥　静心安神	67
红薯玉米面糊　缓解便秘	67
牛肉小米粥　补气补虚	68
麻油猪肝　补血补钙	68

剖宫产妈妈 基本适应了宫缩痛   69

剖宫产妈妈基本适应了宫缩痛	69

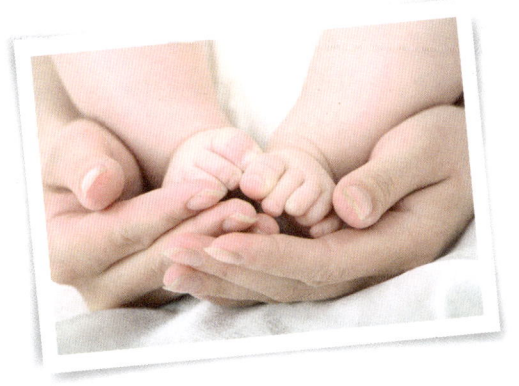

剖宫产妈妈哺乳的正确姿势	69
避免大笑，以免牵拉伤口	69
进餐按照蔬菜、汤、主食、肉类的顺序，减轻胃部负担	70
剖宫产妈妈一日食谱推荐	70

剖宫产妈妈月子餐 71

鸡蛋红糖小米粥　滋阴养血	71
多彩蔬菜羹　增强食欲	71
鸡蓉玉米羹　缓解便秘	71
苹果什锦饭　开胃醒脾	72
益母草煮鸡蛋　促进恶露排出	72
鸽子汤　加快伤口愈合	72

宝宝 关注生理性黄疸 73

脐带的日常护理要怎么做	73
宝宝会出现生理性黄疸	73
出现病理性黄疸要及时治疗	73
专题 正确给宝宝洗澡，健康又安全	74

产后第4天
顺产和剖宫产妈妈都要注意的事情 75

一定要重点看

哪种睡姿有利于产后恢复	75
月子里不要吃过硬的食物	75
哺乳妈妈一定要远离回奶食物	75

"捂"月子要不得	76
每天泡脚缓解疲惫，温水？热水？	76
近视的妈妈，产后暂时告别隐形眼镜	76
宝宝吃不完的奶一定要吸出来	76
饮食仍要以清淡不油腻为主	77
不要急于喝老母鸡汤	77

顺产妈妈 吃些通乳的食物 78

侧切妈妈，回家后每天冲洗会阴至少2次	78
冷水，妈妈绝对不能碰	78
吃鸡蛋宜煮、宜蒸	78
可以喝些催乳汤	78
顺产妈妈一日食谱推荐	78

顺产妈妈月子餐 79

花生鸡脚汤　催乳、美容	79
木瓜鲫鱼汤　补虚、下乳	79
花生红枣蛋花粥　补血、补充体力	80
红豆百合莲子汤　缓解水肿	80

剖宫产妈妈 宫缩痛逐渐消失 81

剖宫产妈妈宫缩痛在逐渐消失	81
吃些促进伤口愈合的食物	81
剖宫产妈妈一日食谱推荐	81

剖宫产妈妈月子餐 82

蛋黄大米粥　营养全面	82
鲈鱼豆腐汤　补钙、促进伤口愈合	82
红枣党参牛肉汤　加速伤口愈合	83
牡蛎豆腐汤　易消化，预防便秘	83

宝宝 及时更换睡姿 84

最好给宝宝选择向阳的卧室	84
经常给宝宝变换睡姿，避免睡偏头	84
宝宝睡觉时，家人不需要蹑手蹑脚	84
睡梦中不要一哭就抱	85
穿连体衣，先穿袖子？先穿裤腿？	85

如何判断宝宝发热	86
发热低于38.5℃不要使用退热药	87
宝宝发热，要先选用物理降温法	87
宝宝发热的日常护理	87
宝宝高热会不会烧坏脑子	87

产后第5天
顺产和剖宫产妈妈都要注意的事情 88

一定要重点看

宝宝不要总是放在妈妈身边	88
不要一次性大量喝水	88
子宫正在慢慢缩小	89
奶水开始增多，注意进行乳房保养	89
什么样的灯光有利于睡眠	89
多吃些助眠的食物	89
牛奶搭配点谷物，助眠效果佳	90
开始吃蔬果，但不要凉吃寒性和凉性的	90

顺产妈妈 可以洗头了 92

大多数妈妈能洗头了，但要避免着凉	92
侧切妈妈一般不需要拆线	92
忌吃辛辣刺激性食物	92
顺产妈妈一日食谱推荐	92

顺产妈妈月子餐 93

田园蔬菜粥	补充维生素和膳食纤维	93
鲫鱼豆腐汤	催乳下奶	93
牛奶小米粥	养心安神、促进睡眠	94
冰糖莲子羹	安神、补虚	94
苹果汁	增加饱腹感	94

剖宫产妈妈 多下床走走 95

多下床走动走动，有利于身体恢复	95
每天早上喝一杯温水，预防便秘	95
吃些去火的食物	95
剖宫产妈妈一日食谱推荐	95

剖宫产妈妈月子餐 96

开洋白菜	清火润燥	96
麻油猪腰	排出恶露、促进宫缩	96
绿豆薏米粥	除烦健胃	97
益母鱼腥苦瓜排骨汤	清热去火	97
香菇油菜	增强体力、促进恶露排出	97

宝宝 做好宝宝眼部保健 98

宝宝"惊跳"是神经不成熟的表现	98
宝宝眼部护理不容忽视	98
避免异物进入宝宝的眼睛	98
专题 轻捏慢揉做抚触，宝宝更健康	99

产后第6天
顺产和剖宫产妈妈都要注意的事情 101

一定要重点看

宝宝便便出现哪些情况需要及时就医	101
大便后应加洗一次会阴	102
牛奶是钙质的最佳来源	102
如何掌握宝宝喝配方奶的量	102

顺产妈妈 增强食欲，促进身体恢复	103
避免直吹电风扇	103
不要过多食用营养保健品	103
多吃些促进食欲的食物	103
顺产妈妈一日食谱推荐	103

顺产妈妈月子餐	104
滑蛋牛肉粥 增强免疫力、促进身体恢复	104
清蒸冬瓜排骨 消暑健胃、利水消肿	104
牛奶蒸蛋 补钙、补蛋白质	105
蛋香萝卜丝 健胃消食	105

剖宫产妈妈 避免伤口撕裂	106
排便不要太用力，避免伤口撕裂	106
感冒了，吃药？不吃药？	106
可以多喝汤粥	106
剖宫产妈妈一日食谱推荐	106

剖宫产妈妈月子餐	107
肝黄粥 增强体力	107
红豆鲤鱼汤 利水、催乳	107
原味蔬菜汤 催乳、通便	108
甜糯米粥 健脾胃、促进恶露排出	108
生滚鱼片粥 补血催乳、利水消肿	108

宝宝 奶水不足，及时给宝宝补充奶粉	109
如何选择配方奶	109
科学冲调配方奶	110
奶粉冲太浓，真的解饿吗	110
自来水冲调奶粉最好	111
奶粉开罐后尽量在4周内用完	111
如何计算宝宝每顿的奶量	111
给宝宝喂奶姿势要正确	112
奶瓶及时消毒，远离病菌	112
专题 奶瓶、奶嘴的选择	113

产后第7天
顺产和剖宫产妈妈都要注意的事情	114

一定要重点看

注意保暖，控制体重，缓解腰椎负担	114
鼓励夜间喂奶，有利于产奶	114
夜间喂奶不要挡住宝宝的鼻孔	114

一定要按时吃早餐	115
夜间喂奶谨防感冒	115
给宝宝选择一个舒服的睡袋	115
多吃些含钙质的食物，促进身体恢复	115

顺产妈妈 侧切妈妈会阴缝合部位愈合	116
侧切妈妈会阴缝合部位愈合	116
可以做些冲奶等事情	116
饮食均衡胜过大补	116
顺产妈妈一日食谱推荐	116

顺产妈妈月子餐	117
三丁豆腐羹 富含优质蛋白质	117
番茄鸡蛋面 促进身体恢复	117
皮蛋瘦肉粥 滋阴润燥、消除疲劳	118
鸡肉虾仁馄饨 补虚强体	118

剖宫产妈妈 可以出院了	119
剖宫产妈妈可以出院了	119
剖宫产妈妈不需要担心拆线问题	119
保持腹部伤口清洁	119
剖宫产妈妈一日食谱推荐	119

剖宫产妈妈月子餐	120
红枣蒸南瓜 补血、排毒	120
番茄炒鸡蛋 滋阴补血	120
莲子炖猪肚 健脾益胃、补虚益气	121
海鲜巧达浓汤 健胃润肠、滋阴补虚	121

宝宝 体重每天都在增长	122
体重以每天30克的速度增长为宜	122
宝宝的精神状态能反映宝宝的健康吗	122
宝宝嗓子呼噜呼噜的，是有痰吐不出来吗	122
卧室不要通宵开灯	122
如何给宝宝选择合适的婴儿床	123
抱着就睡放下就醒怎么办	123
不要摇晃宝宝	123

产后第2周
妈妈：保护乳房健康 124

一定要重点看	
什么是奶阵	124
怎样按摩才能刺激奶阵	124

可以用清水清洗乳头和乳房吗	125
胀奶时，要把多余乳汁挤出来吗	125
可以淋浴，但以5~10分钟为宜	125
产后10天后不宜再喝红糖水	125
不宜用营养补充剂来代替食物	126
喝汤吃肉，营养加倍	126
过多摄入汤饮会导致产后水肿吗	126
顺产妈妈一日食谱推荐	126
剖宫产妈妈一日食谱推荐	127

月子餐 128
猪腰大米粥 健肾补腰	128
鸡肉山药粥 温中益气、补五脏	128
花生红枣鸡汤 补血养肝、调理产后五脏亏虚	129
鸡蛋南瓜软饼 补充热量	129

宝宝 宝宝溢乳是正常的，过了三个月就好了 130
宝宝使劲不要太担心	130
宝宝出现溢乳是正常的	130
怎样避免溢乳	130

产后第3周
妈妈：应该穿上文胸了 131

一定要重点看	
必须穿哺乳文胸了	131
如何选择哺乳文胸	131
哺乳文胸很娇气，清洗和晾晒有讲究	131

子宫已经恢复，功能甚至好于孕前	132
开始分泌成熟乳，及时喂给宝宝	132
产后应进食滋阴补血的食物	132
顺产妈妈一日食谱推荐	132
剖宫产妈妈一日食谱推荐	132

月子餐 133
花生牛奶 催乳、补气	133
花生小米粥 养胃、补血	133
小米红枣粥 滋阴养血	133
猪肝番茄豌豆汤 养肝补血、增强免疫力	134
米酒南瓜红枣汤 补血、补气	134

宝宝 调整偏头还来得及 135
宝宝出现枕秃不一定是缺钙	135
头睡偏了应及时纠正	135
宝宝洗完澡后10分钟再喂奶	135

产后第4周
妈妈：可以正常洗浴了 136

一定要重点看	
漏奶到底是咋回事	136
出现漏奶怎么办	136

可以正常洗浴了	137
妈妈不要吃得太油腻，否则自己长肉，宝宝易腹泻	137
顺产妈妈一日食谱推荐	137
剖宫产妈妈一日食谱推荐	137
月子餐	**138**
红豆大米粥　催乳、消肿	138
八宝饭　增强体质	138
土豆烧牛肉　提高免疫力	138
豆浆鲫鱼汤　补虚、催乳	139
通草炖猪蹄　通乳、丰胸	139

宝宝 及时给宝宝修剪指甲	**140**
及时给宝宝修剪指甲，避免抓伤自己	140
不要给宝宝剃满月头	140
宝宝眼泪汪汪须谨慎	140

产后第5周
妈妈：可以出门活动了　　　141

一定要重点看

满月发汗，祛寒排毒	141
如何进行满月发汗	141
如何才是发透了汗	141

天气晴朗时，可以出门活动了	142
乳汁突然"少了"是咋回事	142
顺产妈妈一日食谱推荐	142
剖宫产妈妈一日食谱推荐	142
月子餐	**143**
红薯山药豆浆　滋补元气	143
蒸南瓜　排毒瘦身	143
栗子焖仔鸡　滋阴补血、强身健体	143
百合干贝蘑菇汤　提高免疫力	144
鲫鱼苦瓜汤　下奶、排毒、去火	144

宝宝 如何保护宝宝免受蚊虫叮咬	**145**
安纱窗、挂蚊帐最安全	145
蚊虫叮咬后巧处理	145
"满月酒""百日酒"哪个好	145

产后第6周
妈妈：可以过性生活，但要注意避孕　146

一定要重点看

恶露未净时绝对禁止性生活	146
"大姨妈"来了，也不影响喂奶	146
产后42天检查莫忽视	146

可以恢复性生活，但要注意避孕	147
高龄妈妈要特别重视静养	147
顺产妈妈一日食谱推荐	147
剖宫产妈妈一日食谱推荐	147
月子餐	**148**
红莲子燕麦粥　防便秘、养心神	148
红薯粥　通便润肠、减肥瘦身	148
番茄炒山药　健胃消食	148
排骨豆腐虾皮汤　补钙、增强体力	149
竹荪金针排骨汤　排毒、通便	149

宝宝 夜啼不要过于担心	**150**
预防佝偻病，补维生素D很重要	150
怎样区分生理性和病理性夜啼	150
出现夜啼怎么办	150
怎样预防夜啼	150
专题 宝宝哭声解读	151
专题 马大夫问诊时间	152

养"走"月子病，人生不留遗憾

产后恶露不净	**154**
产后恶露不净原因	154
保持阴道清洁	155
饮食调理原则	155
糯米阿胶粥　**养血补血**	
产后便秘	**156**
产后便秘原因	156
心情舒畅加速肠胃蠕动	156
适当运动，增加排便量	156
常按按天枢穴，促进排便	157
饮食调理原则	157
腰果西芹　**促进肠胃蠕动**	157

一定要重点看

产后尿失禁	**158**
产后尿失禁原因	158
提肛运动改善尿失禁	158
凯格尔运动锻炼骨盆肌	158
按摩小腹部，促进子宫收缩及回位	159
饮食调理原则	159
黄芪羊肉煲　**益肾补虚**	159
产后尿潴留	**160**
产后尿潴留原因	160
开水熏会阴，促进膀胱肌收缩	160
听流水声，促使排尿发生	160
饮食调理原则	160
产后尿道感染	**161**
产后尿道感染原因	161
注意清理恶露	161
选择消毒卫生护垫	161
不要憋尿	161
穿棉质、透气的内裤	161
饮食调理原则	161

一定要重点看

产后牙齿松动	**162**
产后牙齿松动原因	162
孕期和产后都要做好口腔卫生	162
常叩齿，固牙齿	162
饮食调理原则	163
南瓜牛奶汁　**补钙、固齿**	163
三鲜馄饨　**保护牙龈**	163
产后缺乳	**164**
产后缺乳原因	164
及早开奶，母婴同室	164
妈妈要坚定母乳喂养的信心	164
保持愉悦心情，开心喂奶	165
饮食调理原则	165
花生猪蹄汤　**促进乳汁分泌**	165
产后厌食	**166**
产后厌食原因	166
保持好心情，促进食欲	166
适度运动，摆脱厌食	166
按摩足三里穴，健脾和胃	166
饮食调理原则	167
扁豆糙米粥　**补脾胃**	167
草菇炒番茄　**增强食欲**	167

一定要重点看

产后手腕关节痛	**168**
产后手腕关节痛原因	168
注意手腕部保暖	168
照顾宝宝不要过于劳累	168
饮食调理原则	168
产后足跟痛	**169**
产后足跟痛原因	169
注意家居细节，预防足跟痛	169
产后健忘	**170**
产后健忘原因	170
睡足觉给大脑缓冲的时间	170
经常锻炼身体	170
按压心俞穴，改善健忘	170
保持良好情绪	171
饮食调理原则	171
芝麻核桃粥　增强记忆力	171
产后水肿	**172**
产后水肿原因	172
勤泡脚，促进血液循环	172
减轻腿部压力，缓解水肿	172
饮食调理原则	173
海米冬瓜　利尿消肿	173

一定要重点看

产后抑郁	**174**
产后抑郁原因	174
学会调节情绪，坦诚告诉家人实情	174
到户外散心转换心情	174
饮食调理原则	175
莲子红枣银耳汤　安神解郁	175
专题 马大夫问诊时间	176

Part 3 呵护好乳房，喂奶美丽两不误

乳房健康，才能实现母乳喂养	**178**
乳腺负责乳汁分泌	178
不容忽视的乳房病变信号	178
好心情才有好乳房、好乳汁	**179**
情绪低落容易导致乳房疼痛、肿块和增生	179
妈妈的情绪影响乳汁分泌的质和量	179

一定要重点看

每天乳房按摩，奶水足，双乳饱满	**180**
小小按摩让胸部越来越挺	180
胸部健美操，让乳房"挺"起来	**181**
预防乳腺炎，乳房健康，宝宝吃得饱	**182**
月子期预防乳腺炎	182
定时排空乳房	182

一定要重点看

乳头皲裂这样护理，不影响喂奶和美观	**183**
乳头皲裂重在预防	183
保证哺乳姿势正确	183
软化乳晕	183
乳头皲裂要谨慎护理，暂缓喂奶	183
远离产后乳头胀痛，乳房舒服，奶水足	**184**
及时疏通乳腺管，远离乳栓、乳垢堵塞	184
缓解乳头疼痛，看看过来人有哪些小妙招	184
出现乳头凹陷，坚持提拉乳头	**185**
专题 马大夫问诊时间	186

Part 4 不错过产后运动，身体恢复快

顺产妈妈产后第1周：尽快恢复元气 188
坐月子不等于卧床不动 188
哪些妈妈不宜做产后体操 188
床上小动作，促进产后恢复 189

顺产妈妈产后第2周：合理控制体重 190
产后恢复，从监测体重开始 190
按摩腹部，促进恶露排出 190
让精油瓦解腹部顽固脂肪 191

顺产妈妈产后第3周：保证充足的睡眠 192
晨起一杯水，促进消化，瘦身又养颜 192
充足睡眠，加速恢复好身材 192
弯腰时不要用力过猛 193
一个健身球帮助矫正骨盆 193

顺产妈妈产后第4周：适当增加运动量 194
此时可适当增加运动量 194
散步瘦身两不误 194
做做颈部运动，缓解哺乳引起的颈部酸痛 195
双臂运动，预防肩部疼痛 195

顺产妈妈产后第5周：做些简单家务 196
做中等强度运动，避免高强度运动 196
做些家务也能瘦身 196
蹬腿运动，让腿部重新变修长 196
运动后做些放松动作 197

顺产妈妈产后第6周：瘦身的黄金期 198
产后第6周是瘦身的黄金期 198
哺乳是最好的减肥方式 198
高龄妈妈不可忽视产后瘦身 198
虎式瑜伽，让臀部翘起来 199

剖宫产妈妈前4周：不适合运动 200
不能运动，但可以适当活动 200
深呼吸练习 200

剖宫产妈妈产后第5~6周：可以做伸展运动 201
适合月子里的运动 201
满月后的运动 201
专题 马大夫问诊时间 202

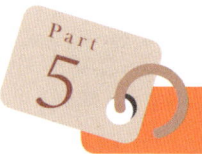

Part 5 养颜润肤，做个漂亮的妈妈

产后美肤 204
不同类型皮肤护理各不同 204
正确洗脸，让毛孔畅通无阻 205
按摩脸部，促使肌肤复原 206
保证充足的睡眠，恢复好气色 206
银耳红枣炖雪梨 **滋养肌肤** 207
丝瓜蛋花汤 **美肤、抗老化** 207
产后美发 208
保持心情愉快，预防产后脱发 208
按百会穴改善脱发 208

常按风池穴，调气血给秀发加加油	209	吃些乌发护发食物，预防产后脱发	211
注意产后头发卫生，可避免脱发、发丝分叉	209	三黑乌发粥 补血、乌发	211
按摩头皮促进头发生长	209	芝麻栗子糊 补肝、益肾、乌发	211
选择适合自己发质的洗发水	210	专题 马大夫问诊时间	212
用正确的方法清洗头发，让秀发健康亮泽	210		

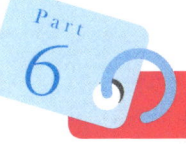

Part 6 特殊妈妈的月子护理经

高血压妈妈

饮食：清淡少盐 214
建议食用低钠盐 214
减少"隐性食盐" 214
多采用低盐又美味的烹调方法 214

护理：心情好，血压稳 215
听听音乐，舒缓血压 215
缓慢起床，避免血压大波动 215
偶尔洗洗温水浴 215

糖尿病妈妈

饮食：选择低GI食物，控糖很关键 216
手掌法则轻松掌控一天吃饭的量 216
选择低GI食物，血糖不升高 217
粗粮不细做，GI值不升高 217
蔬果生吃不熟吃，GI值更低 217

护理：睡眠好，心情好 218
每天应补充1600～2000毫升的水 218
保证每天高质量睡眠7～9小时 218

保持乐观的心态 218

素食妈妈

饮食：坚持饮食多样化 219
多食豆制品，补充蛋白质 219
加强B族维生素的摄取 219

护理：加强锻炼，促进乳汁分泌 219
加强锻炼，促进身体恢复 219
定时按摩乳房，促进乳汁分泌 219

血脂异常妈妈

饮食：控制胆固醇的摄入 220
学会减少肉类脂肪的烹饪技巧 220
多选用植物油，预防血脂异常 220
海鱼，调节血脂的好帮手 221

护理：定期排便，保持愉悦心情 221
定期排便，加速体内废物排出 221
避免情绪过于激动 221
经常做做自我放松训练 221

专题 马大夫问诊时间 222

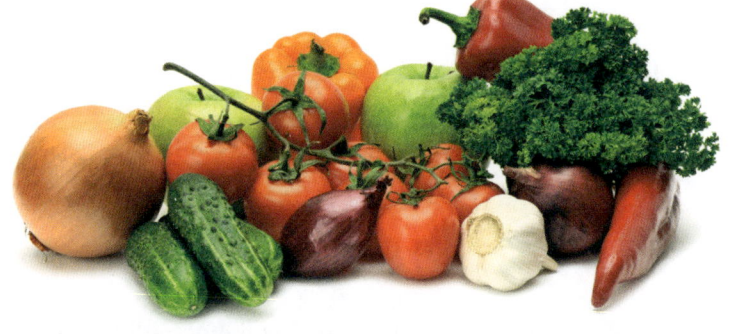

协和妇产科医生和协和妈妈精彩亮相

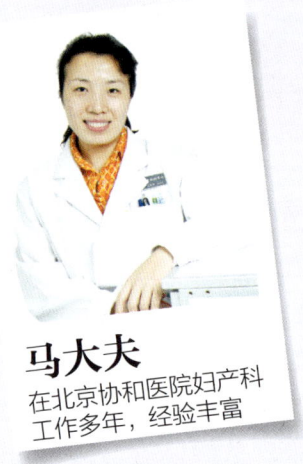

马大夫
在北京协和医院妇产科工作多年，经验丰富

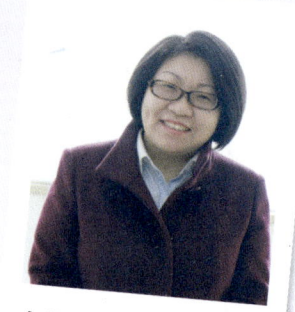

金牌月嫂：赵海霞
现担任倍优天地培训学校教学总监

身份

北京协和医院妇产科主任医师、教授，国家卫计委围产营养项目组专家

身份

妇产科主治医师，高级育婴师指导师

参与本书理由

"我拥有近20年的孕产临床经验，在工作中常会听到一些新妈妈由于月子没坐好，落下了一些月子病的事情。鉴于此，我积极参与到本书的编写中，希望通过通俗易懂的语言将坐好月子的医学知识传递给更多的新妈妈，让她们坐好月子，尽快恢复身体，轻松照顾宝宝。"

参与本书理由

"我毕业于河南医科大学临床妇幼专业，曾在妇幼保健院妇产科及儿保科工作5年，从事母婴护理师、育婴师及催乳师培训工作10年余，2010年加入倍优天地从事培训、督导等工作，积累了很多月子护理的宝贵经验，但看到那些新手爸妈犯的一些月子护理错误很是着急，所以我积极参与到本书的编写中，希望能让更多的新手爸妈避免错误，少走弯路。"

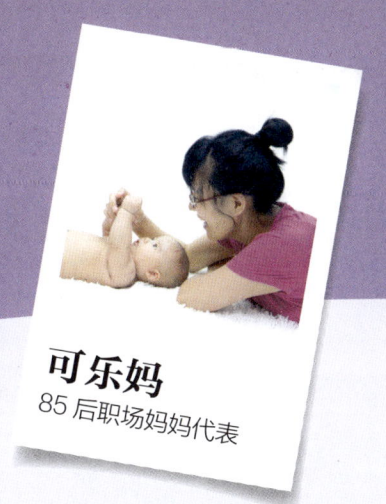

可乐妈
85后职场妈妈代表

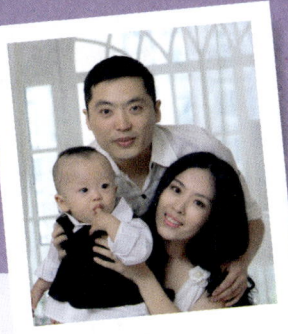

辰辰妈
80后职场妈妈代表

身份
事业单位行政部门员工

参与本书理由
"转眼间宝宝一岁多了，作为在哺乳战线上摸爬滚打的职场妈妈，在备孕、产检、生产、坐月子期间，你即将遇到的问题可能是我已经解决的问题，为了让更多的妈妈坐好月子，我参与了本书的编写工作，我会将自己坐月子的经验分享给大家。"

身份
图书编辑，努力兼顾生娃和升职的天平

参与本书理由
"我是产后6个月以窈窕身材返回职场的时尚辣妈，在工作中，常看到一些新妈妈返回职场后，身材严重走形，形象和孕前真是天壤之别，很是为这些职场妈妈担心和难过，为此，我把我坐月子如何恢复身材的心得与大家分享一下，所以我参与了本书的编写。"

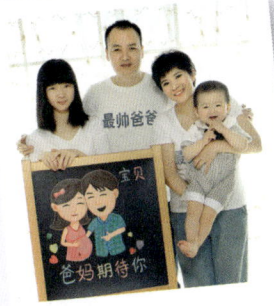

宝石妈
70后二孩妈妈代表

身份标志
公共营养师，高龄二孩妈妈

参与本书理由
"我是一位高龄二孩妈妈，月子坐得不错，身体恢复也好，但经常听到一些高龄妈妈为如何坐好月子而担心、困扰，为了帮助更多的高龄姐妹们轻松坐月子，我将我坐月子切实有用的经验在此分享给大家，所以我积极参与到了本书的编写中。"

 协和专家推荐 ✱ 最实用的坐月子清单

宝宝马上出生了,妈妈即将进入月子期,如何让妈妈和宝宝度过一个舒服的月子呢?下面我们就总结一下最实用的月子清单。

妈妈用品清单

用品	数量
纯棉、哺乳睡衣	2件
哺乳用胸罩	2件
防溢乳垫	若干
大号内裤	4件
产褥垫	2个
产妇专用卫生巾	4包
软底鞋	1双
棉袜	3双
热水袋	1个
授乳枕	1个
吸奶器	1个
湿巾、毛巾、纱布	若干

宝宝用品清单

用品	数量	备注
连体裤	2套	
帽子	1个	
隔尿垫	2条	防渗、吸水
尿布	若干	勤换洗,保持干爽
纸尿裤	若干	合身、透气
婴儿棉被	1条	因季节不同而增减
睡袋	1条	依季节不同而选择
婴儿床	1个	选择能拆装的
婴儿专用的纸巾、湿巾	若干	
棉棒	1盒	清洁肚脐、眼睛、耳道与鼻腔
奶瓶、奶嘴	2套	奶嘴可准备多个
消毒器具	1套	
围嘴	2个	
痱子粉	1盒	
婴儿指甲剪	1个	
婴儿沐浴露	1瓶	给宝宝洗澡用
婴儿专用衣服清洗剂	1瓶	给宝宝清洗衣物

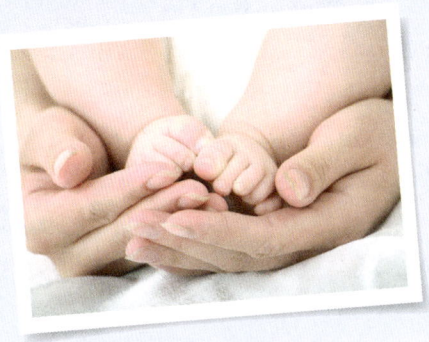

月子期，女人一生的第二个黄金期

> 经常听身边朋友说，她就是因为月子坐得好，出了月子不但身体恢复到产前水平，身材还更加窈窕；当然也曾听有人抱怨月子没有坐好，动不动就腰酸，有时候都无法弯下腰来，有些人身体还比以前虚弱了。由此可知，坐好月子是非常重要的。

女人一生中有三个改善体质的黄金期：青春期、月子期和更年期。尤其坐月子，更是女人改善体质的重要阶段，由于分娩时出血多，非常耗损体力，气血、筋骨都很虚弱，这需要一段时间来进行调补，因此产后必须坐月子才能恢复健康。如果能抓住这个机会好好调理，新妈妈的身体不但可以恢复到产前水平，气色和体形甚至会比以前更好。

为什么月子一定要坐

1. 十月怀胎期间，逐渐长大的胎宝宝和随之变大的子宫，使孕妈妈的心脏、内分泌系统、关节等发生了相应的改变。这些器官功能的复原，都需要月子期悉心的养护。

2. 在生下宝宝后，新妈妈的子宫颈和外阴会变得松软、充血、水肿，且子宫内膜会出现创口和剥落。在顺产的情况下，外阴恢复需要十几天，子宫恢复需要42天左右，而子宫内膜的完全复原需要56天左右。

3. 妈妈在生产时不但消耗了大量的体力和精力，还造成了一些损伤。如胎盘剥离时，在子宫壁留下的创面；剖宫产的手术伤口；会阴部的撕裂等。这些都需要月子期间的调养，让新妈妈恢复体力，并让伤口得以复原。

怀二孩后，可以治好身体原有的月子病

随着"二孩政策"全面放开，这让很多生第一胎落下月子病的女性积极地参与生二孩的大军中。因为民间俗话说"月子病，月子治"是有一定道理的。中医认为，第二次坐月子时，产妇全身的骨节会再次打开，达到自然松开的状态。如果产妇趁此机会，好好坐月子，辅助药物治疗，将寒邪祛除体外，就可以治好上一次坐月子落下的月子病。西医认为，没有真正的月子病，而是没有做好产后康复，要注意孕期和产后保持健康的饮食、运动、口腔保健习惯和愉悦的心情，产后才能恢复好。

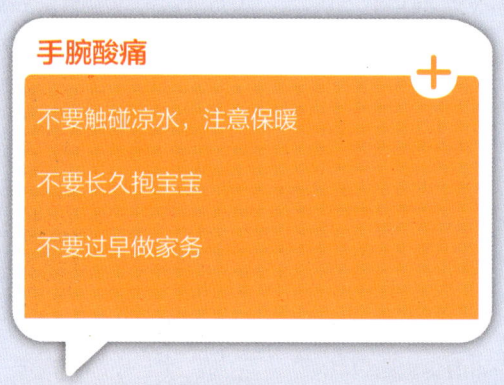

手腕酸痛
- 不要触碰凉水，注意保暖
- 不要长久抱宝宝
- 不要过早做家务

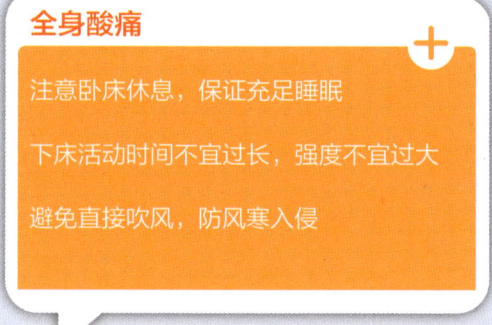

全身酸痛
- 注意卧床休息，保证充足睡眠
- 下床活动时间不宜过长，强度不宜过大
- 避免直接吹风，防风寒入侵

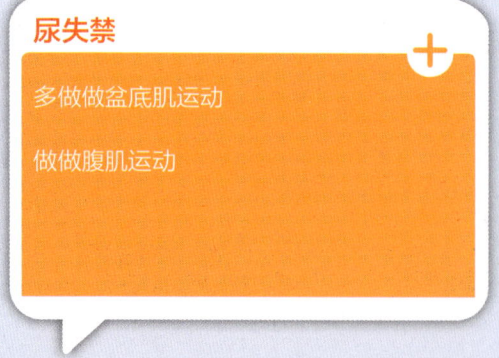

尿失禁
- 多做做盆底肌运动
- 做做腹肌运动

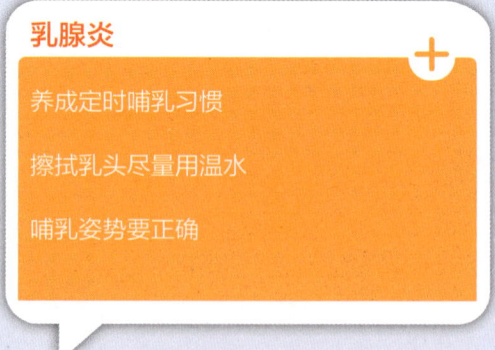

乳腺炎
- 养成定时哺乳习惯
- 擦拭乳头尽量用温水
- 哺乳姿势要正确

Part 1

坐月子，改善体质的
最好时机

产后第1天 顺产和剖宫产妈妈都要注意的事情

一定要重点看

没下奶之前，千万不要喝下奶汤

产后只要让宝宝尽早吸吮乳房，就会让乳腺管畅通，而乳腺管畅通了也就下奶了。有些妈妈经过宝宝吸吮就会下奶，有些妈妈会出现肿胀、发热等，这时就要通乳了，一定要遵医嘱。

如果在妈妈没有下奶之前，乳腺管还没有彻底通畅就喝下奶汤，会导致乳汁一下子出来，造成乳腺管堵塞，出现乳房胀痛。所以没下奶之前，千万不要喝下奶汤。

怎样判断自己的乳腺管是否通畅

实际上，乳腺管是否通畅，每个妈妈的情况是不一样的。生完宝宝后，只要用手竖捏乳头，有乳汁流出来，就说明乳腺管是通的。

剖宫产后6小时内应去枕平躺

术后最好能去枕平躺，头侧向一边，能防止麻醉之后出现恶心呕吐，呕吐物可能误吸到气管里面，以及头痛、恶心等颅内低压的出现。

帮助剖宫产妈妈捏捏全身肌肉，可避免肌肉僵硬

剖宫产手术后，妈妈身上的麻醉药效还没有完全消退，这时会感到下肢麻麻的，这时家人要帮助妈妈捏捏四肢的肌肉，如捏捏双臂和双腿，能避免妈妈肌肉僵硬，为妈妈尽早排便和下床行走做准备。

自然分娩后宜采取半坐卧姿势

经历了痛并快乐的分娩,看到了可爱的宝宝,完成了人生中的一件大事,这时大多数新妈妈都会感到非常幸福和满足。与此同时,强烈的疲惫感袭来,好想好好睡一觉。但专家建议,新妈妈产后不宜马上睡觉,应该取半坐卧位姿势闭目养神,这样可以消除产后疲劳,起到安神、缓解紧张情绪的作用。此外,这种姿势还能使气血下行,促进恶露的排出。

密切关注 24 小时内的出血量

产后第一天,新妈妈需要特别注意的就是产后出血的问题。由于刚经历了分娩,新妈妈身体非常虚弱疲乏,这时家人就要密切关注新妈妈的出血量,以防万一。因为产后出血是导致新妈妈死亡的第一原因。

新妈妈产后 2 小时内最容易发生产后出血,顺产妈妈产后 2 小时内出血 400 毫升,24 小时内出血 500 毫升,剖宫产妈妈产后 24 小时内出血量 1000 毫升,就可被诊断为产后出血。

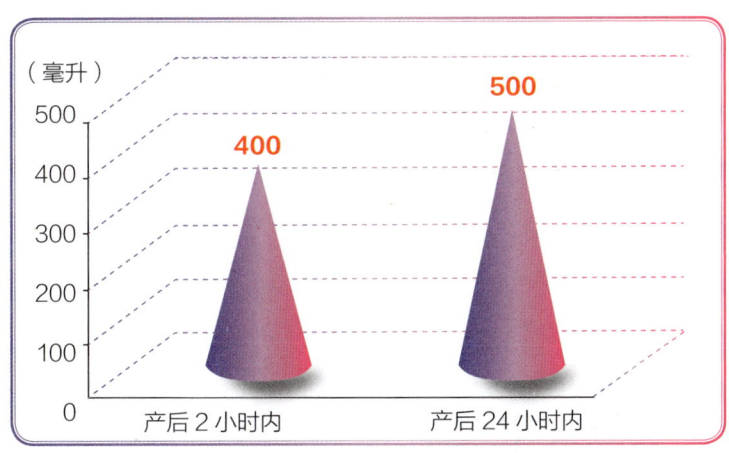

产后出血过多可导致休克、弥散性血管内凝血,甚至死亡,所以分娩后仍需在产房内观察。临床中有几个比较常见的原因可能导致新妈妈产后出血,如子宫收缩乏力、软产道的裂伤、胎盘残留等。正常情况下,胎盘应该在分娩后 30 分钟娩出,但由于人流次数过多、多胎妊娠等,导致胎盘粘连在子宫壁,不娩出。或者由于出血过多,导致凝血机制出现障碍,无法止血。所以,一旦阴道出血较多,家人应该及时通知医生,及时处理。

产后体温超过 38℃要当心

产后发热是大事,所以新妈妈一定要定时量体温,如果发现体温超过 38℃就要当心了。分娩 24 小时内,新妈妈由于过度疲劳,体温可能会到 37.5℃,但这以后,体温慢慢会恢复正常。有些新妈妈出现胀奶也可能引起发热,但随着乳汁的排出,体温也会慢慢降下来。

所以,产后新妈妈要定时测体温,且注意多喝水。

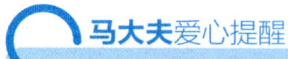

出现高烧不退,及时告诉医生

如果新妈妈一直高烧不退,有可能是产褥热引起的,引起产褥热的原因主要有乳房感染、产道感染、泌尿系统感染等,需要及时治疗,否则可能引起腹膜炎、败血症等。所以,如遇到上述情况,要及时告诉医生,以免贻误最佳治疗时间。

要准备保暖、防滑、舒适的月子鞋

月子期间,新妈妈一定要注意足部保暖,不要穿无后帮的拖鞋,应准备保暖、防滑、舒适的专用月子鞋或带帮的拖鞋,这样可以避免走路滑倒和走路带风引发产后足跟痛或腹部不适。即使是酷暑季节,新妈妈也要穿带后帮的拖鞋,且要穿上袜子。

产妇多汗应进行温水擦浴

产后第 1 天,妈妈身体虚弱,容易出虚汗,但不适合洗澡,不过可以用温水擦浴,就可以让自己变得干干净净,心情自然也会好很多。擦浴后,妈妈要穿上清洁、舒服、薄厚合适的衣服。夏天要注意凉爽,冬天要注意保暖。

产后 30 分钟要让宝宝吃第一口奶

所有的妈妈都要记住:产后 30 分钟让宝宝吃上第一口奶,且每次吸吮超过 30 分钟!即使没有乳汁也要让宝宝吸吮乳头。这样做,不仅有利于促进乳腺通畅,增加乳汁的分泌,还有利于子宫的收缩。而且,母乳中的有益菌和抗体能尽快帮助宝宝建立肠道菌群和免疫系统。

此外,此时宝宝的吸吮欲望强烈,且妈妈乳头还没有发胀,宝宝容易吸吮,能快速学会吃奶。

妈妈第一次怎样喂奶

妈妈会在产后30分钟内给宝宝喂奶,这时妈妈要放松心情,选择合适的哺乳姿势,既可以避免妈妈出现腰酸背痛等问题,还能让妈妈轻松喂奶,宝宝吃得顺利。

摇篮式哺乳

在有扶手的椅子上(也可靠在床头)坐直,把宝宝抱在怀里,胳膊肘弯曲,宝宝后背靠着妈妈的前臂,用手掌托着宝宝的头颈部(喂右侧时用左手托,喂左侧时用右手托),不要弯腰或者探身。另一只手放在乳房下呈"U"形支撑乳房,让宝宝贴近乳房,喂奶。这是早期喂奶比较理想的方式。

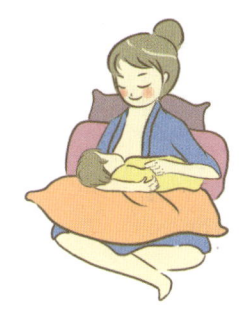

足球抱式哺乳

将宝宝抱在身体一侧,胳膊肘弯曲,用前臂和手掌托着宝宝的身体和头部,让宝宝面对乳房,另一只手帮助将乳头送到宝宝嘴里。妈妈可以在腿上放个垫子,宝宝会更舒服。剖宫产、乳房较大的妈妈适合这种喂奶方式。

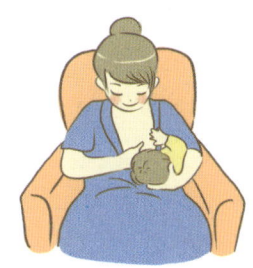

侧卧式哺乳

妈妈侧卧在床上,让宝宝面对乳房,一只手揽着宝宝的身体,另一只手帮助将乳头送到宝宝嘴里,然后放松地搭在枕侧。这种方式适合早期喂奶,妈妈疲倦时喂奶,也适合剖宫产妈妈喂奶。

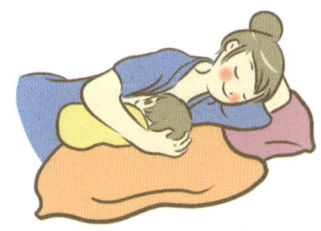

宝宝是最好的吸奶器

在宝宝出生的最初几天里,妈妈的乳腺管大部分不畅通,有人会借助吸奶器等帮助下奶,往往效果不理想。其实,通过宝宝频繁吸吮也能促进乳腺管的畅通,还能促进乳汁的分泌,所以,宝宝是妈妈最好的吸奶器。

两侧轮换着喂奶，可避免大小乳

妈妈给宝宝喂奶时，要注意两侧乳房轮流喂奶，先从一侧开始，这侧乳房排空后，再喂另一侧。下次喂则变换喂奶的先后顺序。这样可以避免大小乳。

乳房小就奶水少吗

很多乳房小的妈妈也能成功哺乳，这说明，奶水是否充足，跟乳房大小没有直接关系。妈妈奶水少，主要是乳房中产奶的腺体组织少导致的。但是，乳汁是宝宝吃得越多，分泌越多。所以，妈妈不必担心，基本每个妈妈分泌的乳汁都够自己宝宝吃。

辰辰妈经验谈

出现大小乳，这样处理

如果妈妈两个乳房已经出现了大小不一的情况，可以让宝宝多吸吮小的一侧，增加刺激，尤其是宝宝饥饿时更要吸吮乳房小的一侧，这时吸吮能力较强，刺激效果更好，能很好地改善乳房大小不一的情况。

什么情况下需要挤奶

挤奶的适应证
1. 缓解胀奶
2. 去除乳腺堵塞或乳汁淤积
3. 母婴分离
4. 早产儿、低体重儿、没有吸吮能力时

挤奶的时间主要有三个：1）分娩后6小时之内开始挤奶；2）间隔3小时挤1次，注意夜间也要挤奶；3）每侧乳房挤奶3~5分钟，两侧乳房交替进行，每次持续20~30分钟。

如何挤奶最科学

1. 彻底清洗双手。

2. 坐或站均可（以自己感到舒服为准），刺激射乳反射。

3. 将容器靠近乳房，用拇指及食指向胸壁方向轻轻下压（不可压得太深，否则易引起乳腺管阻塞，压力应作用在拇指及食指同乳晕下方的乳房组织上，也就是说，必须压在乳晕下方的乳窦上），反复一压一放（本操作不应引起疼痛，否则方法不正确）。

4. 依各个方向按照同样方法压乳晕，要做到使乳房内每一个乳窦的乳汁都被挤出（不要挤压乳头，因为压或按乳头不会出奶）。

5. 一侧乳房至少挤压3~5分钟，待乳汁少了，就可挤另一侧乳房，如此反复数次。

如何储存奶水

保存母乳
室温≤26℃，可保存6~8小时

冷藏母乳
冷藏≤4℃，可保存24小时，放置在冰箱最里面，且温度最低的位置

冷冻母乳
冷冻-18℃，可保存6个月，同层冷冻室内不能放置其他物品，解冻后可保存24小时。取出后快速温热至38~39℃，不可重复加热

吸奶器吸出的奶质量好吗

其实，用吸奶器吸出来的奶会有部分沾在瓶子上或吸奶管里，营养可能会受到损失，但还是比配方奶好；即使在冰箱里冷藏了24小时的母乳，活细菌还是存在的，但还是比奶粉好。

高龄妈妈分泌的奶量够宝宝吃吗

请记住，年龄不是影响母乳分泌的重要因素。除了一些特殊情况，如妈妈身体较虚弱、患病等，大多数妈妈的母乳是够宝宝食用的，当然，这里也包括高龄妈妈。

经过分娩，妈妈虚弱、疲劳、失血过多、少食等，容易导致乳腺管平滑肌痉挛，减少乳汁分泌。所以，高龄妈妈要多注意休息，保持愉悦的心情，补充足够的营养，这样实现母乳喂养完全不是问题。

怎样放下睡着的宝宝

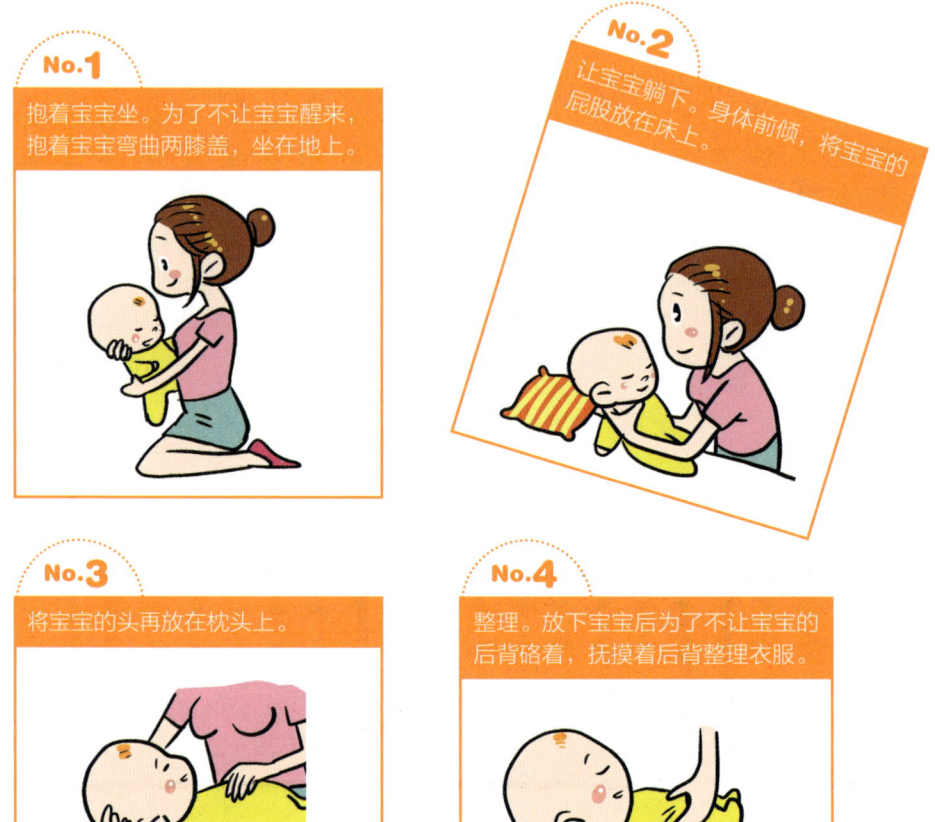

南方坐月子适合吃的食材

南方气候比较湿热,因此坐月子食材跟北方还是有很大区别的,一般来说,主要有以下几种:

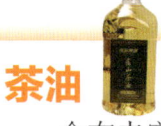

茶油

含有丰富的维生素E、维生素D、维生素K、胡萝卜素和微量的黄酮、皂素等物质,月子里常食茶油,可以促进乳汁分泌,提高免疫力。

米酒

含碳水化合物、维生素 B_1、维生素 B_2 等，有助于益气、活血、消肿、散结等，适合妈妈通乳下奶食用。

红菇

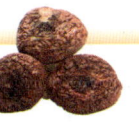

被认为是"南方红参"，常与鸡、鸭、蛋、猪肚、猪排骨等搭配炖汤，颜色丰富，汤甜味美。

黄花菜

营养丰富，含有碳水化合物、蛋白质、维生素 C、脂肪、胡萝卜素等人体必需的营养成分，具有解郁、催乳的作用。

面线

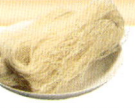

采用优质面粉加盐等辅料做成的一种面食，色泽洁白，线条细匀，口感柔润香爽。在南方，是坐月子的常选食材。

北方坐月子适合吃的食材

小米、鲫鱼、鸡蛋、挂面、阿胶、红枣，是北方妈妈坐月子必备的食物。尤其是黄澄澄的小米粥，在整个月子期都会食用。

小米

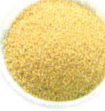

小米熬制成粥营养丰富，有"代参汤"的美称。小米中含铁、维生素、膳食纤维等，有健脾补虚的作用，所以深受北方新妈妈的喜爱。

鲫鱼

众所周知，鲫鱼有通乳催奶的作用，民间常给产后新妈妈炖食鲫鱼汤，帮助身体恢复、促进乳汁分泌。

鸡蛋

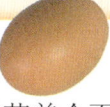

鸡蛋营养全面，含有人体多种必需氨基酸，且容易被人体吸收，能满足新妈妈的需要，但新妈妈每天以 1~2 个为宜。

挂面

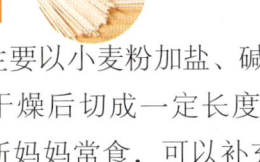

主要以小麦粉加盐、碱、水经悬挂干燥后切成一定长度的干面条，新妈妈常食，可以补充热量，且容易被人体消化，所以是北方坐月子必备佳品。

阿胶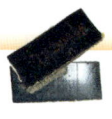

阿胶有补血止血、安神助眠的功效，是新妈妈坐月子补血最为给力的食物。阿胶可较快地补充气血、调理气血，是新妈妈产后恢复体质的必备之品。但有热证的新妈妈不宜服用。血虚的妈妈即使用，量也不宜过大。

红枣

红枣含有蛋白质、脂肪、碳水化合物、有机酸、维生素A、维生素C、钙等多种营养成分，能提高人体免疫功能，对产后体虚的人有很好的滋补作用。红枣中富含钙、维生素C、膳食纤维，有"天然维生素丸"的美称，是新妈妈的滋养佳品。

爸爸：肩负"报喜电话"的工作

报喜电话由爸爸来处理

分娩后新妈妈身体非常虚弱，浑身乏力，说话无力，全身都是虚汗，需要好好休息。但有些新妈妈会大量发送报喜电话、微信，接受大家的祝福。其实，这时说话、玩手机最伤元气，所以，建议报喜电话由爸爸来处理。

控制亲友的探视频率

新生命的诞生是一件高兴而美好的事儿，亲朋好友总免不了要彼此探望一番。实际上，这样对母婴都不好。首先，那么多人来到产房，肯定会影响新妈妈的休息，让新妈妈感到身心疲累，而且产后新妈妈身体虚弱，很容易感染细菌病毒。其次，刚出生的宝宝非常娇嫩，对外界环境也不是很适应，很容易感染病菌。所以，为了新妈妈和宝宝的健康，家人应该拒绝亲戚朋友的探视，可以让他们过了满月再探视。

记得安慰大宝

亲友来看望妈妈和新生儿时，大家都在说小宝宝可爱、漂亮……这时爸爸也要适当关注一下大宝，可以避免大宝产生被忽略的感觉，有利于建立大宝和小宝之间的感情。

顺产妈妈：
好好休息，促进体力恢复

侧切妈妈要每天用温水冲洗外阴 2 次

会阴侧切术虽然是一个小手术，但也需要打麻药，然后切开皮肤、皮下脂肪、黏膜肌层，而麻药过后，伤口也会疼痛，更怕感染。所以，会阴侧切的妈妈在医院每天都有护士帮忙清洗外阴，如有必要，还会增加清洗次数。此外，每次便后要用消毒棉擦拭冲洗外阴。注意应该由前往后，不能由后往前。

减轻会阴疼痛，过来人有哪些小妙招

1. 改变躺着的姿势，如果伤口在左侧，应当向右侧躺。如果伤口在右侧，应当向左侧躺，可以减轻会阴疼痛。此外，家人可以帮助妈妈自制柔软的坐垫，也可避免对会阴的挤压。

2. 每天使用热光源照射伤口，可以促进局部血液循环，加速伤口愈合，缓解疼痛。

侧切妈妈产后 1~2 小时出现严重疼痛，应及时通知医生

如果会阴侧切的妈妈在产后 1~2 小时出现严重疼痛，且越来越严重，伴有肛门坠胀感，可能是由于医生缝合时止血不够导致的，这时要及时通知医生。如遇到这种情况，一般是拆开缝线，消除血肿，止住血点，然后重新缝合伤口，疼痛很快就会消失，且绝大多数都会正常愈合。

产后 6~8 小时督促新妈妈坐一坐

正常情况下，家人应督促顺产妈妈在产后 6~8 小时坐起来，因为总是躺在床上，不利于体力的恢复，还容易降低排尿的敏感度，可能会妨碍尿液排出，引起尿潴留，甚至导致血栓形成。

及时补水，产后6~8小时一定要解小便

自然分娩的新妈妈第一次排尿非常重要。因为膀胱受到分娩过程的挤压，导致敏感度降低，容易出现排尿困难，而充盈的膀胱会影响子宫的收缩，所以产后6~8小时最好进行第一次排尿，以有效防止产后尿潴留。

如果出现排尿困难，可以采取下面的方法进行缓解：

1. 放松心情，多喝水，促进排尿。
2. 打开水龙头，诱导尿感。
3. 帮助新妈妈按摩小腹下方。
4. 用热水袋敷小腹。

马大夫爱心提醒

如实在排不出尿，应及时告知医生

产后第一次排尿会有疼痛感，这是正常现象，新妈妈不要担心。但如果新妈妈实在排不出，或者有排不净感，就需要请医生帮忙了。

按摩关元穴、气海穴，促进排尿

按摩关元穴能促进尿液排出，预防产后尿潴留的发生。关元穴位于前正中线上，脐下3寸，按摩时以关元为圆心，左或右手掌做逆时针及顺时针方向摩动3~5分钟，然后随呼吸按压关元穴3分钟。

按摩气海穴能辅助治疗产后小便不利等症状。气海穴位于前正中线上，脐下1.5寸，按摩时用拇指或食指指腹按压气海穴3~5分钟，力度适中。

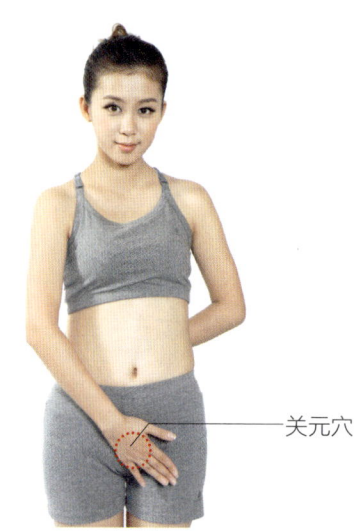

关元穴

一天吃5~6餐，可减轻胃肠道负担

产后新妈妈的胃肠功能还没有恢复正常，一顿不要进食太多，以免加重肠道负担，可少食多餐，一天可吃5~6餐。

宝石妈经验谈

到底吃几顿饭，还是要根据自身的情况

每个妈妈的食量不同，饮食习惯也不同，对于一天到底吃几顿饭，还是要根据自身情况来决定，不能"一刀切"。

分娩后喝一碗暖暖的红糖小米粥

妈妈生完宝宝后,身体虚弱,没啥食欲,家人一般会自己做或在医院餐厅或医院附近的餐馆买点红糖小米粥给妈妈喝,让新妈妈养血补血,恢复点元气。因为小米含丰富的维生素 B_1 和维生素 B_2,能够帮助新妈妈恢复体力,刺激肠蠕动,增进食欲。所含的营养成分具有滋阴养血的功能,可使产后新妈妈虚弱的体质得到调养,帮助恢复体力。而红糖中铁的含量高,可以给新妈妈补血,并有温补、促进恶露排出的功效,可缓解腹冷疼痛,利于子宫收缩与恢复,是一种很好的补益食物。所以食用红糖小米粥对新妈妈产后恢复非常好。

> **马大夫爱心提醒**
>
> **产后喝红糖小米粥是有道理的**
>
> 一般情况下,红糖小米粥是很稀的,米粒很少,这是符合新妈妈产后肠胃虚弱的特点,所以看到这种汤汤水水的红糖小米粥不要大惊小怪。

怎样判断产后贫血

分娩后,新妈妈体内失血较多,气血亏损,身体虚弱,很多人有可能会出现贫血,一般医生会结合新妈妈出现的头晕、面色苍白、乏力等症状,通过抽血检测判断是否贫血。

产后贫血如何补

如果妈妈产后出现轻度贫血的话,就要注意多吃些富含铁的食物。动物血、动物肝脏、木耳、花生等食物既能活血化瘀,还能补血,促进产后恶露的排出,所以花生红枣小米粥是产后第一餐的较佳选择。

如果妈妈是严重贫血,就需要补充铁剂,医生会根据妈妈的贫血程度开铁剂,也可以吃孕期剩下的铁剂,但不要吃超过保质期的铁剂。

顺产妈妈一日食谱推荐

早餐	加餐	午餐	加餐	晚餐	加餐
蛋花汤	藕粉粥	小米粥	萝卜水	糖水煮荷包蛋	红糖酒酿蛋

(注:其实妈妈每天可以吃的月子餐很多,这里只是举几个例子,仅供参考,适合自己的才是最好的。)

顺产妈妈月子餐

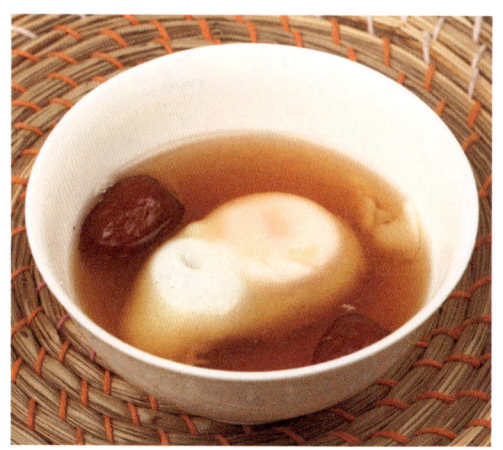

糖水煮荷包蛋
补血、恢复体力

材料 鸡蛋1个,红糖20克,红枣2枚。
做法
1. 红枣洗净,去核。
2. 锅置火上,放入红糖、红枣和适量清水,打入鸡蛋,煮约10分钟即可。

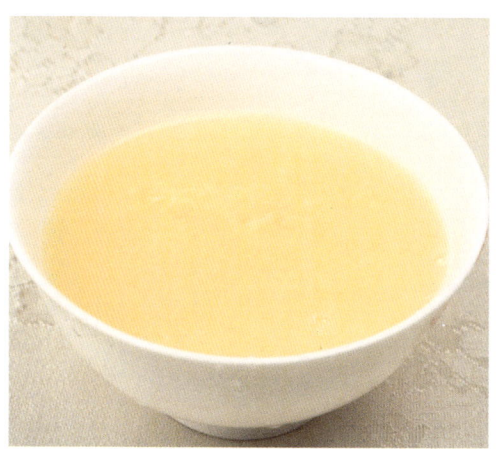

蛋花汤
补水、补气

材料 鸡蛋1个。
调料 盐1克。
做法
1. 鸡蛋打入碗中,加盐搅匀。
2. 锅置火上,放适量清水煮开,放入鸡蛋液,煮开即可。

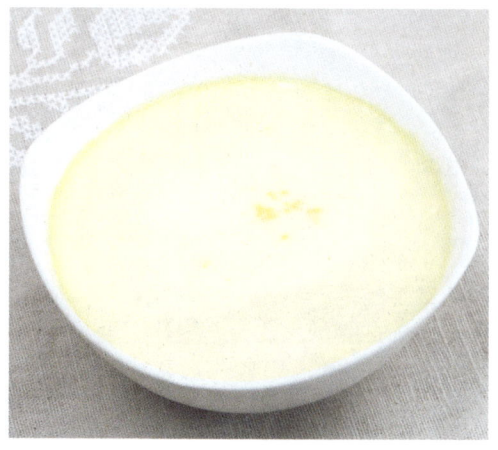

蒸蛋羹
补充营养

材料 鸡蛋2个。
调料 盐、香油各1克。
做法
1. 鸡蛋打入碗中,加盐、适量清水搅拌均匀。
2. 将鸡蛋液入蒸锅大火蒸约10分钟,出锅前淋上香油即可。

藕粉粥

气血双补

材料 藕粉、大米各 25 克。
调料 白糖 2 克。
做法
1. 大米洗净，放入锅中煮粥。
2. 大米熟时加入藕粉和白糖调匀即可。

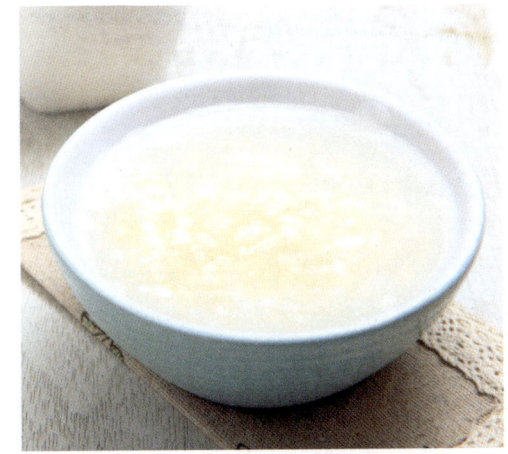

小米粥

促进肠胃恢复

材料 小米 60 克。
做法
1. 将小米淘洗干净。
2. 锅置火上，倒入适量清水烧开，放小米大火煮沸，再转小火，煮至小米开花即可。

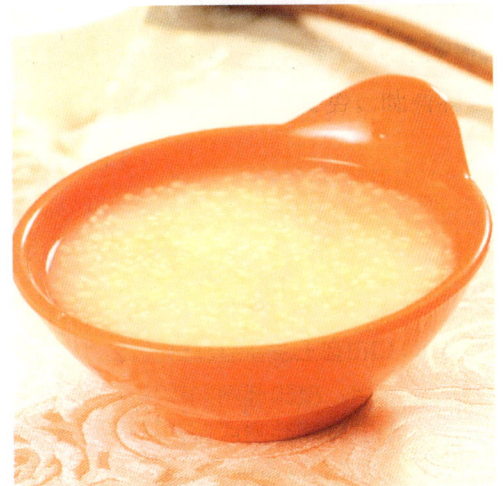

红糖酒酿蛋

活血消肿

材料 鸡蛋 1 个，酒酿 200 克，红糖 10 克。
做法
1. 锅置火上，放入适量清水烧开，加入酒酿和红糖，煮 2 分钟至红糖化开。
2. 打入鸡蛋，搅拌均匀即可。

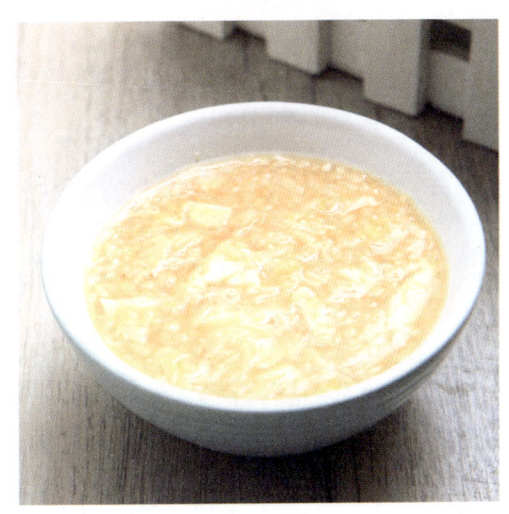

剖宫产妈妈：排气后再进食

6 小时后最好采取枕枕头侧卧位休息

6 小时后就可以枕枕头了，但不宜采用平卧，因为这样会加重伤口疼痛，且对子宫收缩痛较敏感，所以最好采用身体与床成 20~30 度角（可用毛毯或被子垫在后背）的姿势休息，这样能缓解身体移动时对伤口的牵拉痛和震动。

伤口可放置沙袋，减少伤口渗血

术后，医生会在妈妈的伤口上放一个沙袋，且持续压迫 6 小时，主要有 3 个目的：

1. 减少和防止刀口及深层组织渗血，起到止血的作用。
2. 通过对腹部的压迫，刺激子宫收缩，减少子宫出血，加速子宫恢复。
3. 预防术后腹腔压力骤降，导致腹腔静脉和内脏中血液过量，进而回流到心脏，增加心脏压力。

谨防缝线断裂

术后，家人要提醒妈妈伤口还没有恢复，时刻要小心。因为新妈妈咳嗽、恶心等都有可能会牵拉伤口。新妈妈一旦出现剧烈咳嗽等情况时，家人可以帮助新妈妈用手按压伤口两侧，避免伤口撑开。

剖宫产妈妈要早用止痛药

术后麻醉药的药效逐渐消失，腹部伤口的痛楚越来越难以忽略。一般在产后 12 小时内，伤口就会传递剧烈的疼痛。为了能够好好休息，令产妇身体尽快恢复，可请医生在手术当天或当夜用一些止痛药物。如果条件允许，可以应用术后镇痛泵。镇痛泵分为静脉和硬膜外两种，由新妈妈自行控制，帮助度过产后前三天的疼痛日子。如果疼痛难忍，也可以用口服止痛药，不影响喂奶和肠蠕动。不要等到疼痛难忍再用口服止痛药，会影响休息、睡眠和心情，妨碍产后恢复。

可以用镇痛泵止痛吗

目前很多医院，在剖宫产手术后都提供镇痛泵（PCA 止痛泵）来减轻产后疼痛，镇痛泵可以由新妈妈自己控制，从一定程度上减轻了药物本身的不良反应，同时能够让妈妈保持清醒，便于和宝宝交流，还能促进及早开奶喂养宝宝。

剖宫产妈妈生完宝宝就能喂奶吗

剖宫产妈妈虽然会使用麻药，但一般是局部麻醉，不会影响奶水的质量。所以产后 30 分钟就可以给宝宝喂奶。可以把宝宝放在妈妈胸前，让他的鼻子轻触妈妈的乳头，先认识乳房，发现食物的来源，等闻到乳汁的味道，就会舔舐乳头或者吸吮乳汁。

6 小时后喝些排气的汤，促进排气

剖宫产手术 6 小时后，妈妈可以吃些排气的食物，如萝卜汤、鸽子汤等，增强肠胃蠕动，减少腹胀，促进排气，预防肠粘连。

伤口愈合前，不宜多吃深海鱼

鱼类特别是深海鱼体内含有丰富的有机酸，能抑制血小板凝集，不利于术后止血或伤口愈合，所以剖宫产妈妈产后头几天不宜过多吃深海鱼。

剖宫产后不宜吃得太饱

剖宫产妈妈在排气后就可以进食了，但要注意最好不要吃得太饱，以免导致腹胀、腹压增高，延长康复时间。

剖宫产妈妈排气后一日食谱推荐

早餐	加餐	午餐	加餐	晚餐	加餐
挂面卧鸡蛋（北方）或鸡蛋面线（南方）	姜糖水	胡萝卜小米粥或花生红枣小米粥	饼干	红枣桂圆粥	三角面片

剖宫产妈妈月子餐

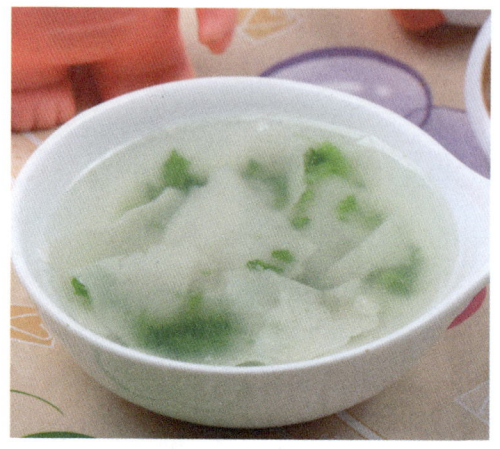

三角面片

补充水分、利小便

材料 小馄饨片 50 克,青菜 15 克,高汤 100 克。

做法

1. 青菜洗净,切碎;小馄饨片用刀拦腰切成两半后成小角状。
2. 锅中放高汤煮开,放入三角面片,煮开后放入青菜碎,煮至沸腾即可。

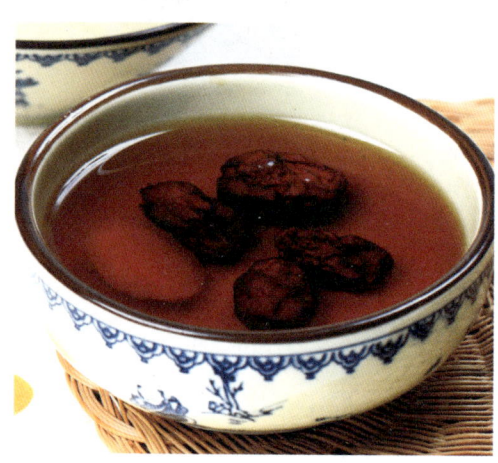

姜糖水

促进身体恢复

材料 生姜 20 克,红枣 4 枚,红糖 10 克。

做法

1. 红枣洗净;生姜洗净,切片。
2. 锅置火上,放入红糖、姜片、红枣和适量清水,大火烧开后转小火煎煮 20 分钟,离火,趁热饮用即可。

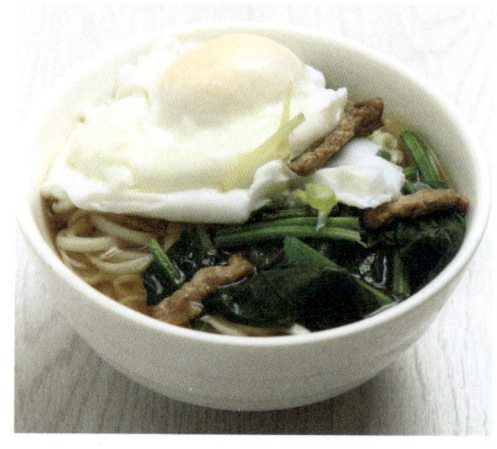

挂面卧鸡蛋

补充体力

材料 挂面 80 克,猪瘦肉 50 克,鸡蛋 1 个,菠菜 30 克。

调料 姜丝 5 克,酱油、香油、盐各 1 克。

做法

1. 猪瘦肉洗净,切丝,用酱油、盐、姜丝和香油拌匀腌渍 5 分钟;菠菜洗净,切段。
2. 锅内倒水烧开,下入挂面,待水将开时,将鸡蛋整个卧入汤中烧开,加入肉丝和菠菜段略煮即可。

鸡蛋面线

促进体力恢复

材料 面线100克,鸡蛋1个,油菜80克。
调料 盐1克,葱花、姜丝各5克。
做法
1. 油菜洗净;鸡蛋打散,煎至两面金黄。
2. 锅留底油,爆香姜丝和葱花,放入适量水和油菜,烧开后放入面线烧开,放入鸡蛋,加盐调味即可。

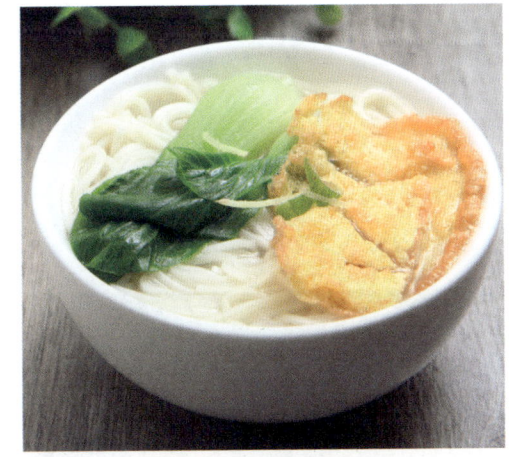

花生红枣小米粥

活血化瘀

材料 小米、花生米各30克,红枣3枚。
调料 白糖5克。
做法
1. 红枣去核,洗净,剁碎;小米洗净;花生米洗净,剁碎。
2. 锅置火上,加入适量清水煮沸,加入红枣碎和花生碎,大火煮开,加入小米,煮至米开花儿,加入白糖调匀即可。

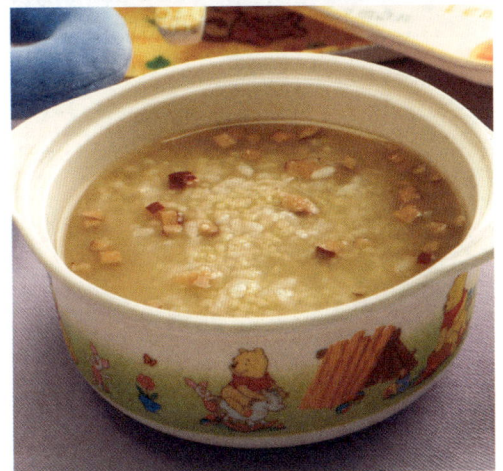

红枣桂圆粥

滋补气血

材料 桂圆肉20克,红枣5枚,糯米60克。
调料 红糖5克。
做法
1. 糯米洗净,用清水浸泡2小时;桂圆肉和红枣洗净。
2. 锅置火上,加入适量清水煮沸,加入糯米、红枣、桂圆肉,用大火煮沸,再用小火慢煮成粥,加入红糖即可。

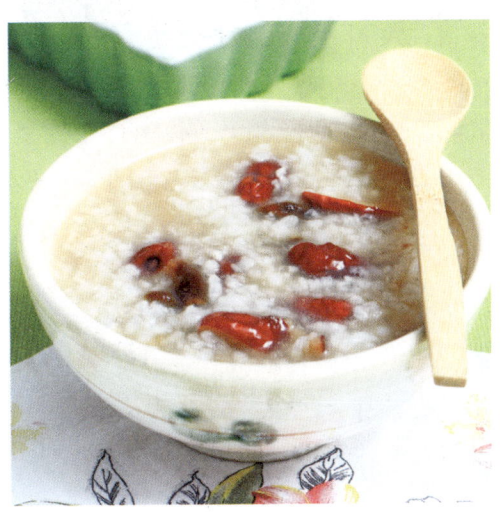

宝宝：除了睡就是吃

金水水，银水水，不如妈妈的奶水水

01 母乳中含有较多的脂肪酸和乳糖，钙、磷比例适宜，适合新生宝宝消化和吸收，不易引起过敏反应、腹泻和便秘；母乳中含有利于宝宝大脑发育的牛磺酸，有利于促进新生宝宝智力发育。

02 母乳中含有多种可增加新生宝宝免疫力的物质，可帮助新生宝宝预防感染，减少患病。特别是初乳中含有多种抗体和免疫球蛋白，这是任何代乳品都没有的。

03 在母乳喂养中，新妈妈对宝宝的照顾、抚摸、拥抱等身体接触，都是对其良好的刺激，不仅能够促进母子感情日益加深，而且能够使新生宝宝获得满足感和安全感，促进其心理和大脑的发育。

04 母乳的乳蛋白不同于牛奶的乳蛋白，对于过敏体质的新生宝宝，可以减少其因牛乳蛋白过敏所引起的腹泻、气喘、皮肤炎症等过敏反应。

05 母乳中铁的含量比较少，但其中铁是活性铁，吸收率高达75%；而母乳中含有较多的乳糖和维生素C，能促进铁的吸收，有利于预防新生儿贫血。

珍贵的初乳，不能浪费

初乳是指新生儿出生后7天所吃的母乳。俗话说，"初乳滴滴赛珍珠"。初乳含有一般母乳的营养成分，还含有抵抗多种疾病的抗体、免疫球蛋白、噬菌酶、吞噬细胞、微量元素等。这些物质能提高新生儿的抵抗力，促进新生儿的健康发育。

初乳中还含有保护肠道黏膜的抗体，能防止肠道疾病；初乳中蛋白质的含量高，容易消化和吸收。

前奶在外观上比较清淡、稀薄，其成分中含有大量的水分和蛋白质；后奶富含脂肪、乳糖，可使宝宝产生饱腹感。因此纯母乳喂养的婴儿，在出生后4个月以内不需要补充额外的水分和糖等。腹泻的婴儿应该哺乳两侧乳房的前半部分，也就是前奶。

马大夫爱心提醒

母乳按分泌的时间分为初乳、过渡乳和成熟乳

宝宝出生7天之内的乳汁为初乳，7~14天的乳汁为过渡乳，14天以后的乳汁为成熟乳。

怎样判断宝宝有效吸吮和无效吸吮

宝宝开始吃奶后,如果进行有效吸吮,就能吃得饱;如果是无效吸吮,就吃不饱,不利于身体发育,还会导致妈妈出现胀奶。

有效吸吮	无效吸吮
吸吮慢而深,有停顿	吸吮快而浅
吸吮时面颊鼓起,能听到吞咽声	吸吮时面颊内陷,基本无吞咽声
吃饱后嘴松开乳房	易把宝宝和乳房分开
妈妈有泌乳反射指征	妈妈无泌乳反射指征

怎样准确判断新生儿是否吃饱了

新生儿总是吃,到底该如何判断新生儿是否吃饱呢?可以从下面几个方面来判断:

1. 听新生儿吃奶时下咽的声音,是否每吸吮2~3次,就可以咽下一大口。
2. 看新生儿吃完奶后是否有满足感,是否能安静睡30分钟以上。
3. 看新生儿的大便是否为金黄色糊状,排便次数是否为2~6次/天。
4. 看新生儿排尿次数,是否达6次/天。
5. 看新生儿体重增长情况,是否增长30~50克/天,是否第一个月体重增长600~1000克。

如果不能达到以上标准,就说明宝宝没有吃饱,需要及时找到原因,否则会影响宝宝的生长发育。

宝宝没有吃奶时,不用喂糖水、奶粉

新生儿是伴着水、脂肪和葡萄糖存储而诞生的,最初几天,少量的初乳完全能满足需求,并不需要添加任何饮料和代乳品。如果添加,只会给母乳喂养造成不良的影响。

喂奶前,如给宝宝喂水、喂糖水或其他代乳品等,宝宝有了满足感,就会减少对母乳的需求,也就不能有力地吸吮乳头,就会减少对乳房的吸吮刺激,使妈妈泌乳减少,导致乳量不足,不利于母乳喂养和宝宝的健康发育。

Part1 坐月子,改善体质的最好时机

纯母乳喂养宝宝需要喂水吗

一般情况下，纯母乳喂养的宝宝是不需喂水的。因为母乳中 80% 是水，还含有宝宝所需蛋白质、脂肪、乳糖、钙、磷等，满足 4~6 个月宝宝成长所需的全部营养物质，所以 4 个月以内的宝宝根本不需要补充任何辅食，当然也不需要额外补充水。此外，妈妈的母乳温度适宜，还能自动根据宝宝需要增减水分，是宝宝最完美的食物。所以，妈妈不用担心宝宝会缺水，只要按照宝宝的需求提供母乳即可。

宝宝睡觉时，要不要叫起来吃奶呢

不用。因为宝宝睡觉不醒，说明宝宝不饿。如果宝宝饿了，自然就会醒了。所以，宝宝睡觉时不用叫起来吃奶，否则会影响宝宝的睡眠质量，不利于其身体健康。

新生儿睡觉真的不需要枕头吗

是。因为新生儿的脊柱是直的，生理弯曲还未形成，后脑勺和背在平躺时在同一水平面上，不会造成肌肉紧绷状态。此时，新生儿的头几乎与肩同宽，这样平躺、侧卧都会很自然，而枕头的作用是支撑颈椎，让颈部肌肉松弛。因此，新生儿是不要枕头的。

老人按揉宝宝扁平头是不科学的

宝宝出生时，头骨较软，加上经过产道的压迫，容易导致头骨重叠在一起，所以新生儿出生后会出现扁平头的情况。而家里老人会按揉其扁平头，让其圆起来，其实这是不科学的。因为这种情况一般都会自然长好的，所以并不需要采取矫正措施。

宝宝一竖抱就不哭，可以竖着抱吗

不可以。因为在新生儿的身体中，头部约占身体的四分之一，而此时宝宝的颈肌还没有完全发育，颈部肌肉无力，如果竖抱宝宝，就会让宝宝头的重量全部压在颈椎上，容易对宝宝脊椎造成损伤。**这也可以作为判断一个月嫂是否称职的标准。**

宝宝哭了，拍拍？抱抱？喂喂？

宝宝哭了，如果不是生病了，就要找到原因，千万不能宝宝一哭就立马抱起来，又是哄拍又是喂奶。如果尿了，就要及时换纸尿裤；如果饿了，就要喂奶。此时的宝宝缺乏安全感，也有可能是通过哭声寻求安慰。

从床上怎样抱起宝宝

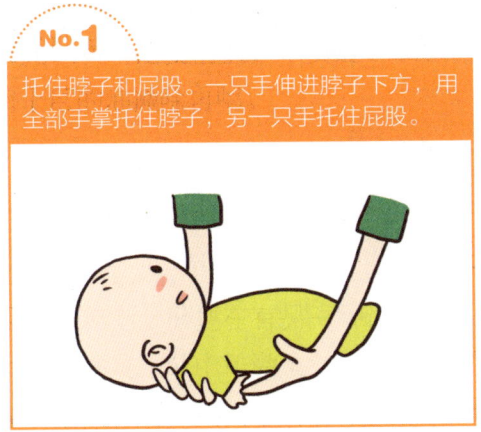

No.1 托住脖子和屁股。一只手伸进脖子下方，用全部手掌托住脖子，另一只手托住屁股。

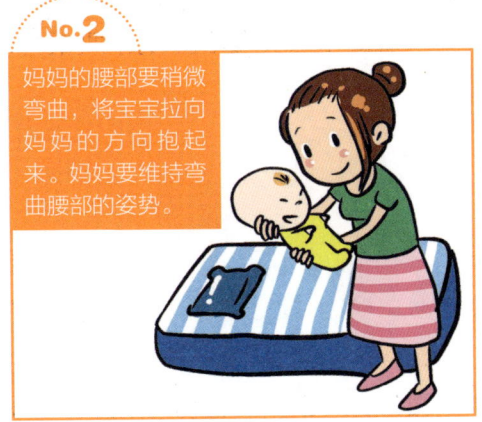

No.2 妈妈的腰部要稍微弯曲，将宝宝拉向妈妈的方向抱起来。妈妈要维持弯曲腰部的姿势。

前囟门和后囟门的护理

刚出生的宝宝头顶有两块没有骨头的"天窗"，医学上称为"囟门"，也就是前囟门，一般会在宝宝1~1.5岁时闭合。而后囟门是顶骨和枕骨形成的较狭小的"人"字形间隙，会在宝宝6~8周时闭合。

在给宝宝洗澡时可以清洗前囟门，注意手指要轻轻揉洗囟门，不要用强力搔抓按压，也不要用硬物刮划囟门处。如果囟门处污垢不易洗掉，可以用精制油或香油润湿浸泡2~3小时，等这些污垢变软后再用棉棒或软梳按照头发生长方向轻轻擦掉或梳掉。

> **马大夫爱心提醒**
>
> **前囟门是反映宝宝健康与否的窗口**
>
> 1. 囟门鼓起可能是颅内感染、颅内肿瘤或积血积液等。
> 2. 囟门凹陷多见于因腹泻等原因导致脱水的宝宝，或者营养不良、消瘦的宝宝。
> 3. 囟门早闭指前囟门提前闭合。此时必须测量宝宝的头围，如果明显低于正常值，可能是脑发育不良。
> 4. 囟门迟闭指宝宝一岁半后前囟门仍未关闭，多见于佝偻病、呆小病等。
> 5. 囟门过大可能是先天性脑积水或者佝偻病。
> 6. 囟门过小很可能是小头畸形。

如何给宝宝洗脸

给宝宝洗脸前,爸爸妈妈要洗净双手,准备好专用脸盆和毛巾、适量温水,然后浸湿毛巾拧成半干,摊开,卷在两根手指上,就可以给宝宝洗脸了。

01 眼睛
要用毛巾的一角从内向外开始擦洗,因为泪管位于内眼角,这样可避免脏东西进入泪管。

02 鼻子
用浸湿的棉签将堵塞在鼻腔内的脏污轻轻卷出来,有利于宝宝呼吸顺畅。

03 嘴、脸、耳朵
擦洗面颊时动作要轻柔,尤其注意不要掏耳垢,也不要让洗脸水进入耳道、嘴里,避免感染或引起疾病。

04 颈部
擦洗宝宝的颈部,尤其是颌下的褶皱处。

需要注意,不要用奶水给宝宝洗脸,否则不利于宝宝皮肤的新陈代谢。

第一次排出深绿色的胎便

新生儿大多会在出生后 24 小时内第一次排出墨绿色的胎便,主要是胎儿期肠道内的分泌物、胆汁、吞咽的羊水以及胎毛、胎脂、脱落的上皮细胞等在肠道内混合而成。

胎便总量大约 150 克,一般 3~4 天排干净。但如果新生儿出生后超过 24 小时不排便,就要及时找医生看一下。因为胎便中有大量的胆红素,必须尽早排出,否则会加重新生儿黄疸。

及时更换尿布或纸尿裤

新生儿的皮肤非常娇嫩,若经常受潮不仅容易出现红臀,而且可能继发皮肤感染,甚至导致败血症、肾炎等严重疾病。因此,家人要及时给宝宝更换尿布或纸尿裤。

一般来说,每次宝宝大小便后均需为其更换尿布或纸尿裤,且每晚临睡前、清晨醒来后及每次洗澡后都要更换尿布或纸尿裤,换之前别忘了用温热毛巾给宝宝清洗屁屁。

专题 尿布、纸尿裤的优劣对比

很多妈妈对到底给宝宝用尿布还是纸尿裤非常纠结，其实它们各有优缺点，这里就做一个比较，妈妈们可以根据自己的实际情况和二者的特点进行选择。

	尿布	纸尿裤
舒适性	纯棉尿布，透气性好，会让宝宝感到非常舒服	透气性相对较差，若不及时更换，容易引发尿布疹
方便性	尿湿后就要更换，需要准备较多，且妈妈要随时注意宝宝是否尿了，母婴都不能好好休息	吸水性强、渗透快，妈妈不用担心宝宝是否是尿了。还可减少因尿了而醒来换尿布的麻烦，能保证宝宝的睡眠质量
经济	价格较低，可重复使用	价格较高，一次性产品

尿布的清洗和使用

清洗尿布应选用婴儿专用洗衣液，用清水反复漂洗干净后，再用开水浸烫，然后放在阳光下曝晒。

不要用尿布给宝宝擦屁屁。因为长期使用会导致尿布表面毛躁，会擦伤宝宝的屁屁。

不要在尿布外面裹塑料布。因为塑料布透气性差，容易引发尿布疹。如果怕宝宝尿湿床垫，可以在床垫上铺一个隔尿垫。

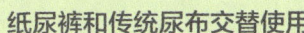

金牌月嫂支招

纸尿裤和传统尿布交替使用

新妈妈可以将纸尿裤和传统尿布结合使用，比如白天大人精力充沛的时候，不妨给宝宝用传统尿布，勤洗勤换，晚上为了保证大人好好休息，也为了宝宝睡得舒服，给宝宝使用纸尿裤。还有就是，白天外出的时候最好使用纸尿裤，更方便卫生。

纸尿裤选购注意事项

1. 尽量选择吸水性强、透气性好、防侧漏的纸尿裤。
2. 根据宝宝的体重和月龄选择纸尿裤，不要过大或过小，否则会让宝宝不舒服。
3. 有的纸尿裤是根据男女宝宝的生理特点设计的，所以要选择适合自己宝宝的纸尿裤。

Part1 坐月子，改善体质的最好时机

产后第 2 天 顺产和剖宫产妈妈都要注意的事情

一定要重点看

妈妈服药后 4 小时才能喂奶

妈妈因为某种原因需服用药物，又不想放弃母乳喂养时，最好在服药 4 小时后再喂奶，这样能降低母乳中药物浓度，减少宝宝吸收的药量。

宝宝胃容量的变化

出生第 1 天	胃容量 5~7 毫升	= 弹珠大小
出生第 2 天	胃容量 10~13 毫升	
出生第 3 天	胃容量 22~27 毫升	= 乒乓球大小
出生第 4 天	胃容量 36~46 毫升	
出生第 5~6 天	胃容量 46~57 毫升	= 鸡蛋大小
出生第 7 天~6 个月	胃容量 60~90 毫升	

产后 2~3 天没有奶水也属正常

有些新妈妈会因为自身的原因，在产后 2~3 天没有初乳分泌的情况，这会让新妈妈焦急万分。其实，新妈妈大可不必担心，因为新生儿头三天是不需要什么食物的，新生儿从母体中已经带够了维持 3 天的粮食，这也是新妈妈初乳量分泌很少的原因。新妈妈可以通过热敷乳房促进泌乳反射，增加乳汁分泌量。

产后第1~3天排红色恶露，量多

产后1~3天，护士和家人要密切关注新妈妈的恶露情况，正常的恶露应该呈鲜红色、量较多，有血腥味；但如果恶露颜色灰暗且不新鲜，有异味，并伴有子宫压痛时，说明子宫合并感染，应该及时请医生检查，用抗生素控制感染。

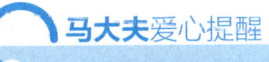

恶露的排出是有一个过程的

产后1~3天：红恶露，呈鲜红色、量较多，有血腥味；产后4~10天：浆液性恶露，为淡红色血液，黏液和较多的阴道分泌物；产后2周后：白恶露，其中含有白细胞、胎膜细胞、表皮细胞等，分泌物呈淡褐色或白色，量稍多一些。

下床活动要防止眩晕

妈妈分娩时可能会因失血过多和用力过多而伤元气，导致脑部供血不足，出现眩晕的情况。经过1天的恢复，这种情况已经有所缓解，但妈妈下床时仍要有家人陪同，避免眩晕摔倒的发生。

1. 新妈妈下床前应先在床头坐5分钟，确定没有不舒服再起身。

2. 下床排便前要先吃点东西恢复体力，避免晕倒在厕所内。此外，上厕所的时间不要太久，蹲下站起动作要慢。

3. 一旦出现头晕现象，新妈妈要立刻坐下来，在原地休息，并喝点热水，等不适感觉消失后再回到床上。

凹陷乳头和扁平乳头的妈妈怎样喂奶

妈妈可以戴一种像塑料贝壳一样的特殊胸罩，里面一层多是塑料材质或橡胶材质，可以让乳头突出来，一天戴几小时，脱下来就可以直接喂奶了。也可以拿一个大一点的针管，把针尖的一部分切掉后，用针管来吸乳汁，然后给宝宝吃。

如果乳头凹陷，怎么也弄不出来，妈妈还想母乳喂养，可以买一个双头电动的吸奶器，每天将奶吸出来后用奶瓶喂宝宝。

哺乳妈妈不宜吃的药

生活中哺乳妈妈会因某种原因服用一些药物，这些药物可能会通过血液循环进入乳汁，进而被宝宝摄入体内，影响宝宝的健康，还会影响妈妈的产奶量。所以，对于一些危及妈妈和宝宝健康的药物（见下表），要谨记。

药物种类	具体种类
抗生素	红霉素、庆大霉素、氯霉素等
镇痛药	美沙酮、安乃近、去痛片、安痛定等
催眠药	苯巴比妥、安定等
抗甲状腺药	碘剂、硫氧嘧啶等
抗肿瘤药	氟尿嘧啶等
其他药	多潘立酮、阿司匹林、利血平等

需要特别注意的是，哺乳妈妈吃药一定要在医生的指导下服用，是否能继续哺乳应遵医嘱。

哺乳时生气，乳汁真的有毒吗

不会。但不建议生气时哺乳。

从西医角度来讲，哺乳妈妈生气时，身体处于应激状态，会使肾上腺素分泌增加，影响乳汁的分泌，所以此时不宜给宝宝哺乳。

从中医角度来讲，哺乳妈妈生气容易肝郁气滞，甚至产生血瘀，使得乳汁量减少甚至变色，宝宝吃了这种奶会心跳加速，变得爱哭闹、烦躁不安，夜晚睡觉不安宁，还会伴有消化功能紊乱等，所以此时不宜喂奶。

妈妈要坚持少食多餐，饿了就吃

此时妈妈的肠胃还没有完全恢复正常，一顿不要进食太多，以免加重肠胃负担，但不要让肚子处于饥饿的状态，最好是饿了就吃，不要局限于一天的三餐或四餐。

可乐妈经验谈

可以吃些小零食缓解饥饿

妈妈如果感觉家人做饭来不及，可以准备一些零食，如酸奶、全麦饼干等，饿了就吃点，有利于减轻肠胃负担，还不挨饿。

吃鸡蛋可促进恢复，但并不是多多益善

鸡蛋富含蛋白质、卵磷脂、钾、镁等成分，易消化吸收，产后新妈妈食用可

促进伤口愈合，补充体力。但是吃鸡蛋以一天 1～2 个为宜，过量食用会增加消化系统的负担。

正确喝生化汤，调理、排恶露两不误

　　生化汤能生血祛瘀，帮助排出恶露。但是产后不宜立即服用，一般顺产新妈妈在产后第 2～3 天可以饮用，剖宫产新妈妈则最好产后 7 天再开始饮用。生化汤要温热饮用，不宜长时间服用，以 7 天为宜，不要超过 2 周。因为分娩 2 周后，新妈妈的子宫内膜已经开始新的生长期，这时喝生化汤有排瘀血的功效，不利于子宫内膜的新生，容易导致出血不止。不同体质的新妈妈在饮用前最好先咨询医生。若产后血热且有瘀滞的新妈妈不宜饮用；若恶露过多、出血不止的新妈妈也不宜饮用。

高龄产妇产后一定要多吃补血的食物

　　高龄产妇产后身体比较弱，因为年龄比较大，身体恢复也慢，更要重视调养，尤其要注重补气血，可以吃些补气血的食物，比如桂圆、乌鸡等。但不能吃人参等大补的食物，以防虚不受补。

爸爸：贴心地给妈妈准备刷牙用具

孕妇专用牙膏、牙刷刷牙，不伤牙龈

　　传统坐月子的观点认为月子期间不宜刷牙，否则会引起牙齿松动、脱落、疼痛等问题。其实这是不科学的。建议从产后第 2 天起每天坚持早晚刷牙，每次饭后漱口。

　　新妈妈的牙刷可以选择专门的产妇牙刷，可选择海绵质地的，也可选择一次性纱布牙刷，但注意刷牙动作要轻柔。刷牙水要用温水，牙膏宜选择孕产妇专用牙膏。

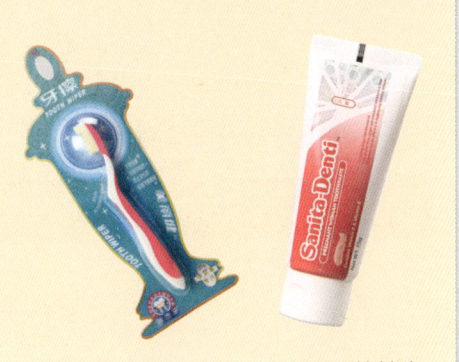

妈妈用完牙刷要放在干净、通风的地方，避免滋生细菌，影响口腔健康。

顺产妈妈：及时排恶露

保持会阴清洁卫生，预防感染

每次大小便后用清水清洗外阴，清洁外阴时可用棉球蘸生理盐水或清水，按照从前向后、从内向外的顺序，即先擦阴阜及两侧阴唇，最后擦肛门，切忌由肛门开始向前擦。此外，不要加入清洁液或洗护液，否则会使皮肤干燥，加重伤口疼痛。

> **金牌月嫂支招**
>
> **新妈妈一定不能憋尿**
>
> 侧切妈妈一旦有了尿意就要立刻排尿，千万不能憋尿，否则不利于身体恢复，还易发生感染。

注意会阴卫生，可选用孕妇专用卫生巾

产后1~3天是新妈妈恶露量最多的时期，这时新妈妈应该及时更换卫生巾，这样可以避免会阴部感染。通常我们选择产妇专用卫生巾，分为XL、L、M三个型号，产后第2天适合用L型号的卫生巾。需要注意，产妇专用卫生巾和产妇体形无关，只是分别对应恶露的不同时期。

可以吃些软烂的面条和蛋汤

产后第2天，新妈妈的肠胃功能尚未恢复，仍然要以清淡、易消化的流质食物为主。此时除了喝粥外，还可以吃点煮得软烂的面条等。

顺产妈妈一日食谱推荐

早餐	加餐	午餐	加餐	晚餐	加餐
疙瘩汤	红枣鸡蛋汤	小米粥 红菇炖蒸鸡 多彩蔬菜羹	全麦面包片	香菇胡萝卜面	藕粉

顺产妈妈月子餐

产后第2天

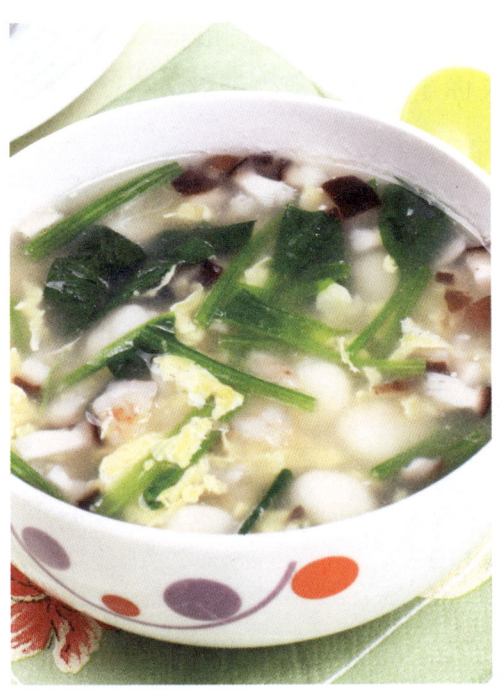

疙瘩汤
补充体力

材料 面粉 50 克，鲜香菇 30 克，鸡蛋 1 个，虾仁、菠菜各 20 克。

调料 盐 1 克，香油少许，高汤适量。

做法

1. 虾仁去虾线，洗净，切碎；鲜香菇洗净，切丁；鸡蛋取蛋清，与面粉、适量清水和成面团，揉匀，擀成薄片，切成小丁，撒入少许面粉，搓成小球；蛋黄打成蛋液；菠菜洗净，焯水，切段。
2. 锅中放高汤、虾仁碎、面球煮熟，加蛋黄液、盐、香菇丁、菠菜段煮熟，最后淋香油即可。

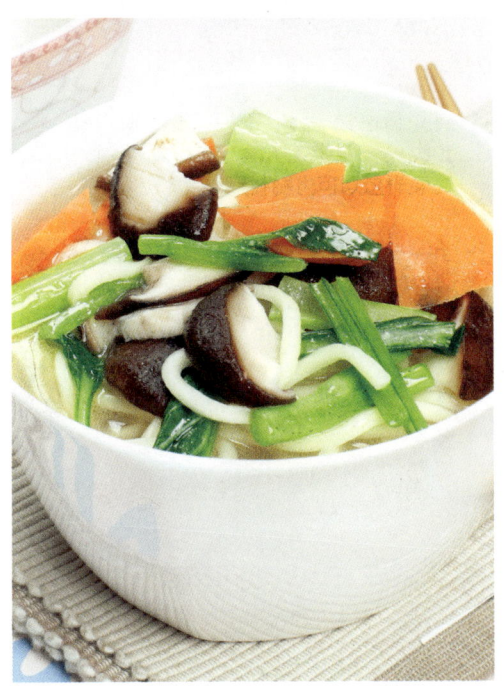

香菇胡萝卜面
促进消化

材料 拉面 150 克，鲜香菇、胡萝卜各 30 克，菜心 100 克。

调料 盐 1 克，葱花 5 克。

做法

1. 菜心洗净，切断；香菇、胡萝卜洗净，切片。
2. 锅内倒油烧热，爆香葱花，加足量清水大火烧开，放入拉面煮至软烂，加入香菇片、胡萝卜片和菜心段略煮，加盐调味即可。

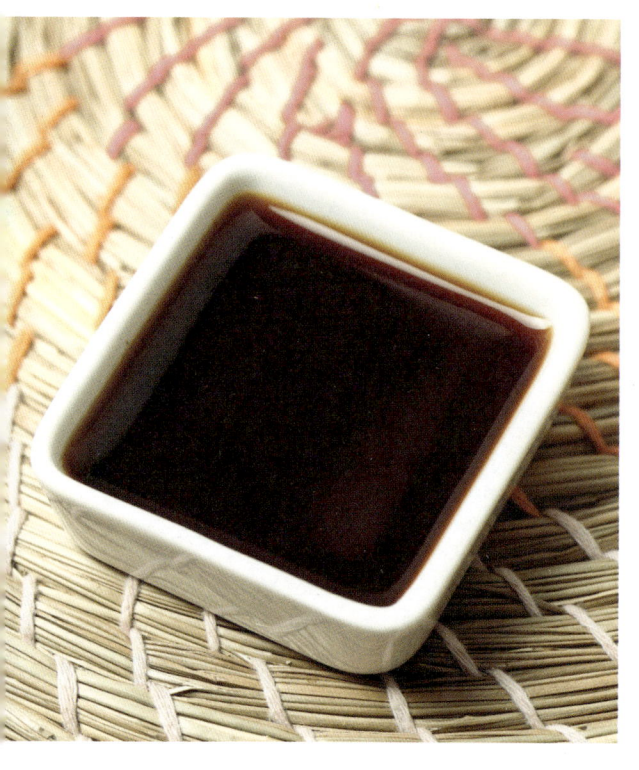

生化汤

促进子宫收缩

材料 当归20克,川芎15克,炮姜、炙甘草各1克,桃仁(去皮、尖)10克。
调料 黄酒10克。
做法
将桃仁敲碎后与当归、川芎、炙甘草、炮姜一起放入锅中,加入黄酒和水(以没过药材为宜),煎成一碗。每天正餐前空腹喝50克。

> **Tips**
> 生化汤有较好的排瘀血作用,但新妈妈一定要在医生指导下服用生化汤。若医生检查身体后认为没有必要服用生化汤,切不可私自乱用,否则不利于身体恢复。

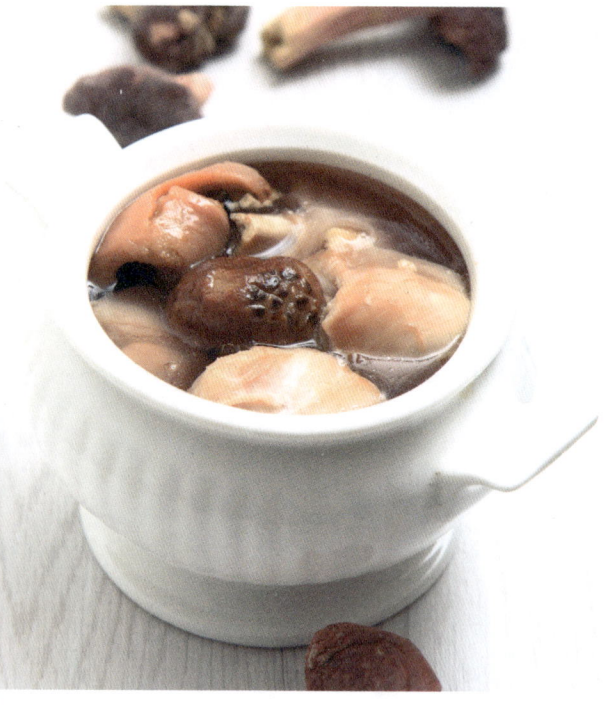

红菇炖蒸鸡

强身健体

材料 净土鸡300克,干红菇15克。
调料 姜片8克,盐2克。
做法
1. 净土鸡洗净,切小块,放入开水中焯去血水,然后放入锅中,加入适量清水和姜片,上锅蒸30分钟。
2. 干红菇去蒂,用水泡发,洗净,然后放入炖鸡锅中,继续蒸炖10分钟,加盐调味即可。

剖宫产妈妈：
产后伤口痛有妙招

产后 第2天

帮助妈妈坐起来，有助于排气

剖宫产后的第 2 天，家人尤其是爸爸要帮助妈妈坐起来，这样有利于妈妈排气。具体做法是：

爸爸坐在床头，与妈妈背靠背，并承受着她的重量。妈妈也可以把身体侧过来，由爸爸扶持坐起来。有条件的医院也可以把床头摇起来，让妈妈呈半坐卧位。

> **辰辰妈经验谈**
>
> **术后腰酸背痛有妙招**
> 如果妈妈术后出现腰酸背痛，又对镇痛泵有反应，可以喝些西洋参汤。

拔掉导尿管后要及时排尿

剖宫产妈妈在手术前会被放置导尿管，一般在术后 24~48 小时待膀胱恢复排尿功能后将其拔出。导尿管拔出后，新妈妈要尽快排尿，以降低排尿困难的可能性，以及因长时间使用导尿管而引起尿路感染的危险性。

要穿大号内裤，避免摩擦伤口

剖宫产后，妈妈可以选择大一号的内裤或平脚内裤，这样可以更好地保护伤口，且让伤口感觉更舒服。因为术后新妈妈的抵抗力比较弱，所以内裤要每天更换，且要放在太阳下曝晒，这样可以有效地防止伤口感染。

产后伤口疼痛难忍，家人来帮忙

剖宫产后的第 2 天，很多妈妈仍然感到伤口十分疼痛，家人可以通过下面的方法帮助新妈妈缓解伤口痛：

缓解疼痛的方法

- 当妈妈翻身或者咳嗽时，爸爸可以用双手紧按伤口，这样有利于减少震动，从而减轻新妈妈伤口的疼痛
- 当妈妈侧躺时，可在其腰下放一个枕头（或者在腹部放一条毛毯）以作支撑，也可减轻疼痛
- 可以给新妈妈播放一段轻柔的音乐，或者帮助妈妈按摩一下腰腹部等，都可以减轻伤口的疼痛

以上都是不错的"止痛剂"，相信细心的家人都会做，帮助妈妈顺利度过这个难熬的疼痛期。

继续以粥、蒸蛋等为主，不要大补

产后第2天，妈妈尚处于身体恢复期，肠胃功能也较弱，最好保持易于消化的流质或半流质的饮食。比如小米粥、瘦肉粥、蒸鸡蛋等。比较油腻的、大补的食物仍不宜食用，比如猪蹄汤。也不要吃刺激性的食物，过酸、过辣都不行。

可以吃动物血来补血

铁是促进血液中血红素形成的主要成分之一，血红素可使皮肤红润有光泽，因此妈妈的膳食中富含铁元素的食物必不可少，如动物血、动物肝脏、木耳、海带、芝麻、黑豆等。

剖宫产妈妈一日食谱推荐

早餐	加餐	午餐	加餐	晚餐	加餐
猪肝菠菜粥	三角面片	挂面卧鸡蛋 莲藕排骨汤	猪血大米粥	疙瘩汤 菠菜猪血汤	鲜虾蒸蛋

剖宫产妈妈月子餐

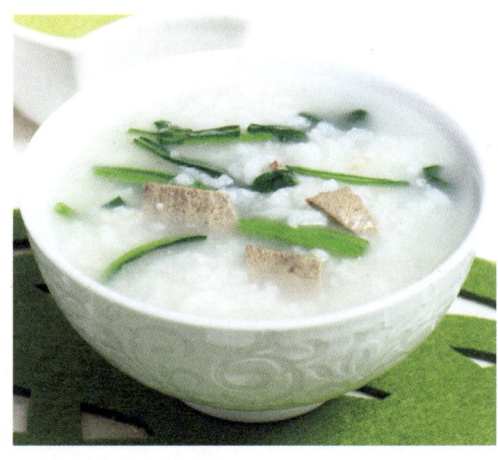

猪肝菠菜粥
补铁补血

材料 大米 80 克,猪肝 50 克,菠菜 30 克。
调料 盐 1 克。
做法
1. 猪肝洗净,切片,入锅焯水,沥水;菠菜洗净,焯水,切段;大米洗净。
2. 锅内倒水烧开,放大米煮熟,再放猪肝煮熟,再加菠菜稍煮,加盐调味即可。

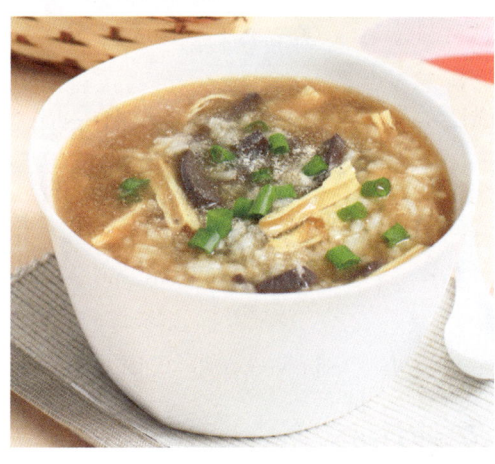

猪血大米粥
补血、排毒

材料 大米 100 克,猪血 50 克,水发腐竹 35 克。
调料 葱花 5 克,酱油、盐各 1 克。
做法
1. 大米、猪血、腐竹分别洗净,猪血切条,腐竹切段。
2. 锅内倒水烧沸,加大米煮熟,放腐竹煮熟,再放入猪血煮熟,加盐、酱油调味,撒上葱花即可。

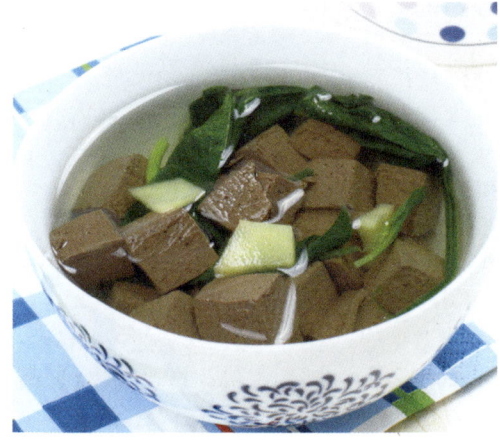

菠菜猪血汤
补血、润肠

材料 菠菜 150 克,猪血 100 克。
调料 盐、香油各 1 克。
做法
1. 将猪血洗净,切块;菠菜洗净,焯水,切段。
2. 锅置火上,放入适量清水,加入猪血块煮至熟透,再放入菠菜段略煮片刻,加入盐调味,淋上香油即可。

Part1 坐月子,改善体质的最好时机

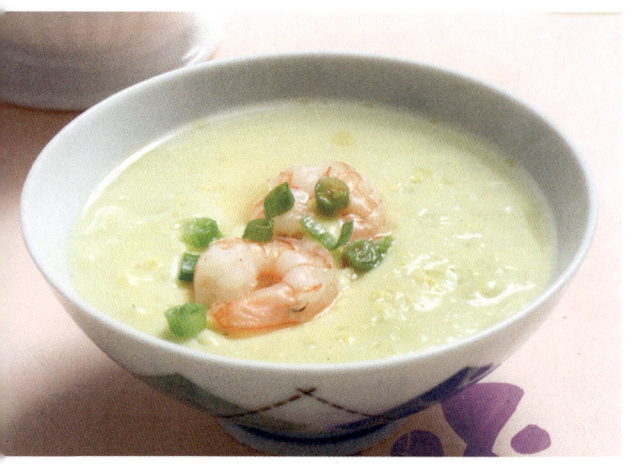

鲜虾蒸蛋

补钙、促进身体恢复

材料 鸡蛋1个，鲜虾2只。
调料 盐1克，葱末5克。
做法
1. 把鲜虾处理干净，取虾仁；鸡蛋打散，加入盐和温水，搅拌均匀。
2. 先在容器的内壁上均匀地抹上一层油，然后把蛋液倒入容器，加入虾仁、葱末一起隔水蒸熟即可。

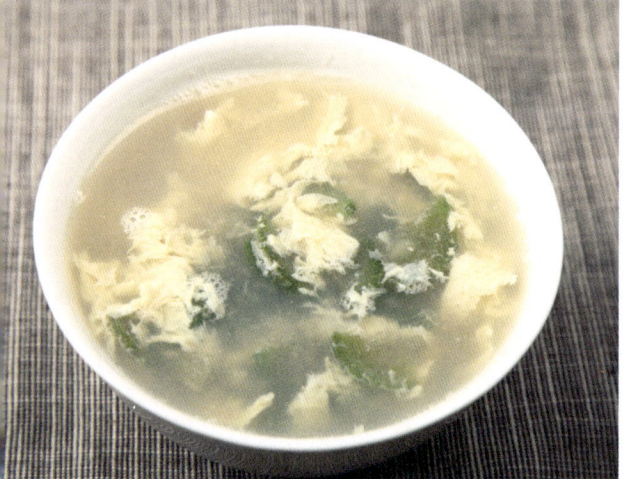

丝瓜蛋汤

补虚润燥

材料 鸡蛋1个，丝瓜30克。
调料 盐1克。
做法
1. 鸡蛋打散；丝瓜洗净，去皮，切成小丁。
2. 锅内倒水，倒入丝瓜丁煮开，倒入鸡蛋液，出锅前加盐调味即可。

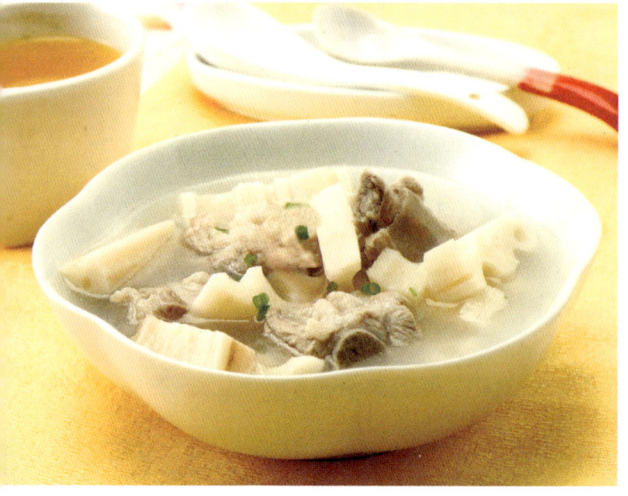

莲藕排骨汤

清热消痰、补血补钙

材料 猪排骨100克，莲藕150克。
调料 盐2克，葱段、姜片、料酒各5克，葱花少许。
做法
1. 猪排骨洗净，切段；莲藕去皮，洗净切块。
2. 锅内加水煮沸，放葱段、料酒、排骨段及一半姜片，焯去血水，捞出。
3. 锅置火上，倒入适量清水，放入排骨段、藕块及剩余姜片煮沸，转小火煲约1.5小时，加盐调味，撒葱花即可。

宝宝：打襁褓可增强宝宝安全感

出生后2~3天内"掉水膘"是正常现象

新生儿在出生后1周左右，由于吃奶量少，又排出胎便、尿，加上皮肤蒸发，机体会丢失一些水分，使新生儿体重比出生时下降100~300克，这种现象被称为"掉水膘"。正常情况下，在出生后7~10天，体重可恢复到出生时的水平，以后体重明显增加。

称量新生儿的体重最好是在吃完奶后一段时间，每次称重均选择同一时间。这样就可以准确知道宝宝体重是多少，并可以与上一次称的体重做比较。

> **马大夫爱心提醒**
>
> **新生儿体重增长有规律可循**
>
> 新生儿的体重会以平均每天30克的速度增长。在新生儿期的28天中，体重增长应大于600克。如果每日体重增长少于20克或满月时体重增长少于600克，则说明新生儿体重增长不良，可能是母乳不足、喂养不当或其他原因造成的。这时家长应给予重视，积极寻找原因。

新生儿"脱皮"，不用过于担心

几乎所有的新生儿都有"脱皮"的现象，可能是轻微的皮屑，也可能是像蛇一样的脱皮，父母不必过于担心。脱皮主要有2个原因：

01 新生儿皮肤最上层的角质层发育不完全导致的。

02 新生儿连接表皮和真皮的基底膜并不发达，导致表皮和真皮连接不紧密，造成表皮脱落。

新生儿这种脱皮现象以四肢、耳后较为明显，其他部位也可能出现。但无须采取特殊的保护措施或强行将脱皮撕下，只要在洗澡时使其自然脱落即可。但如果脱皮伴随红肿或水疱等并发症时，则可能是疾病，需要及时就医。

怎样给宝宝打襁褓

所谓打襁褓，就是用棉布做成的被子、毛毯等包裹新生儿，可以增强宝宝的安全感，还能保暖，让宝宝睡得安稳。新生儿刚刚离开母体，还保持着在子宫内的姿势，四肢弯曲，但包入襁褓会帮助他适应新的肢体顺直状态。但宝宝包裹应以保暖、舒适、宽松、不松包为原则。到底该怎样给宝宝打襁褓呢？

可乐妈经验谈

不能用绳子固定宝宝的身体

有些妈妈会在给宝宝包襁褓时，在外面捆上2～3道绳带，其实这是不科学的，因为这样的包裹方法会妨碍宝宝四肢运动。此外，宝宝被捆紧后，肢体接触不到周围的物体，不利于宝宝触觉的发展。

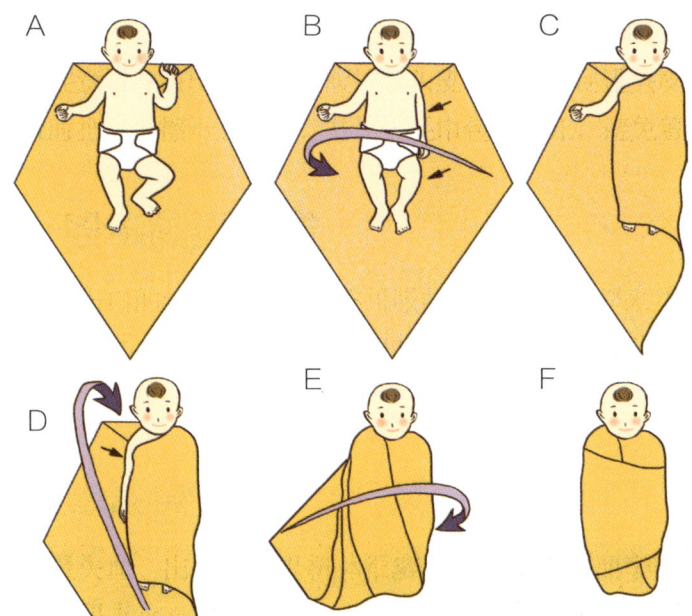

1. 把被子铺在床上，将右下角折下约15厘米，让宝宝仰面放在被子上，保证头部枕在折叠的位置（A）。

2. 把被子靠近宝宝左手的一角拉起来，盖在宝宝的身体上，并把边角从宝宝的右手臂下侧掖进宝宝身体后面（B、C）。

3. 把被子的下角（宝宝脚的方向）折回来盖到宝宝的下巴以下（D）。

4. 把宝宝右臂边的一角拉向身体左侧，并从左侧掖进身体下面（E、F）。有些宝宝喜欢胳膊能自由活动，那你就可以只包宝宝胳膊以下的身体，这样他就能活动他的手和手指了。

怎样准确判断宝宝是冷还是热

刚出生的宝宝神经末梢反射还不完全,手脚常常是冰凉的,这是正常现象,所以判断宝宝冷暖不能以手脚的温度来判定。那么,怎样判断宝宝是冷还是热呢?

第一,宝宝的后颈及背部能准确反映体温。如果感到这两处较热甚至出汗,应适当给宝宝减少衣服。反之,要及时给宝宝添加衣服。

第二,如果宝宝的脸红扑扑的或者呼吸较为沉重,可能是长疹子的前兆,这时应摸摸宝宝的手脚,如果是温热的,应适当减少衣服。

第三,如果宝宝出现打喷嚏的现象,不要简单认为宝宝是受凉或感冒了,因为此时宝宝鼻腔还未发育完善,遇到冷空气时会反射性地打喷嚏,是一种自我保护,不用过于担心。

只有准确判断宝宝的冷热,注意衣服的增减,宝宝才能健康成长。

喂奶后怎样给宝宝拍嗝

溢奶是很多新妈妈遇到的头疼事儿,其实防止溢奶的方法很简单,就是宝宝每次吃完奶后及时拍嗝,帮助宝宝把吸入的空气吐出来。下面介绍3种常见的拍嗝方法。

俯肩拍嗝(适合新生宝宝)

1. 先铺一条毛巾在妈妈的肩膀上,防止妈妈衣服上的细菌和灰尘进入宝宝的呼吸道。

2. 右手扶着宝宝的头和脖子,左手托住宝宝的小屁屁,缓缓竖起,将宝宝的下巴处靠在妈妈的左肩上,靠肩时注意用肩去找宝宝,不要硬往上靠。

3. 左手托着宝宝的屁股和大腿,给他向上的力,妈妈用自己的左脸部去"扶"着宝宝倒来倒去。

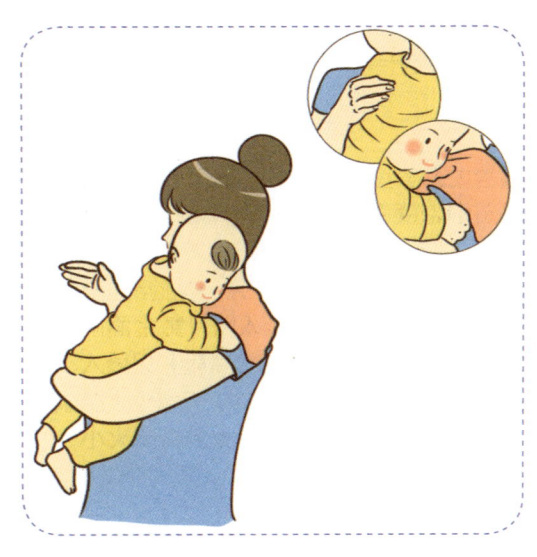

4. 拍嗝的右手鼓起呈接水状，在宝宝后背的位置小幅度由下至上拍打。1~2分钟后，如果还没有打出嗝，可慢慢将宝宝平放在床上，再重新抱起继续拍嗝，这样的效果会比一直抱着拍要好。

搭臂拍嗝（适合 2 个月的宝宝）

1. 两只手抱住宝宝的腋下，让宝宝横坐在妈妈大腿上。

2. 宝宝的重心前倾，妈妈将左手臂搭好毛巾，同时从宝宝的腋下穿过，环抱住宝宝的肩膀，支撑宝宝的体重，并让宝宝的手臂搭在妈妈的左手上。

3. 让宝宝的面部朝外，开始拍嗝。

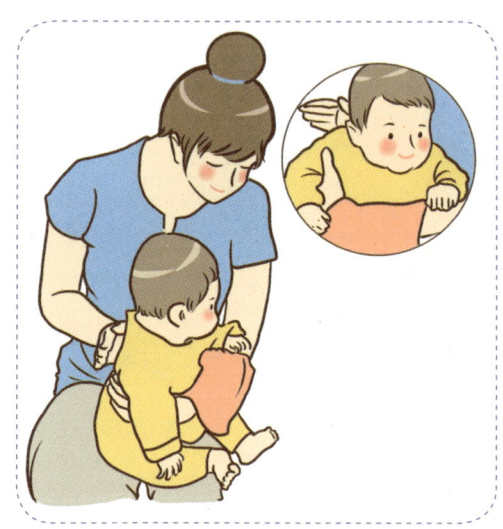

面对面拍嗝（适合 3 个月以上的宝宝）

1. 妈妈双腿并拢，让宝宝端坐在大腿上和妈妈面对面。

2. 一只手从侧面环绕住宝宝的后背，另一只手拍宝宝后背。

这种姿势的好处是妈妈和宝宝面对面，能够了解宝宝的情况，看清宝宝的面部表情变化。

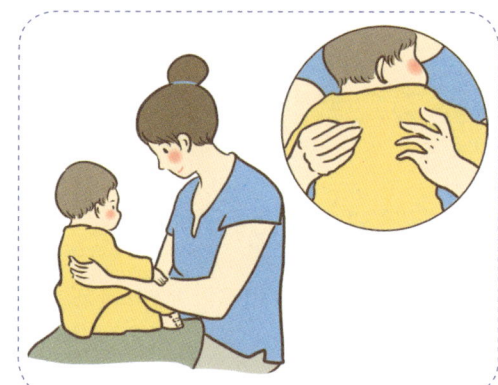

必须给宝宝戴手套和脚套吗

不用。因为手套和脚套主要作用是防止宝宝的指甲挠破脸部，如果宝宝指甲打理得当，是不存在这种情况的。此外，宝宝戴着手套和脚套睡觉，会很不舒服，也不利于宝宝四肢运动、感觉的发展，而且对新手爸妈掌握宝宝是否被捂着有一定的难度。

产后第3天 顺产和剖宫产妈妈都要注意的事情

睡觉时不要挤压乳房，否则易得乳腺炎

生完宝宝后，妈妈的乳房丰满、充盈，若不慎挤压，会使软组织受损或引起增生，还容易引起变形，导致双乳下垂。

妈妈睡觉时最易挤压乳房，所以要保持正确的睡姿，以仰卧为主，侧卧为辅，尽量不要俯卧，避免压迫乳房，得乳腺炎。此外，不要长时间向一个方向侧卧，坚持左右侧卧交替的方式，可避免一侧乳房压迫过久。

月子看电视不是坏事，适可而止就好

分娩使妈妈的身体结构发生巨变，且消耗很多体力，长时间看电视容易使妈妈出现眼疲劳，易发生屈光不正等眼病，进而出现头痛、胸闷等症状。但月子期间，妈妈保持良好、轻松的心态才是至关重要的。妈妈可以适当看看电视缓解抑郁情绪，但要注意适可而止，尽量保证每天不超过1小时。

奶水不是攒出来的而是吸出来的

有的妈妈会说自己的奶很少是不是要攒多一点、胀一点再给宝宝吃。千万不要这样做。因为奶水是吸出来的，不是攒出来的。乳房是一个奇怪的构造，只有及时排空才能及时生产，如果总是堆着攒着，乳腺管堵住了不仅会胀奶痛苦，还会影响乳汁的分泌。

宝宝睡你就睡

到了今天,妈妈的身体已经有所恢复,能做的事情也多了,如喂奶、换尿布、哄宝宝睡觉等,这些都让妈妈的休息睡眠时间大打折扣。睡眠质量下降加上劳累,让很多妈妈疲惫不堪。所以,为了自己和宝宝的健康,妈妈要根据宝宝的生活规律调整自己的作息时间,当宝宝睡觉的时候,妈妈也要抓紧时间休息,这样才能保证有足够的精力照顾好宝宝。

乳房变大,应做好乳房护理

乳房变得越来越大,此时应做好乳房护理。首先保护好乳头,避免因为宝宝的吸吮造成乳头皲裂;其次,要避免哺乳姿势不当引起的乳房下垂。

辰辰妈经验谈

出现乳头皲裂可用奶水消毒

实际上,没有什么比自己的乳汁更能有效地杀菌消毒了。如果妈妈乳头皲裂不严重,可以在喂奶后挤点乳汁涂抹在上面,也能起到杀菌的作用,省钱又安全。

不要睡过软的床

女性在妊娠末期会分泌一种叫松弛素的激素,可以使生殖道的韧带和关节松弛,有利于产道扩张,从而有助于胎宝宝的顺利娩出。分娩后,妈妈的骨盆尚未恢复,缺乏固定性,如果睡在过软的床上,起床或翻身稍有不慎,都可能造成骨盆损伤,引起腰骶部疼痛、下肢运动困难等后遗症。

因此,妈妈坐月子期间不要睡过软的床,最好选择床垫较硬的床或板床,待身体恢复后再睡舒服的软床。

适合新妈妈的床垫有什么标准

1. 坚固。要保证在你翻身时不会晃动,各个部位都能承受你的体重。

2. 软硬适中。软床垫会降低脊椎承托,而硬床垫又不舒服,所以可以选择高弹性的弹簧床垫。

3. 面料要透气、散热、防潮。

大多数妈妈这个时候会出现情绪低落

产后,妈妈的身体还没有彻底地从生产的疲倦中恢复过来,就又要面临角色的突然转换、宝宝的哭闹、家人关注度的转移……很多因素致使新妈妈一时难以接受生活的重大转变,再加上激素发生的巨大变化,因而很容易出现产后情绪低落抑郁。

对此,建议妈妈要请家人多帮忙,尽可能多休息,同时学会调适自己的心情,不要事事追求完美。

每天授乳8次以上,利于下奶

有些新妈妈的乳汁分泌不是很多,但也要坚持每天授乳8次以上,而且每次宝宝吸吮两侧乳房的时间不应少于30分钟,这样有利于下奶,还能预防乳腺炎,加快子宫收缩。

多吃些"开心"的食物,可缓解产后抑郁

大部分妈妈在月子初期会或多或少地出现产后沮丧的现象,情绪容易波动、不安、低落,常常为一些不称心的事而感到委屈,甚至伤心落泪,影响妈妈自身的恢复和精神状态,并影响正常哺乳。

此时妈妈应吃些"开心"食物,有利于缓解产后抑郁。

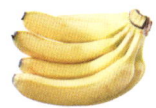
香蕉: 所含的生物碱可帮助大脑制造血清素,减少产生抑郁的可能。

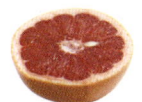
葡萄柚: 富含维生素C,能增强新妈妈的抵抗力,也是身体制造多巴胺、去甲肾上腺素等愉悦因子的重要成分。

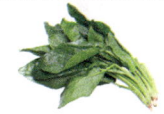
菠菜: 缺乏叶酸会导致精神疾病,包括抑郁症和精神分裂症等,而菠菜富含人体所需的叶酸。

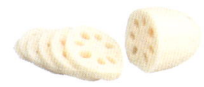
莲藕: 有养血、除烦等功效。取藕片以小火煨烂,加蜂蜜食用,有缓解抑郁的功效。

爸爸:监督妈妈保护眼睛

月子里不要伤心流泪,否则损害视力

民间流传着"产妇一滴泪比十两黄金还贵重"的说法,这是有一定科学依据的。因为妈妈如果经常哭泣、流泪,眼睛会变得容易酸痛,加速老化。所以家人应尽量让妈妈远离伤心的事情,使其安心坐月子。此外,妈妈也要努力使自己保持心情开朗,尽量避免月子期间流泪。

顺产妈妈：可以出院了

正常情况下，妈妈可以出院了

家人应该将新妈妈出院的衣服提前准备好，接到医生的出院通知时，可以从容地回家。要根据季节的不同，选择合适的衣服，但要保证衣服能遮盖住身体重要部位。此外，上衣尽量选择开襟的，因为回家途中可能会给宝宝哺乳，开襟的衣服方便哺乳。上衣要接触宝宝娇嫩的皮肤，最好选择刺激性小的棉质面料。

空调房间在一定条件下是可以待的

在炎热的夏季，为了保暖，有些妈妈穿着长裤，不敢开空调，导致中暑，甚至长痱子。其实，妈妈是可以待在空调房间的，但有一定的条件限制。

1. 温度在 22～26℃为宜，且妈妈和宝宝都要穿长衣长裤。
2. 最好选择健康型的空调，如有负离子、光触媒等功能的空调。
3. 注意不要让空调的冷风直接对着妈妈和宝宝吹。

此外，睡觉时最好不要开空调，如果一定要开，就要盖好被子，避免着凉。

非哺乳妈妈宜边回乳边进补

有些妈妈可能会因某些原因不能进行母乳喂养，需要回乳，在饮食上要吃一些抑制乳汁分泌的食物，如炒麦芽等。此外，尽量远离促进乳汁分泌的食物，如花生、猪蹄、鲫鱼等。但因为经过分娩，妈妈的身体恢复也需要一个循序渐进的过程，应吃些低热量、低脂肪、滋补功能强的食物，做到边回乳边进补。

顺产妈妈一日食谱推荐

早餐	加餐	午餐	加餐	晚餐	加餐
红枣莲子粥或红薯玉米面糊	米酒蛋花汤	三角面片 麻油猪肝	藕粉	牛肉小米粥 蒜蓉菠菜	蒸蛋羹

顺产妈妈月子餐

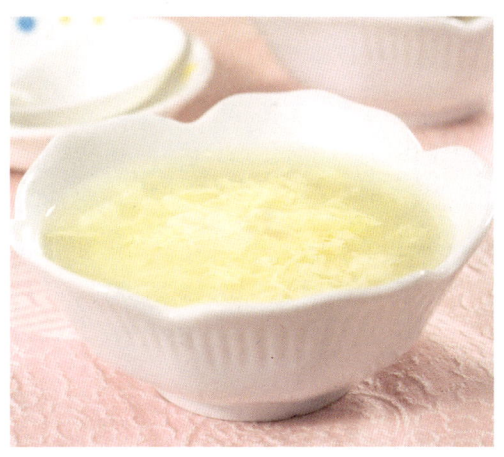

米酒蛋花汤
活血化瘀

材料 米酒 150 克，鸡蛋 1 个。
调料 白糖 5 克。
做法
1. 鸡蛋打散，搅匀成蛋液。
2. 锅中倒入米酒和适量清水，大火烧开，倒入蛋液，快速搅拌至煮开，加白糖调味即可。

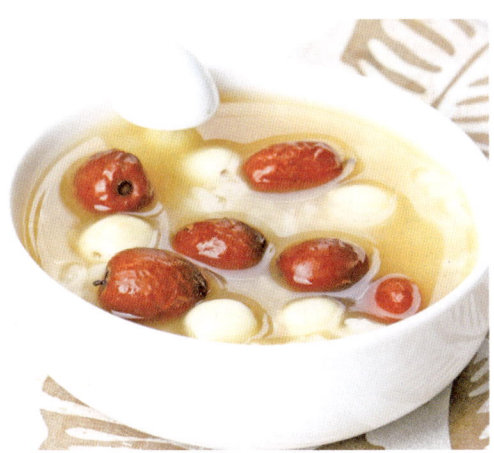

红枣莲子粥
静心安神

材料 大米 70 克，红枣 5 枚，莲子 10 克。
做法
1. 大米洗净；红枣、莲子洗净，红枣去核，莲子去心。
2. 锅内倒水烧开，加大米、红枣和莲子烧沸，待莲子煮熟即可。

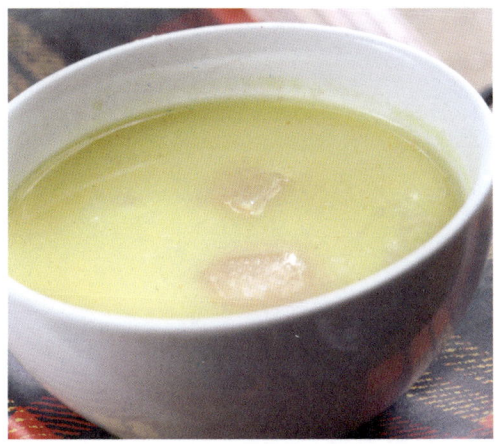

红薯玉米面糊
缓解便秘

材料 红薯 80 克，玉米面 100 克。
做法
1. 红薯去皮，洗净，切块，放入锅中，加适量水大火煮沸，转小火熬煮。
2. 玉米面中加少量清水，搅匀后倒入煮熟的红薯汤中，待汤浓稠煮沸即可。

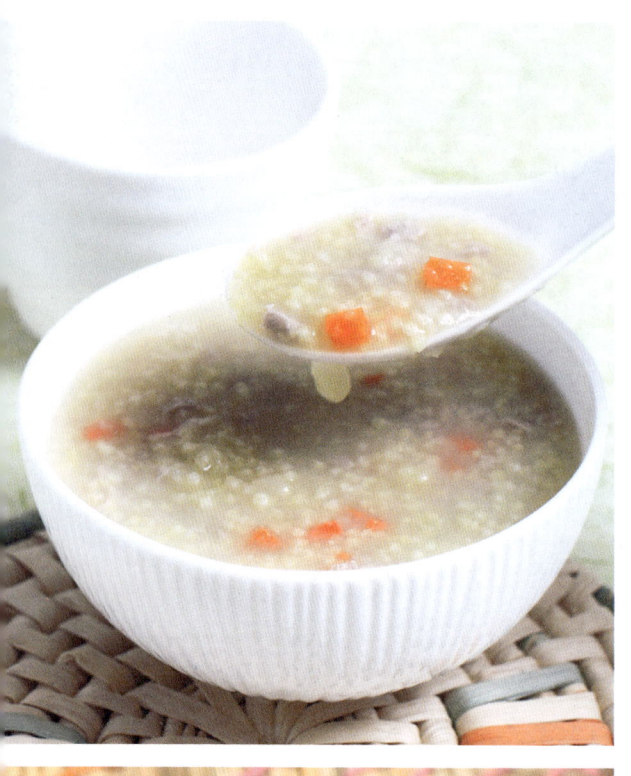

牛肉小米粥

补气补虚

材料 小米 100 克，牛瘦肉 50 克，胡萝卜 20 克。
调料 姜末 5 克，盐 1 克。

做法

1. 小米洗净；牛瘦肉洗净，切碎；胡萝卜洗净，去皮，切小丁。
2. 锅置火上，加适量清水烧沸，放入小米、牛肉碎、胡萝卜丁，大火煮沸后转小火煮至小米开花，加入姜末煮沸，加盐调味即可。

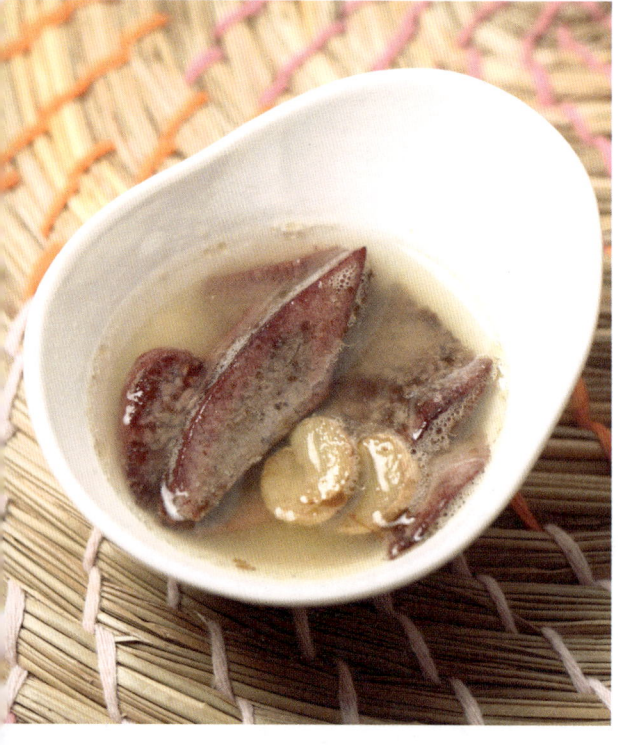

麻油猪肝

补血补钙

材料 猪肝 100 克，黑芝麻油 30 克。
调料 姜片 5 克，米酒 60 克。

做法

1. 猪肝洗净，切片。
2. 锅内倒黑芝麻油烧热，放入姜片，转小火爆香至姜片皱褐而不焦黑；再转为大火，放入猪肝片炒至变色。
3. 最后放入米酒煮开关火，趁热食用。

剖宫产妈妈：基本适应了宫缩痛

剖宫产妈妈基本适应了宫缩痛

产后第3天，妈妈基本适应了宫缩的疼痛。护士会通过给妈妈伤口换药，了解伤口有无渗血、有无红肿发炎，及时了解妈妈的身体情况。在这个过程中，妈妈会感到小小的不适感，但是可以承受。

剖宫产妈妈哺乳的正确姿势

剖宫产妈妈由于伤口的原因，不能像自然分娩的妈妈采取横抱式哺乳姿势，也不能采取侧卧姿势。下面我们介绍两种适合剖宫产妈妈的哺乳姿势，既有利于妈妈身体恢复，又有利于宝宝吸吮。

床上坐位哺乳

妈妈背靠床头坐或半坐卧位，将背后垫靠舒服，然后将枕头或棉被放在身体一侧，其高度约在乳房下方。将宝宝的臀部放在垫高的枕头或棉被上，腿朝妈妈身后，妈妈用胳膊抱住宝宝，使宝宝的胸部紧贴妈妈的胸部，妈妈用另一只手以"C"字形托住乳房，保证宝宝含住乳头及大部分乳晕。

> **可乐妈经验谈**
>
> **侧卧喂奶能避免压迫伤口**
>
> 如果妈妈能侧卧喂奶，也可以不采取坐位哺乳，因为侧卧喂奶方便夜间哺乳，还能避免腰酸背痛。

床下坐位哺乳

妈妈坐在床边的椅子上，尽量坐舒服，身体靠近床边，并与床边成一夹角。把宝宝放在床上，用枕头或棉被把他垫到适当的高度，使他的嘴能刚好含住乳头。妈妈就可以环抱住宝宝，用另一只手呈"C"字形托住乳房给宝宝哺乳。

避免大笑，以免牵拉伤口

剖宫产妈妈伤口正处于恢复期，这段时期，大笑、咳嗽、弯腰、起床等日常行为都会牵拉扯动伤口而引起疼痛。为了伤口的良好愈合,建议妈妈要尽量避免大笑、弯腰、起床时最好有人在身边帮忙。

进餐按照蔬菜、汤、主食、肉类的顺序,减轻胃部负担

妈妈在进餐时可先吃蔬菜类的食物,增加胃的饱足感,然后再喝汤,接着吃主食,最后吃富含蛋白质的肉类食物。这样既能保证营养需要,又能减少进食量,有利于控制体重。

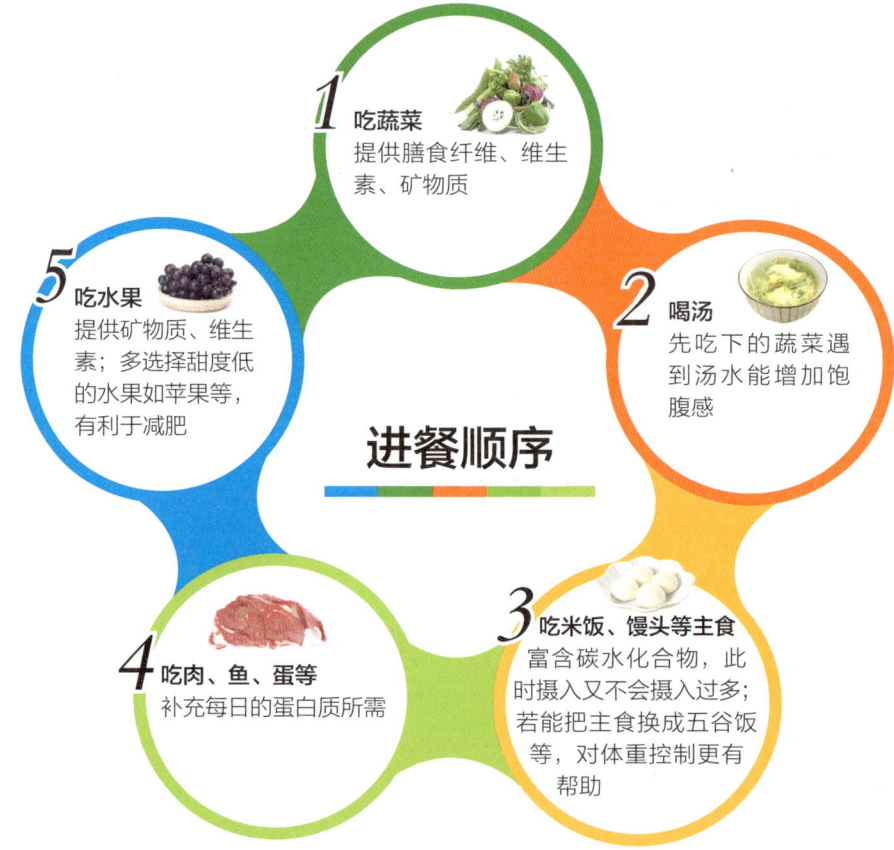

进餐顺序

1. 吃蔬菜：提供膳食纤维、维生素、矿物质
2. 喝汤：先吃下的蔬菜遇到汤水能增加饱腹感
3. 吃米饭、馒头等主食：富含碳水化合物,此时摄入又不会摄入过多;若能把主食换成五谷饭等,对体重控制更有帮助
4. 吃肉、鱼、蛋等：补充每日的蛋白质所需
5. 吃水果：提供矿物质、维生素;多选择甜度低的水果如苹果等,有利于减肥

剖宫产妈妈一日食谱推荐

早餐	加餐	午餐	加餐	晚餐	加餐
鸡蛋红糖小米粥	鸡蓉玉米羹	苹果什锦饭	益母草煮鸡蛋	清汤面 多彩蔬菜羹	鸽子汤

剖宫产妈妈月子餐

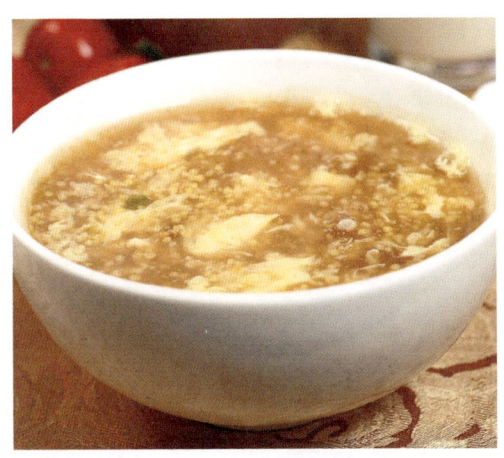

鸡蛋红糖小米粥
滋阴养血

材料 小米 50 克,鸡蛋 2 个,红糖 10 克。
做法
1. 小米洗净;鸡蛋打散。
2. 锅中加适量清水烧开,加小米大火煮沸,转小火熬煮,待粥烂时加鸡蛋液搅匀,稍煮,加红糖搅拌即可。

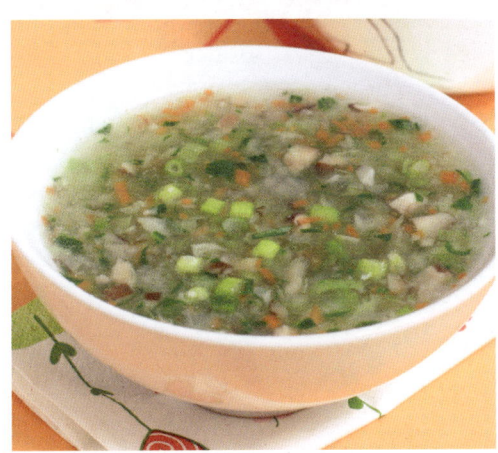

多彩蔬菜羹
增强食欲

材料 大白菜、油菜各 100 克,胡萝卜 50 克,鲜香菇 15 克。
调料 葱末 3 克,盐 1 克,水淀粉适量。
做法
1. 鲜香菇、大白菜、油菜洗净,切末;胡萝卜洗净,去皮,切末。
2. 锅内倒油烧热,炒香葱末,放入胡萝卜末、香菇末略炒后倒入适量清水煮沸,下入大白菜末和油菜末煮至断生。
3. 用盐调味,用水淀粉勾薄芡即可。

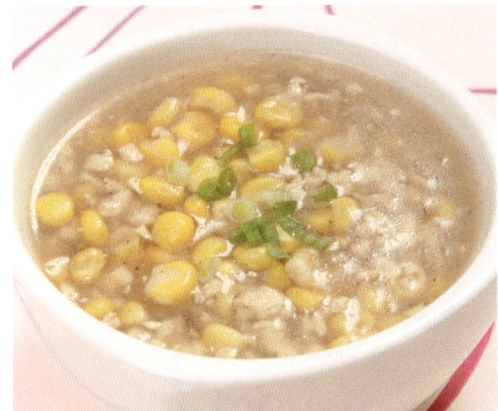

鸡蓉玉米羹
缓解便秘

材料 玉米粒 50 克,鸡胸肉 25 克,青豆 10 克。
调料 盐 1 克,水淀粉 10 克,葱花 5 克。
做法
1. 玉米粒、青豆分别洗净,沥干;鸡胸肉洗净,切碎。
2. 锅内倒油烧热,加鸡肉碎炒散,加入玉米粒、青豆和适量水煮 30 分钟,加盐调味,用水淀粉勾芡,撒上葱花即可。

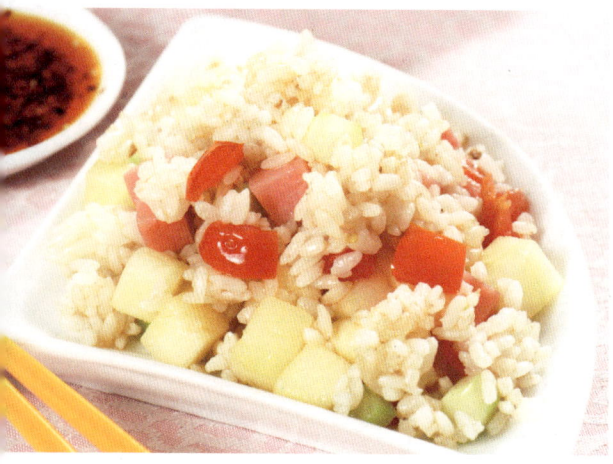

苹果什锦饭

开胃醒脾

材料 米饭100克，苹果、番茄各1个，火腿2片。

调料 盐1克。

做法

1. 苹果洗净，去核和皮，切丁；番茄洗净，去皮，切丁；火腿切小丁。
2. 锅内倒油烧热，加入食材丁翻炒片刻，加盐调味，放入米饭炒匀即可。

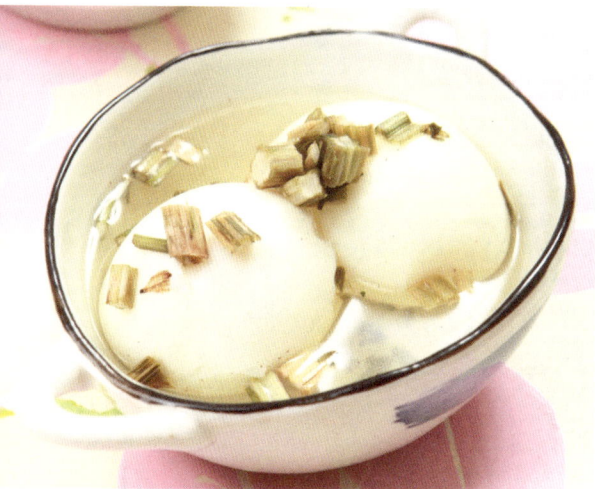

益母草煮鸡蛋

促进恶露排出

材料 益母草30克，鸡蛋2个。

做法

1. 将益母草去杂质，洗净，切成段，沥干；鸡蛋冲洗干净。
2. 将益母草、鸡蛋下入锅内，加水同煮，10分钟后鸡蛋熟，把外壳去掉，再放入此汤中煮15~20分钟即可。

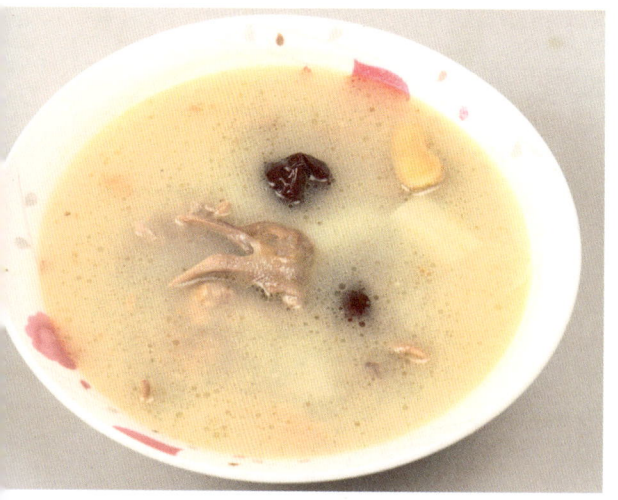

鸽子汤

加快伤口愈合

材料 鸽子1只，红枣5枚。

调料 姜片、葱段各5克，料酒6克，盐2克。

做法

1. 鸽子处理干净，放入加料酒的水中煮沸，去血水；红枣洗净。
2. 锅内倒水烧沸，放入姜片、葱段、红枣、鸽子，小火炖1.5小时，加盐调味即可。

宝宝：关注生理性黄疸

脐带的日常护理要怎么做

1. 每天清洁肚脐部位。重点清洁白色的脐带根部，宝宝的肚脐处痛感不敏感，妈妈可以放心清洁。

2. 清洁完毕，要用干净的毛巾将肚脐处的水分擦干。

3. 用棉花棒蘸75%的酒精涂于肚脐处，由脐带根部开始向外擦至皮肤。

4. 每次换尿布时，需要检查脐部是否干燥。如发现脐部潮湿，就用75%的酒精再次擦拭。75%酒精的作用是使肚脐加速干燥，干燥后易脱落，也不易滋生细菌。脐带脱落后，也可按此方法处理。

> **金牌月嫂支招**
>
> **脐带护理方法要得当**
>
> 妈妈千万不要硬扯未脱落的干脐带，以免出血。此外，也不可用药膏、香油或不明的药粉去处理脐部。

宝宝会出现生理性黄疸

大多数宝宝在出生72小时后会出现生理性黄疸。主要是由于新生儿血液中胆红素释放过多，而肝脏功能尚未发育成熟，无法将胆红素及时排出体外，胆红素聚集在血液中，即引起了皮肤变黄。这种现象先出现于脸部，进而扩散到身体的其他部位。护理方法：

1. 生理性黄疸属于正常现象，一般情况不需要治疗，通常在出生14天后自然消退。

2. 很多母乳喂养的宝宝，由于母乳的原因，黄疸消退较慢，可以暂停母乳3天左右。

3. 若黄疸程度较严重，可根据医生诊断采用光照疗法。

出现病理性黄疸要及时治疗

当黄疸过高或者持续不退时，应及时就医以判断宝宝是否是病理性黄疸。病理性黄疸的原因可能有：母亲与宝宝血型不合导致的新生儿溶血症，婴儿出生时有体内或皮下出血，新生儿感染性肺炎或败血症，新生儿肝炎、胆道闭锁等。如黄疸过高有可能对新生儿智力产生影响，因此一定要及早就医。

正确给宝宝洗澡，健康又安全

洗澡前的准备

1. 选择合适的时间。不要在宝宝吃饱后立即洗澡，以防宝宝洗浴中出现不适或呕吐。宝宝身体不舒服，怀疑生病，如出现拒绝吃奶、呕吐、咳嗽、体温达37.5℃以上，不宜洗澡。

2. 洗澡的时间。对宝宝来说，洗澡是最消耗体力的。因此，每次洗澡的时间最好在10分钟左右，而在温水中浸泡的时间最好不要超过5分钟。

3. 注意室温和水温。最佳室温在28℃，夏天不在通风处洗澡，以防宝宝受凉。要保持适宜的水温，夏天水温应保持在37～38℃，冬天以37～40℃为宜。

4. 洗澡时家人的准备工作。洗澡前，一定要摘下手表、手链、戒指等物品，并要注意修剪指甲，以防抓伤宝宝，同时要先用肥皂洗净自己的双手。

清洗全身

1. 准备洗澡水。选用婴儿沐浴露，取5～10毫升倒入洗澡水中，搅拌至产生泡沫。

2. 放入澡盆。妈妈拿掉裹在宝宝身上的毛巾，慢慢地将其放入水中，让宝宝坐在上边。

3. 洗澡。用一只胳膊托着宝宝的后背和脖子，让宝宝呈半躺半坐的姿势。可以按照双手、胳膊、肩膀、脖子、前胸、肚子、腿和后背的顺序来洗。需要特别注意，宝宝身体的多褶皱处，如脖子、腋下、腹股沟等，一定要彻底清洗一下，避免汗渍、大小便的残留，阻塞皮肤毛孔引起毛囊炎。

4. 冲洗。洗完澡后，小心地把冲洗水倒在宝宝的肚子上冲洗，最后全身浸在干净的水里10秒钟左右再抱出来。

5. 擦干。把宝宝放在毛巾上，用毛巾围住全身，轻拍擦干。胳膊和腿要按摩着擦洗，手指一个个张开着擦。

产后第4天 顺产和剖宫产妈妈都要注意的事情

一定要重点看

哪种睡姿有利于产后恢复

分娩结束后,妈妈的子宫会迅速回缩,但韧带很难在短时间内恢复原状,再加上盆底肌肉、筋膜在分娩时过度拉伸或撕裂,导致子宫在盆腔内的活动范围较大,进而容易随着体位的变化而变动,所以月子期间,新妈妈休息时要注意躺卧的姿势。为了避免子宫向后或一侧倾倒,妈妈应尽量避免长期仰卧,而应该仰卧和侧卧交替休息,有利于产后身体恢复。

月子里不要吃过硬的食物

产后妈妈不要食用过硬的食物,否则会伤害牙齿,还会增加肠胃负担。月子里的肉类食物要煮烂,避免吃脆骨等不易嚼烂的食物,因为这些食物不好消化,且对牙齿是一种磨损,容易损坏牙釉质。所以月子里可以选择一些较为柔软的食物,这样可以减少对牙齿的伤害。可多吃些烂面条、馄饨、粥、汤等。

哺乳妈妈一定要远离回奶食物

如果妈妈没有身体方面的不适,建议最好母乳喂养,而且这也是大多数妈妈的选择。对于母乳喂养的妈妈来说,在饮食方面要注意远离易导致回奶的食物。

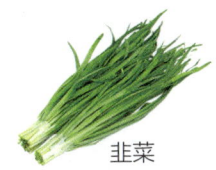
韭菜

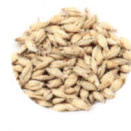
炒麦芽

花椒

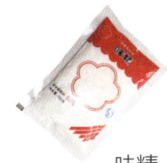
味精

"捂"月子要不得

不管哪个季节坐月子，妈妈和宝宝都需要新鲜的空气，否则容易得感冒、患肺炎。而通风是一种简便、有效的空气消毒方法，可以减少居室内的病菌。因此，主张把门窗关得紧紧的来"捂"月子是不科学的。

需要注意的是，在通风的时候妈妈和宝宝要换到另一个房间去，或只开一扇窗户，避免对流风直接吹着妈妈和宝宝。

每天泡脚缓解疲惫，温水？热水？

月子里妈妈每天睡前用40℃的温水泡泡脚，以10分钟为宜，既可以消除一天的疲惫，还有加速体力恢复、促进血液循环、解除肌肉紧张的作用，对妈妈大有益处。

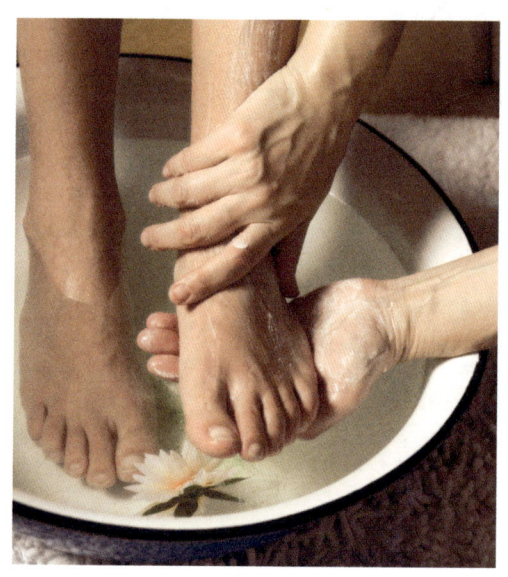

新妈妈在洗脚的时候，爸爸可不断按摩妈妈的脚趾和脚心，效果会更好

近视的妈妈，产后暂时告别隐形眼镜

孕期，由于激素的变化，会导致孕妈妈眼睛的分泌物减少，眼球变干，不适合戴隐形眼镜。产后虽然激素在逐渐恢复，但这个过程不是一天两天就能完成的，一般需要至少3个月的时间才能恢复正常，所以专家建议妈妈，产后暂时告别隐形眼镜。

宝宝吃不完的奶一定要吸出来

因为乳房中剩余的奶水会堵塞乳腺管，严重的会造成乳腺炎，且剩余的奶水还会影响乳房泌乳，所以宝宝没有吃完的奶一定要吸出来。吸出来的奶水应

金牌月嫂支招

宝宝频繁吃奶是身体快速成长所需

宝宝频繁地吃奶，实际上是身体正在快速生长的信号，说明他需要更多的营养。此时，建议妈妈最好专心喂奶，尽力多产奶，让宝宝获得更多的营养，促进身体的快速发育。

放在专用储奶容器里,放入冰箱内保存。等宝宝饿时给宝宝热热吃。奶温一般用妈妈的手背试,感觉不烫为宜。

饮食仍要以清淡不油腻为主

妈妈的消化功能还没有恢复,所以饮食应以清淡不油腻为主,不宜大补。因为产褥早期胃肠肌张力仍较低,肠蠕动减弱,新妈妈食欲欠佳,这时若大量进食过于油腻的食物,骤然进补,反而使身体难以接受,引起消化不良、吸收不良。因此饮食一定要清淡,不要过于油腻。在喝汤的时候,为了避免过于油腻,可以将上层的油撇除再喝。

不要急于喝老母鸡汤

民间认为,老母鸡营养丰富,是补虚的佳品。从这个角度来说,产后应该多喝老母鸡汤。但现在有另一种说法,认为产后吃老母鸡会造成回奶。理由是分娩后,新妈妈血液中雌激素和孕激素水平大大降低,泌乳素水平升高,才促进了乳汁的形成。而母鸡肉中含有一定量的雌激素,因此,产后立即吃老母鸡会使新妈妈血液中雌激素的含量增加,抑制泌乳素的分泌,从而导致新妈妈乳汁不足,甚至回奶。这个说法目前并无可靠证据证实。但保险起见,产后不用急于喝老母鸡汤,可以先选用其他汤如鲫鱼汤、瘦肉汤等进补。

爸爸:为妈妈提供舒服的环境

家中温度、湿度多少适宜

妈妈回到家里后,爸爸要注意家中的温度、湿度,这样才能让新妈妈和宝宝舒舒服服的。妈妈的房间温度最好保持在20~25℃。冬季天气干燥,室内空气的相对湿度应保持在55%~65%,可以在室内放一个加湿器或者放盆水,能提高空气湿度。

房间要保持通风,但不能吹对流风

有些妈妈怕受风,整天紧闭门窗,这对妈妈和宝宝都是不利的。爸爸应该保持妈妈的房间每天开窗通风两三次,每次20~30分钟,这样才能减少空气中病原微生物的密度,防止病菌感染。通风时,妈妈和宝宝避免吹对流风。

顺产妈妈：吃些通乳的食物

侧切妈妈，回家后每天冲洗会阴至少 2 次

侧切妈妈回家后，每天应采用 1 : 5000 高锰酸钾温水坐浴，每天至少 2 次，每次 10~15 分钟，有利于会阴部消毒，促进伤口愈合。

冷水，妈妈绝对不能碰

妈妈经过分娩，全身的骨骼韧带松弛，如果经常碰冷水，冷气就会侵袭到骨头里，很可能会落下月子病。所以，月子里不能碰冷水。

吃鸡蛋宜煮、宜蒸

鸡蛋富含优质蛋白质，能够加强营养，促进伤口愈合，还能提高乳汁质量，是妈妈在月子里必不可少的食物。妈妈每日吃鸡蛋以 1~2 个为宜，并且最好吃白水煮蛋或蒸蛋羹，不宜采用油炸、油煎等方式，以免口感硬、含过多脂质影响消化吸收。

可以喝些催乳汤

一般产后第 4 天，妈妈开始正式分泌乳汁了，也有的会稍晚些。开始泌乳后，新妈妈可适当多喝点汤，但要将汤内的浮油去除，以免摄入过多高脂食物阻塞乳腺，而且过早进食太多的脂肪也会使乳汁内脂肪含量过高，易引起宝宝腹泻。

> **可乐妈经验谈**
>
> **可以用矿泉水瓶自制冲洗器**
>
> 回家后如果妈妈不方便坐浴清洗会阴，可以用矿泉水瓶自制一个冲洗器，里面放入高锰酸钾溶液，冲洗会阴时，用力一挤压即可冲洗会阴，十分方便。

顺产妈妈一日食谱推荐

早餐	加餐	午餐	加餐	晚餐	加餐
鸡蛋红糖小米粥	花生鸡脚汤	香菇胡萝卜面 木瓜鲫鱼汤	奶黄包	豆沙包 花生红枣蛋花粥	红豆百合莲子汤

顺产妈妈月子餐

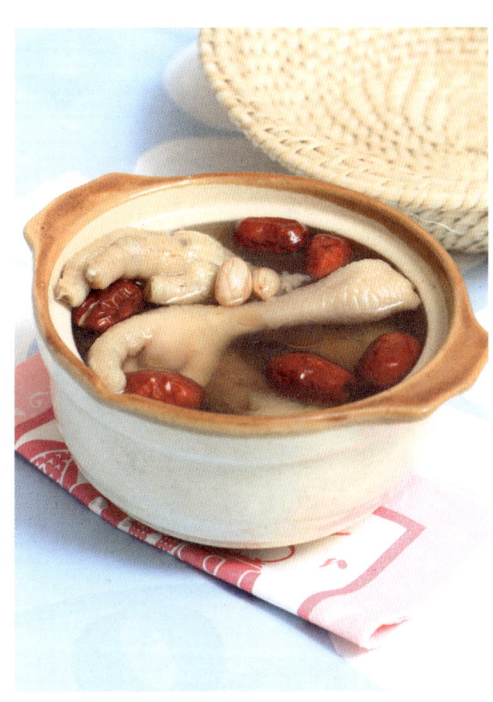

花生鸡脚汤
催乳、美容

材料 鸡脚5只,花生米50克,红枣6枚。
调料 盐2克,香油适量。
做法
1. 鸡脚洗净,切去爪尖,用沸水焯烫后再次洗净;花生米、红枣洗净,用清水浸泡。
2. 砂锅置火上,倒入适量清水,放入鸡脚、花生米、红枣,大火煮开后转小火炖1小时,加盐调味,淋入香油即可。

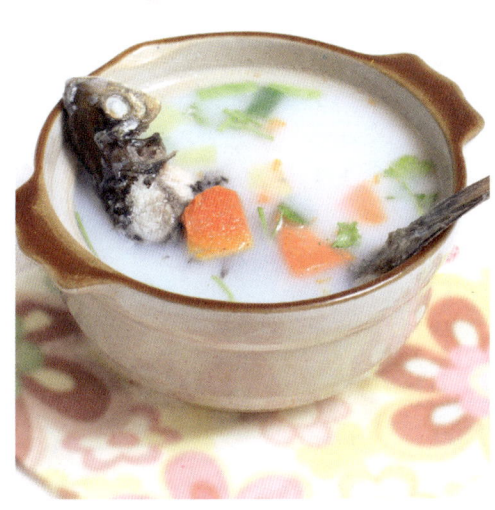

木瓜鲫鱼汤
补虚、下乳

材料 木瓜250克,鲫鱼300克。
调料 盐2克,料酒10克,葱段、姜片各5克,香菜段3克。
做法
1. 将木瓜去皮除子,洗净,切片;鲫鱼除去鳃、鳞、内脏,洗净。
2. 锅内倒油烧热,放入鲫鱼煎至两面金黄,盛出。
3. 将煎好的鲫鱼、木瓜片放入汤煲内,加入葱段、料酒、姜片,倒入适量水,大火烧开,转小火煲40分钟,加入盐调味,撒香菜段即可。

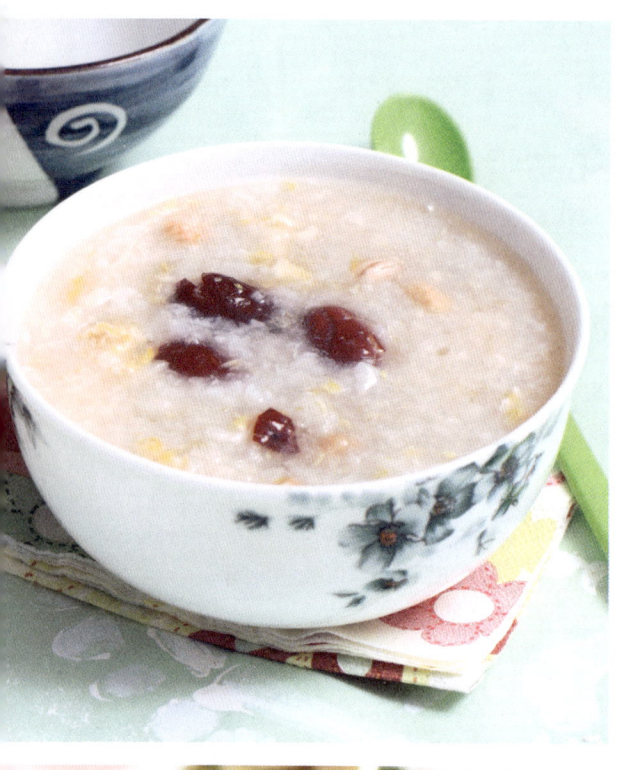

花生红枣蛋花粥

补血、补充体力

材料 糯米60克,大米40克,花生米25克,红枣4枚,鸡蛋1个。

调料 蜂蜜10克。

做法

1. 花生米、糯米分别洗净,用水浸泡4小时;红枣洗净,去核;大米洗净,浸泡30分钟;鸡蛋磕入碗中,搅匀。
2. 锅置火上,倒入适量清水烧开,放入花生米、糯米、大米,大火煮沸后转小火熬煮20分钟,放入红枣继续熬煮15分钟,将蛋液顺时针浇入粥中,熄火凉至温凉后调入蜂蜜即可。

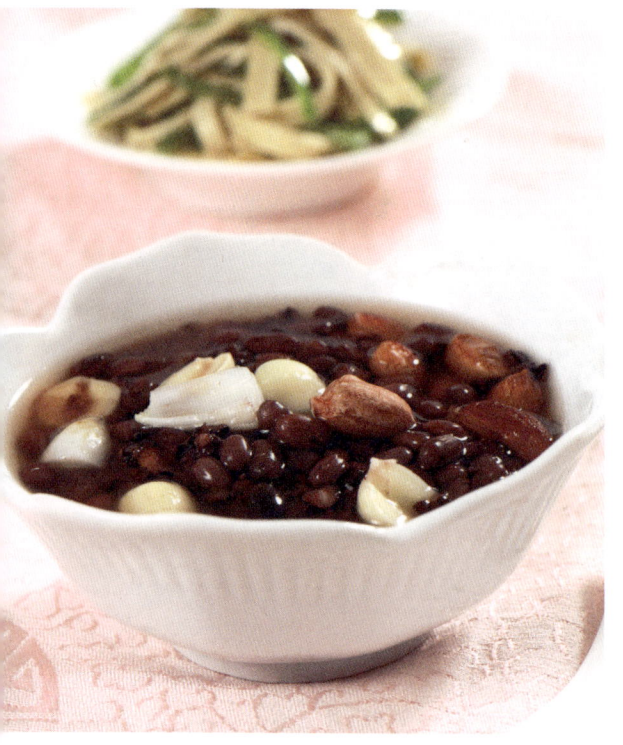

红豆百合莲子汤

缓解水肿

材料 红豆30克,莲子(去心)、百合各10克。

调料 陈皮2克,冰糖5克。

做法

1. 红豆和莲子分别洗净,莲子浸泡2小时;百合泡发,洗净;陈皮洗净。
2. 锅中倒水,放入红豆大火烧沸后转小火煮约30分钟,放入莲子、陈皮煮约40分钟,加百合继续煮约10分钟,加冰糖煮至化开,搅匀即可。

剖宫产妈妈：宫缩痛逐渐消失

剖宫产妈妈宫缩痛在逐渐消失

一般来说，到了产后第3~4天，妈妈宫缩疼痛已经慢慢减轻甚至消失。但是，护士还会继续给妈妈的伤口换药，并查看伤口有无渗血、红肿发炎等，以及时了解妈妈的身体恢复情况。在这个过程中，可能会有小小的不适感，但一般都在可以承受的范围内，妈妈对此不必过于担心。

金牌月嫂支招

身体还未完全恢复，但可下床行走

此时，剖宫产妈妈的身体虽然还未完全恢复，但也可以适度下床走动，有利于恶露的排出，还能促进身体的恢复。但要注意不要做剧烈运动。

吃些促进伤口愈合的食物

这时妈妈可以更长时间看护宝宝了，体力消耗相应会增大，伤口也开始愈合，要多吃一些促进伤口愈合的食物。

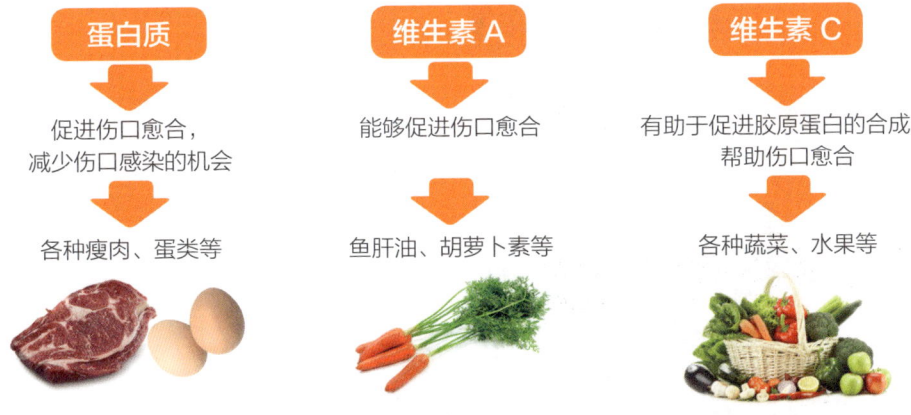

蛋白质	维生素A	维生素C
促进伤口愈合，减少伤口感染的机会	能够促进伤口愈合	有助于促进胶原蛋白的合成，帮助伤口愈合
各种瘦肉、蛋类等	鱼肝油、胡萝卜素等	各种蔬菜、水果等

剖宫产妈妈一日食谱推荐

早餐	加餐	午餐	加餐	晚餐	加餐
蛋黄大米粥	燕麦南瓜粥	番茄鸡蛋面 牡蛎豆腐汤	三角面片	豆沙包 红枣党参牛肉汤	鲈鱼豆腐汤

剖宫产妈妈月子餐

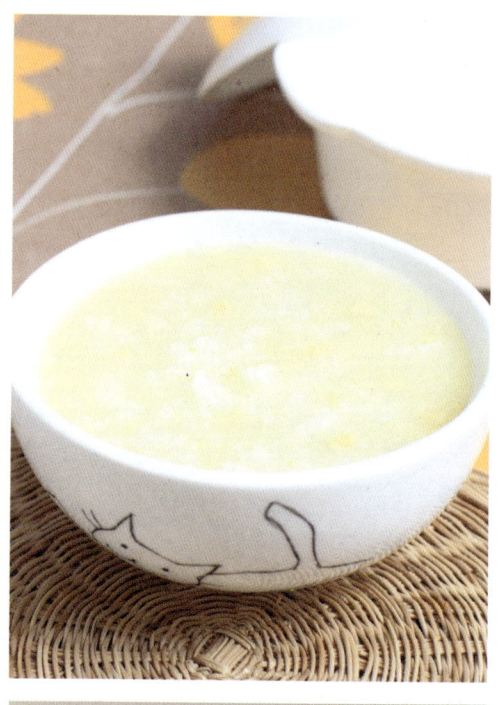

蛋黄大米粥
营养全面

材料 大米50克，鸡蛋1个。
调料 白糖5克。
做法
1. 大米淘洗干净，用水浸泡30分钟；鸡蛋煮熟，取蛋黄放入碗内，研碎。
2. 锅置火上，倒入适量清水烧开，放入大米大火煮沸，再转小火熬至黏稠。
3. 将蛋黄碎加入粥锅内，同煮几分钟，再加入白糖拌匀即可。

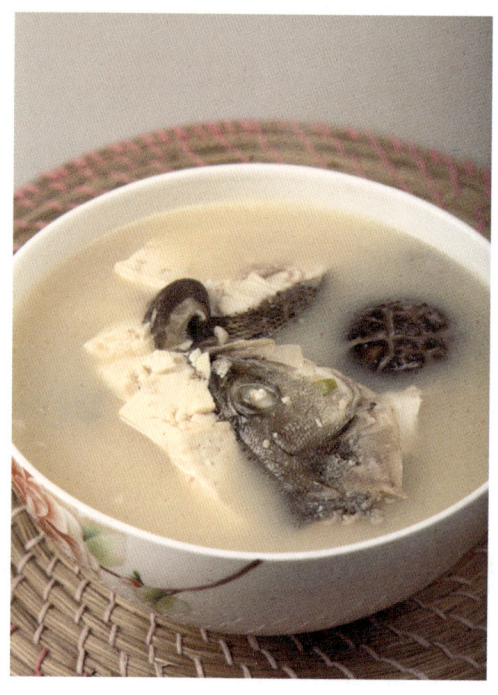

鲈鱼豆腐汤
补钙、促进伤口愈合

材料 鲈鱼1条，豆腐、鲜香菇各50克。
调料 葱花、姜片各5克，盐2克。
做法
1. 鲈鱼处理干净，切块，入锅略煎，盛出；豆腐洗净，切块；香菇去蒂，划上十字刀。
2. 锅置火上，放入适量清水，加入姜片烧开，放入豆腐块、鱼块、香菇，炖煮至熟，撒上葱花，加盐调味即可。

红枣党参牛肉汤

加速伤口愈合

材料 红枣4枚,党参15克,牛肉250克。

调料 盐3克,姜片10克,香油少许,牛骨高汤适量。

做法

1. 红枣洗干净,去核;党参、牛肉分别洗净,切片。
2. 将红枣、党参片、牛肉片放入锅中,放牛骨高汤,加姜片,大火烧沸,然后改用中火煲1小时,加盐调味,滴上香油即可。

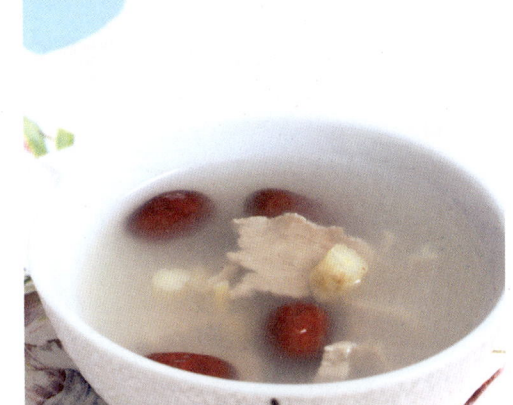

牡蛎豆腐汤

易消化、预防便秘

材料 牡蛎肉80克,豆腐150克。

调料 盐2克,葱末5克,鱼高汤20克,香油1克,水淀粉10克。

做法

1. 豆腐洗净,切片;牡蛎肉洗净,沥干。
2. 锅内倒油烧热,爆香葱末,放入鱼高汤大火煮开,下豆腐入锅煮熟,再放入牡蛎肉煮1分钟,加入盐调味,倒入水淀粉勾芡,淋入香油即可。

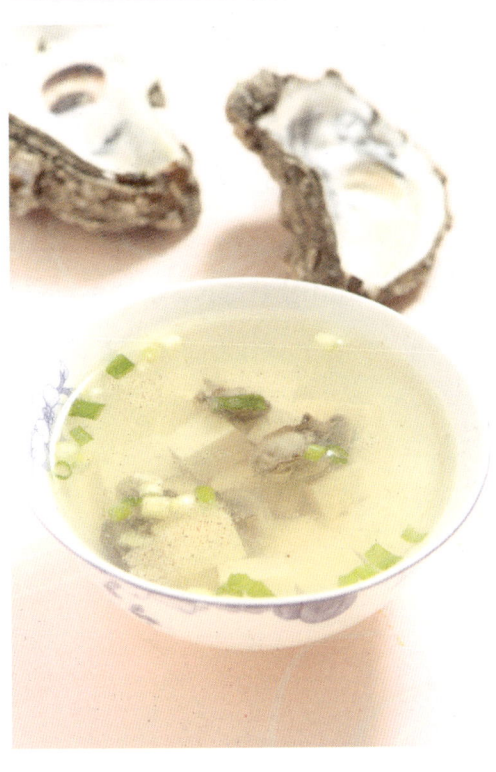

宝宝：及时更换睡姿

最好给宝宝选择向阳的卧室

阳光充沛的房间能刺激宝宝的视觉发育，所以应该给宝宝选择向阳的卧室。有些父母怕阳光刺激宝宝的眼睛，会挂上厚重的窗帘。其实这样做并不好，应该让宝宝学会适应室内的自然光线。

经常给宝宝变换睡姿，避免睡偏头

新生儿睡姿可以有仰卧、侧卧和俯卧几种姿势，没有固定模式，只要宝宝睡得舒服就可以了。新生儿睡姿最好是多种睡姿交替

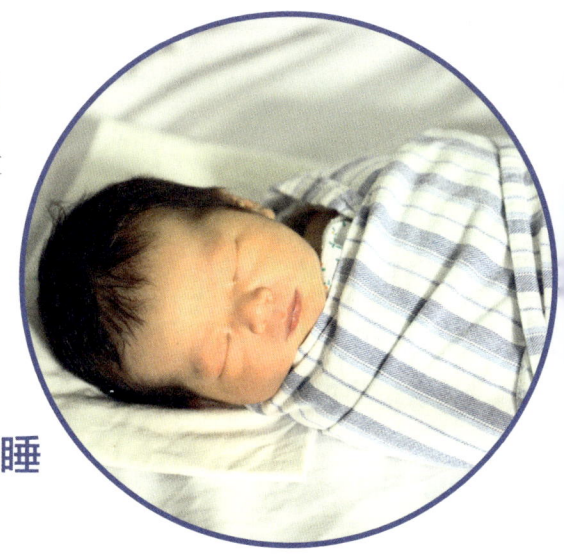

虽然宝宝在向阳的卧室有利于视觉神经发育，但要避免阳光直射宝宝的眼睛

进行，左侧卧、右侧卧、仰卧、俯卧轮流进行，经常给宝宝变换一下，可以避免宝宝睡偏头。需要注意，俯卧时要注意保持宝宝口、鼻的呼吸顺畅，防止出现被子、衣物堵住宝宝口鼻。

宝宝睡觉时，家人不需要蹑手蹑脚

当宝宝睡觉时，有些妈妈会要求家人走路蹑手蹑脚，不能发出任何声响，怕打扰宝宝睡觉。实际上，宝宝在睡觉时，只要适当放小音量就行，保持一定的生活声音是可以的。因为如果宝宝养成必须在安静的环境下才能睡觉的习惯，会让其睡觉不踏实，有点轻微响动就会惊醒，不利于提高宝宝的睡眠质量。

宝石妈经验谈

适当引导大宝为小宝创造合适的睡觉环境

当小宝要睡觉时，妈妈要适当引导大宝保持安静一点的环境，虽然不需要静音，但也不要大声说话、嬉笑，让电视音量过大等，顺便激发大宝对小宝的照顾之心。

睡梦中不要一哭就抱

有些宝宝会在睡梦中突然哭起来，这时不要立马抱起宝宝，父母可以反应慢半拍，让宝宝自己去适应，或是采取以下方法让宝宝安然入睡：

1. 新妈妈用手轻轻抚摸宝宝的头部，一边抚摸一边发出单调、低弱的"哦哦"声。

2. 将宝宝的手臂放在胸前，保持在子宫内的姿势，也能让宝宝产生安全感，很快就能入睡。

穿连体衣，先穿袖子？先穿裤腿？

应该先穿裤腿再穿袖子。正确穿连体衣的方法如下：

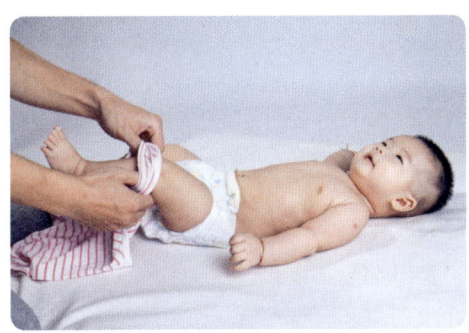

1 穿连体衣要从脚下穿起。父母可以将一条裤腿卷起来，套入宝宝的一只脚上，然后展开裤腿，另一只裤腿也可以这样穿。

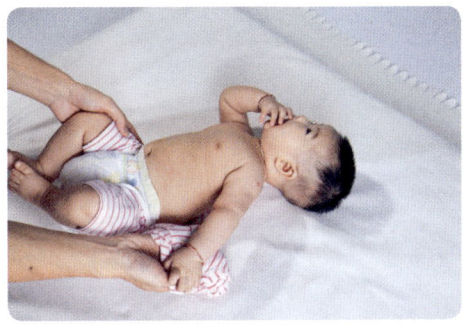

2 然后一手握住宝宝的脚踝，轻轻抬起宝宝的双腿，就可以把连体衣套过宝宝的屁股了。

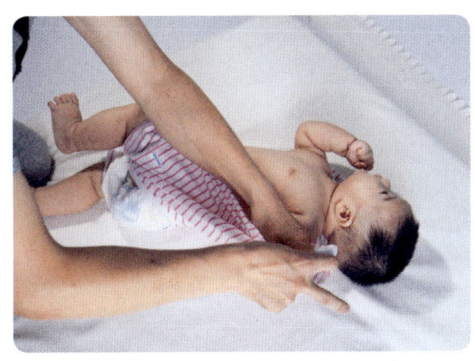

3 接着将袖管卷起来，套入一只胳膊，然后展开袖子，另一只胳膊也这样穿。

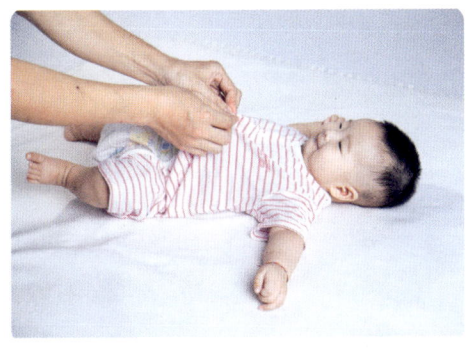

4 最后系扣子。

如何判断宝宝发热

判断宝宝是否发热主要有 3 种方法：

01 腋下温度
宝宝腋下的正常温度为 36~37℃，有时候会稍微超过 37℃，但是如果超过 37.4℃时就可以算作是发热了。如果体温在 37.5~38.4℃，就是低热；如果超过 38.5℃，就可认为是高热了。

02 肛温
宝宝的正常肛温在 36.9~37.5℃，如果比基础体温高 1℃，就可以算作是发热。当肛温在 38℃上下时，就是低热；倘若大于 39℃，就是高热了，此时，家长就要注意了。假如宝宝出现发热不断，并持续 2 周，则属于长期发热。

03 口腔温度
宝宝正常口腔温度在 36.4~37.2℃，超出此温度区间就可视为发热。

这 3 种测量途径中，腋下温度是最不稳定的，很有可能因外界因素而变动。而肛温不容易受到干扰，所以在测婴儿体温的时候，要优先选择测量肛温。

马大夫爱心提醒

发热未必是坏事儿，家长不要太慌张

发热不是一个完全有害的事情，它可以使得细菌或病毒在高温下不能继续生长，其实是身体的一种自我保护应激反应。因此，体温不超过 38.5℃不要急于退热，多让宝宝休息，密切注意病情变化即可。如果发热时间过长或发热温度过高，则必须在医生指导下使用退热药物进行治疗。

发热低于 38.5℃不要使用退热药

宝宝发热如低于 38.5℃，而且精神状态良好，那么家长可以不必过于担心，使用物理降温法进行降温处理，同时注意观察宝宝的状态。如果超过 38.5℃，则需要在医生指导下适当服用退热药。

如果宝宝持续高温不退，或者反复，就要及时就医，寻找宝宝发热的原因，进行相应治疗。

宝宝发热，要先选用物理降温法

温水洗澡

若孩子精神状况比较好，可以帮他用温水洗个澡，将水温调至 35~37℃，帮助散热降温。水温一定要适当，因为水温过高会扩张血管，机体耗氧量便会增大，不利于病情的好转。

宝宝发热的日常护理

1. 多睡觉。在睡眠中，体内所耗的热量比在活跃状态时要低，能够帮助宝宝恢复健康。在宝宝休息期间，应将室温维持在 22℃上下；室内空气要保持流通；注意提供一个安静的环境，不要打扰宝宝休息。

2. 保持清洁。宝宝发热时，身体排汗会增多，所以妈妈要帮宝宝及时换内衣，避免汗湿的衣服让宝宝受凉不舒服。此外，可以用淡盐水帮助宝宝清洁口腔。

宝宝高热会不会烧坏脑子

高热的时候，一些没有经验的家长会手足无措或者十分紧张。其实，一般情况下的发热是不会伤害到大脑的，但是如果宝宝出现因为脑膜炎、重症感染等疾病引起的发热时要重视。37℃是很多细菌、病毒比较喜欢的温度，而发热是机体对抗疾病产生抗体的一种方式，体温的升高能帮助身体抗击这些引发生病的病源。只要环境不是太闷、室温不是太高，或者不穿太厚，孩子发热一般不会到 40℃，由体温过高而造成的伤害一般是不存在的。

产后第5天 顺产和剖宫产妈妈都要注意的事情

一定要重点看

宝宝不要总是放在妈妈身边

当妈妈看到自己可爱的宝宝后,总是爱不释手,总想抱着他,睡觉时也放在自己身边。实际上这是不科学的,必须引起妈妈和家人的注意,因为这会导致下面两种不良后果:

影响新妈妈休息
因为在妈妈翻身时,总会担心不小心压着宝宝或者吵醒宝宝,导致妈妈睡觉时总是采取一种睡姿,甚至不能进入深睡眠,不利于妈妈身体的恢复。

不利于宝宝的健康
当妈妈在睡梦中不自觉翻身时,会将宝宝压伤而发生意外。所以,不要让宝宝和妈妈睡得太近,可以将他放在婴儿床上,这样妈妈也可采取舒服的睡姿。

不要一次性大量喝水

传统观念认为坐月子时不可喝水。老一辈的人常常会告诫媳妇或女儿说:"喝水会变大肚婆!千万不可以喝水!"的确,产后一周之内不要一次性大量喝水。因为产后全身细胞呈水肿状态,若喝下过多的水分,容易加重水肿并影响营养物质的摄入。

若新妈妈产后哺乳,每天摄取的水分不足,可能造成乳汁分泌减少。为了增加乳汁,建议新妈妈多喝鸡汤、鱼汤或牛奶。

宝石妈 经验谈

少盐以利排水
一般产后会有一段利尿期,身体会通过流汗及多尿来排掉身体里多余的水分,所以坐月子期间饮食要以清淡为主,尽量不要加盐,因为摄取过多盐分会使过多的水分滞留在身体里。

子宫正在慢慢缩小

此时的子宫正在慢慢缩小,但是还没有恢复到正常大小,此时新妈妈的肚子看上去并没有小太多,而且肚皮也有不同程度的松弛,腹部的那条黑色的中线还是很明显的。

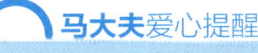

可以做做子宫按摩,加速收缩

为了促进子宫恢复,顺产的妈妈可借助子宫按摩,把手放在肚脐周围,做顺时针环形按摩,以此加速子宫收缩。子宫收缩的同时,恶露也会随之排出体外。另外,哺乳也有助于子宫恢复。

奶水开始增多,注意进行乳房保养

宝宝的吸吮能力不断增强,奶水的分泌也开始增多。妈妈可以每天进行乳房保养。

1. 喂乳前柔和地按摩乳房,有利于刺激泌乳反射。
2. 注意乳房卫生。经常用温水擦洗,不要用肥皂、酒精等擦洗,以免引起局部皮肤皲裂。
3. 用正确的姿势喂奶。让宝宝含着乳头和大部分乳晕。每次哺乳,最好能两侧乳房交替进行。
4. 喂乳结束后不要强行用力拉出乳头,以免引起乳头损伤。可按压宝宝下颌,待宝宝嘴巴松开后再取出乳头。
5. 学会正确的挤奶方法,避免乳房疼痛和损伤。
6. 哺乳期要戴合适的哺乳胸罩来改善乳房的血液循环。

什么样的灯光有利于睡眠

舒适的灯光有利于稳定妈妈的情绪而利于睡眠。家人应该为妈妈营造一个温馨、舒适的卧室环境,如睡觉前将卧室的大灯关掉,只留下台灯或者壁灯,灯光最好采用暖色调,尤其以暖黄色灯光效果最佳。

多吃些助眠的食物

到了今天,妈妈身上的诸多困扰都有所缓解,开始有精力照顾宝宝了。因而妈妈对宝宝的事情都想亲力亲为,结果神经紧张,夜里睡觉也想着及时给宝宝喂奶，容易失眠。这时家人可以给妈妈准备一些能够调节神经功能、改善睡眠的食物。

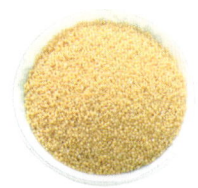

小米： 有健胃、和脾、安眠的功效。其色氨酸含量在所有谷物中独占鳌头，色氨酸能促进大脑神经细胞分泌出五羟色胺，使大脑的思维活动受到暂时抑制，让人产生困倦感。小米熬成粥，临睡前食用，可使新妈妈安然入睡。

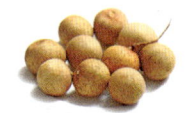

桂圆： 有补心益脑、养血安神的作用。睡前饮用桂圆茶或取桂圆加白糖煎汤饮服，对改善睡眠有益。

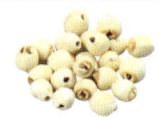

莲子： 含有的莲心碱、芦丁等成分，能使人快速入睡，有养心安神的作用。睡前可将莲子煮熟加白糖食用。

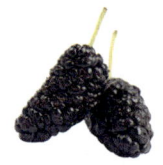

桑葚： 能"聪耳、明目、安魂、镇魄"。常用来改善阴虚阳亢引起的眩晕失眠。取桑葚煎汁，熬成膏，加蜂蜜适量调匀。每次1～2匙，温水冲服。

牛奶搭配点谷物，助眠效果佳

睡前喝杯温牛奶可改善睡眠，这是医生经常建议的做法，因为奶制品中含有色氨酸——一种有助于睡眠的物质。其实，牛奶宜搭配富含碳水化合物的食物（如青稞、燕麦、荞麦、大米、小麦、玉米和高粱等）一起吃，这样可以增加血液中有助于睡眠的色氨酸的浓度，能让牛奶助眠的功效加倍。

开始吃蔬果，但不要凉吃寒性和凉性的

传统观念认为，在月子期间蔬果要少吃甚至不吃。其实，新鲜的蔬果富含维生素、膳食纤维和矿物质，可以补充肉类、蛋类的不足，能开胃、增食欲、润泽肌肤，还能帮助消化及排便，防止产后便秘的发生。因此，新妈妈除了在产后三四天尽量少吃水果外，到这个时候可以适当吃些水果和蔬菜了，但是切记不能吃凉的。

水果最好在温水里泡一泡再吃，或者改喝温热的鲜榨果汁，不仅可以补充营养，还能保护牙齿。食用蔬菜的时候，在产后1周内一定要煮得软烂，除了不能吃过多寒性和凉性的蔬菜外，月子期间也不宜过食凉拌菜。

爸爸：协助新妈妈下奶

如果还没有奶水，该怎么办

妈妈要及时关注乳汁分泌情况。如果此时妈妈还没有分泌乳汁，爸爸可以充当催乳师的角色，通过按摩的方法帮助妈妈催乳。给妈妈做按摩催乳前，爸爸可以用温毛巾热敷妈妈乳房几分钟，如果有硬块可多敷一会儿，然后再开始按摩。

环形按摩：双手分别放在乳房的上方和下方，环形按摩整个乳房。

指压式按摩：双手张开放在乳房两侧，由乳房向乳头慢慢挤压。

螺旋形按摩：一只手托住乳房，另一只手食指和中指以螺旋形向乳头方向按摩。

按摩时要注意手法和力度，否则会导致乳腺管堵塞，甚至引起炎症。

按摩催奶后应注意什么

当爸爸给妈妈按摩催奶结束后，妈妈可以对乳房进行热敷，能增强按摩效果。首先，可以用热毛巾将乳房包裹起来，由于乳头比较娇嫩，热敷时要避开乳头，避免乳头皲裂。其次，热敷时可以轻拍乳房，持续3~5分钟。最后，在热敷结束后喝一杯温热的白开水，也能增强按摩效果。

如果按摩后乳房出现疼痛，教你一个小方法：葱白切段，把水烧开后放入葱白段，煮几分钟后，凉至40℃左右时，倒入盆里，然后把乳房浸入水中，轻轻摇晃乳房，借着重力促使乳汁流出来。

金牌月嫂支招

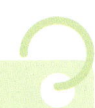

按摩催奶注意事项

按摩催奶要注意妈妈的身体状况和情绪。1）爸爸要保持卫生。因为妈妈和宝宝的抵抗力较弱，按摩时如果不讲卫生，很容易感染病菌。所以，爸爸按摩前要洗净双手，不留长指甲，不佩戴戒指等饰物，以免划伤妈妈的乳房。2）让妈妈保持好心情。爸爸不要给妈妈讲泄气的话，以免妈妈产生负面情绪，影响乳汁的分泌。3）让妈妈保持舒适的姿势。爸爸要采取让妈妈感觉舒服的姿势，且按摩的力度要根据妈妈的反馈及时调整。

顺产妈妈：可以洗头了

大多数妈妈能洗头了，但要避免着凉

产后妈妈新陈代谢旺盛，汗液分泌多，容易导致头皮和头发变脏，所以新妈妈应该及时洗头，保持个人卫生。洗头可以促进头皮的血液循环，增加头发生长所需的营养，避免脱发、发丝分叉。今天大多数妈妈能洗头了，但洗头的方法还是很重要的，需要注意以下事项：

1. 洗头的水温最好控制在37℃左右。
2. 产后头发较油腻，也容易脱发，所以洗发用品最好选择温和的，不要太刺激的。
3. 洗头时要注意清洗头皮，且用指腹按摩头皮，有利于促进头皮的血液循环。
4. 洗后要及时把头发擦干、吹干，并用干毛巾包一会儿，避免着凉。

侧切妈妈一般不需要拆线

侧切缝合会阴伤口的线有可吸收和不可吸收两种。一般都采用可吸收线，且2周左右就能自己吸收，所以现在会阴侧切的妈妈一般不需要拆线，只要注意会阴护理即可。

忌吃辛辣刺激性食物

产后妈妈大量失血、出汗，所以机体很容易阴津不足，而辛辣的食物最是伤津耗液，容易让妈妈上火、口舌生疮、大便干结等，且会通过乳汁增加宝宝的内火，引起宝宝口腔炎、流口水等毛病。因此，新妈妈应该忌过食辣椒、胡椒、八角、韭菜、蒜薹、茴香等。

顺产妈妈一日食谱推荐

早餐	加餐	午餐	加餐	晚餐	加餐
田园蔬菜粥	冰糖莲子羹	牛奶馒头 黄花菜炒鸡蛋 鲫鱼豆腐汤	苹果汁	牛奶小米粥 花生猪蹄粥	藕粉

顺产妈妈月子餐

产后第5天

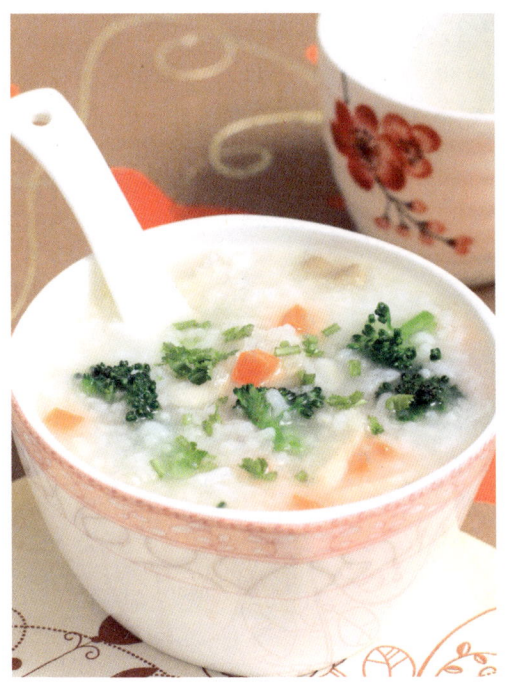

田园蔬菜粥

补充维生素和膳食纤维

材料 大米 100 克，西蓝花、胡萝卜各 40 克。
调料 香菜末 3 克，盐 1 克。
做法
1. 西蓝花洗净，掰成小朵；胡萝卜洗净，去皮，切丁；大米洗净。
2. 锅置火上，倒入适量清水大火烧开，加大米煮沸，转小火煮 20 分钟，下入胡萝卜丁煮至熟烂，倒入西蓝花煮 3 分钟，再加入盐、香菜末拌匀即可。

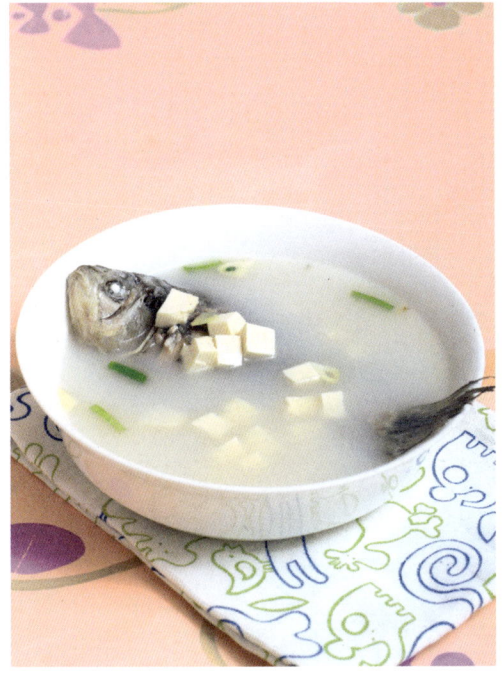

鲫鱼豆腐汤

催乳下奶

材料 鲫鱼 1 条，豆腐 100 克。
调料 盐 2 克，姜片、葱段、蒜片各 5 克，料酒 10 克。
做法
1. 鲫鱼处理干净，洗净，在鱼身两边各划花刀，分别用 5 克料酒、1 克盐涂抹均匀；豆腐洗净，切小块。
2. 锅内倒油烧热，放入鲫鱼，小火慢煎至两面金黄，倒入适量水、剩余料酒，放入葱段、姜片、蒜片。
3. 转大火烧开，待汤汁变白时加入豆腐块，小火慢炖至汤汁浓稠，加剩余盐，再炖 3 分钟即可。

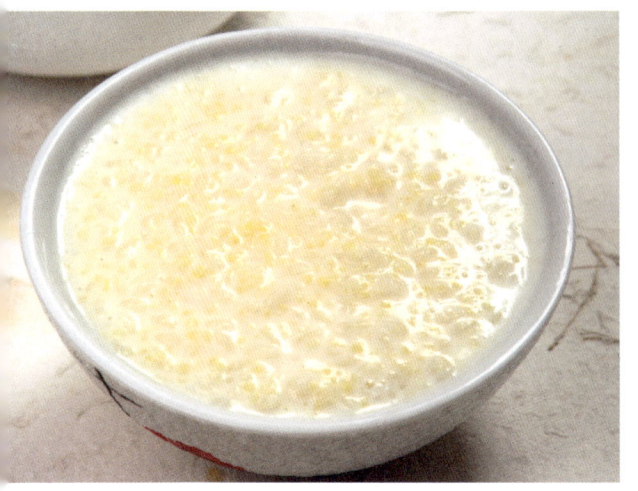

牛奶小米粥

养心安神、促进睡眠

材料 大米、小米各30克,牛奶60克。
做法
1. 大米、小米分别洗净。
2. 锅置火上,倒入适量清水煮沸,分别放入大米和小米,煮至米粒开花,再倒入牛奶,并不停搅拌即可。

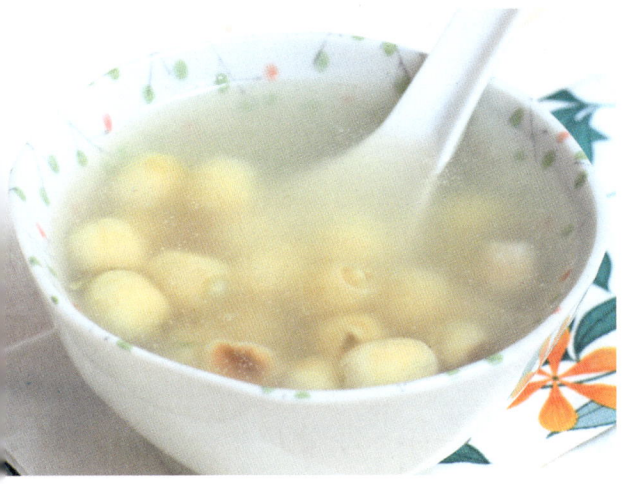

冰糖莲子羹

安神、补虚

材料 莲子50克。
调料 冰糖5克,水淀粉10克。
做法
1. 莲子洗净,去心,放清水中浸泡半小时。
2. 锅内倒入适量清水,放入去心的莲子,大火煮熟后改小火煮至莲子熟烂,加入冰糖用小火煮至化开,搅拌均匀,用水淀粉勾芡成羹即可。

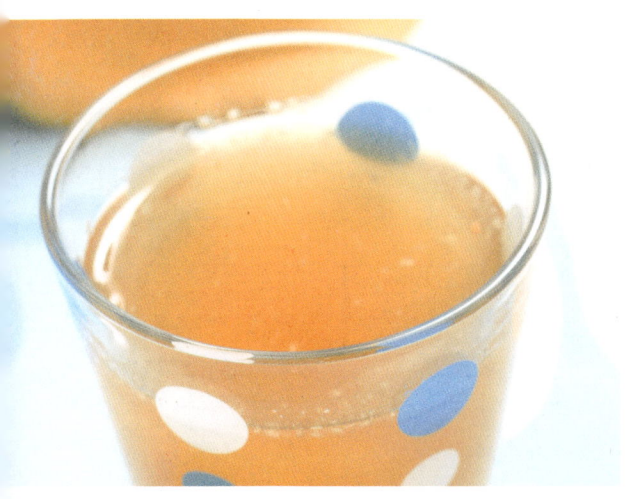

苹果汁

增加饱腹感

材料 苹果250克。
做法
1. 苹果洗净,去皮、去核,切小块。
2. 将苹果块放入果汁机中,加入适量饮用水,搅打均匀即可。食用时可稍烫温。

剖宫产妈妈：多下床走走

多下床走动走动，有利于身体恢复

剖宫产妈妈的伤口虽然还没有完全愈合，但也不必每天躺在床上，可以在身体条件允许的情况，多下床走动走动，这样有利于身体恢复。

每天早上喝一杯温水，预防便秘

空腹喝杯温水可以起到清洁肠道的作用，并能及时补充夜里流失的水分，此外，还能促进胃肠蠕动，防止发生产后便秘，对促进乳汁分泌也很有好处。哺乳妈妈最好在每次哺乳前先喝点温水，能够促进血液循环，促进乳汁分泌。

> **金牌月嫂支招**
>
> **产后最好不要喝茶和咖啡**
>
> 有的妈妈平时就喜欢喝点茶，但产后尽量不要喝了，因为茶叶中含有鞣酸，它与食物中的铁相结合会影响肠道对铁的吸收，从而引起妈妈贫血、乳汁分泌不足。所以建议妈妈在哺乳期少喝茶，最好不要喝茶。在哺乳期间，妈妈常喝咖啡会导致咖啡因通过乳汁进入宝宝体内，对宝宝的成长不利。

吃些去火的食物

妈妈在月子里往往会吃很多高蛋白、高热量的补益性食物，再加上宝宝的到来打乱了妈妈以往的生活节奏，导致许多妈妈多少有些不适应，容易着急上火。妈妈上火会影响乳汁，进而宝宝也会跟着上火，所以妈妈出现上火要及时进行调整，否则会影响宝宝的健康成长。

剖宫产妈妈一日食谱推荐

早餐	加餐	午餐	加餐	晚餐	加餐
绿豆薏米粥 开洋白菜	田园蔬菜粥	鸡蛋面线 益母鱼腥苦瓜排骨汤 香菇油菜	绿豆薄饼	牛奶小米粥 花卷 麻油猪腰	鸡蛋饼 木瓜香蕉汁

剖宫产妈妈月子餐

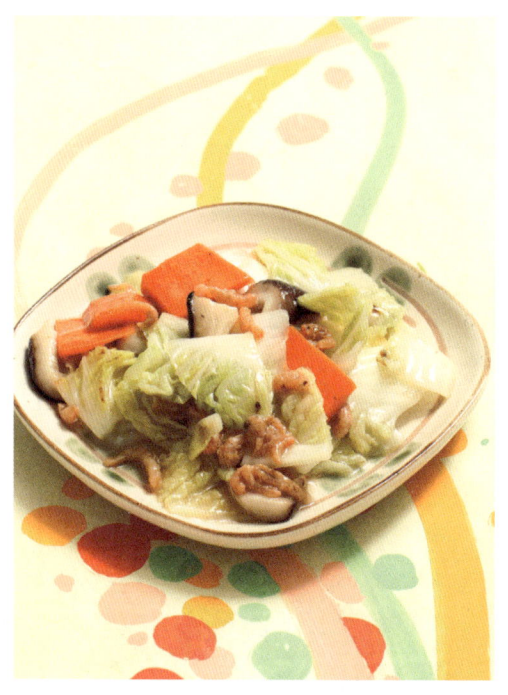

开洋白菜
清火润燥

材料 白菜200克，水发香菇、海米（开洋）、胡萝卜各30克。
调料 盐2克，高汤50克，水淀粉10克。
做法
1. 白菜洗净，片成片；海米洗净，泡发；香菇洗净，去蒂，切块；胡萝卜洗净，去皮，切片。
2. 锅内倒油烧热，炒香海米和香菇块，放入白菜片和胡萝卜片，倒高汤炒熟，加盐，用水淀粉勾芡即可。

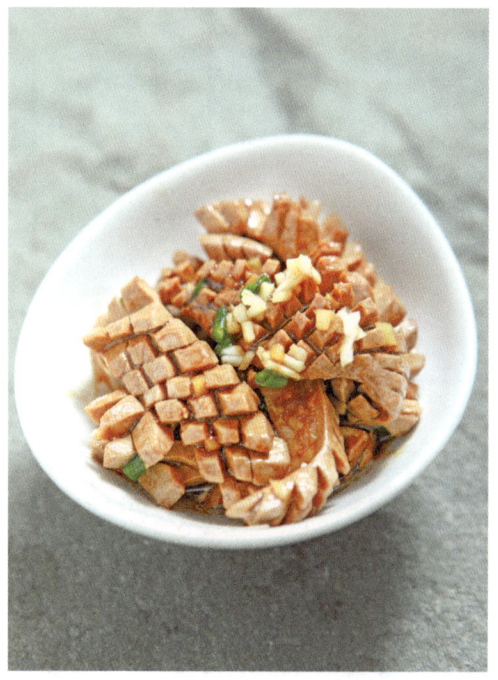

麻油猪腰
排出恶露、促进宫缩

材料 猪腰200克。
调料 胡麻油10克，葱花、姜末、蒜末、水淀粉各5克，盐2克，酱油1克，料酒6克。
做法
1. 猪腰洗净，除净腰臊，划出深而不透的交叉刀，再切成长条；酱油、盐、水淀粉和适量清水调成味汁。
2. 锅中加水烧沸，放入切好的猪腰，待腰子打卷成花状，迅速捞出沥干。
3. 锅置火上，放胡麻油烧热，爆香葱花、姜末、蒜末，再放入腰花，加入料酒翻炒，随后把味汁倒入翻炒均匀即可。

绿豆薏米粥

除烦健胃

材料 大米 50 克，绿豆、薏米各 30 克。
做法
1. 绿豆、薏米分别洗净，浸泡 4 小时；大米洗净。
2. 锅内放入适量清水，大火烧开，加绿豆和薏米煮沸，转小火煮至六成熟，放入大米，大火煮沸后转小火继续熬煮至米烂粥稠即可。

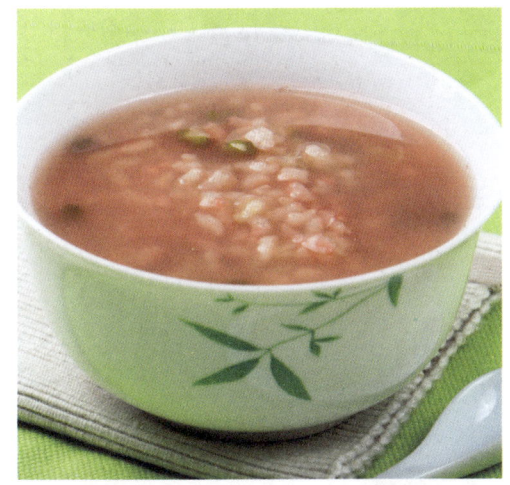

益母鱼腥苦瓜排骨汤

清热去火

材料 益母草、鱼腥草各 15 克，苦瓜、排骨各 200 克。
调料 姜片 5 克，盐 2 克。
做法
1. 将益母草、鱼腥草洗净，放入纱布袋中；苦瓜除子，洗净，切块，加盐腌渍片刻后洗净；排骨洗净，切段。
2. 将纱布袋、排骨、苦瓜、姜片放入砂锅中煲熟，加盐调味即可。

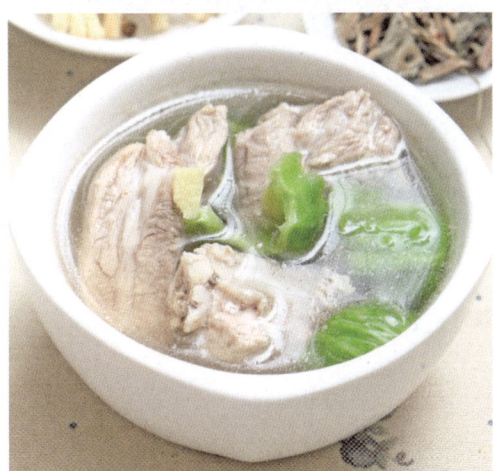

香菇油菜

增强体力、促进恶露排出

材料 油菜 200 克，香菇 10 克。
调料 白糖 3 克，水淀粉 5 克，盐 2 克。
做法
1. 油菜洗净，备用；香菇用温水泡发，洗净，去蒂，挤干，在整个菇面上切花刀。
2. 锅内倒油烧热，放入香菇翻炒，加白糖翻炒至熟，放入油菜略炒，用水淀粉勾芡，加盐炒匀即可。

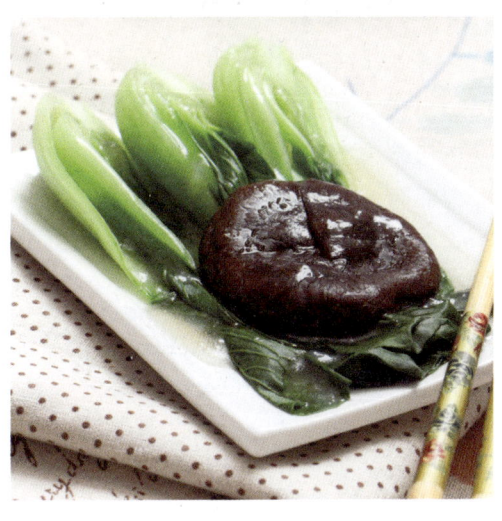

宝宝：做好宝宝眼部保健

宝宝"惊跳"是神经不成熟的表现

宝宝常会在睡着之后有局部肌肉抽动现象，尤其当受到外界刺激时，如声音或强光等，表现为双手向上张开，又迅速收回，有时还伴有啼哭的"惊跳"反应，这些都是宝宝神经系统不成熟导致的。不用过于担心，只要用手按一下宝宝的身体，就可以使他安静下来。

宝宝眼部护理不容忽视

新生儿的眼睛十分脆弱。对眼部的护理，要使用棉棒、生理盐水或温水。把棉棒蘸湿，从内眼角向外眼角轻轻擦拭。如果新生儿的眼睛流泪，或有较多的黄色黏液使眼皮粘连，应请医生诊治。

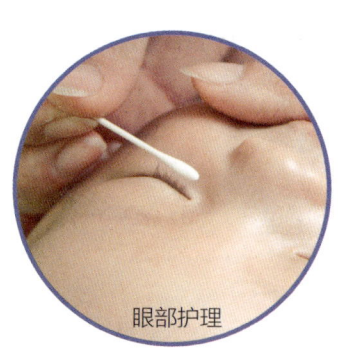

眼部护理

避免异物进入宝宝的眼睛

瞬目反射是眼睛一种保护性反射，可以使角膜始终保持湿润，防止异物进入眼睛，但此时宝宝的瞬目反射尚不健全，不能自动阻止异物进入眼内。所以，日常生活中要注意以下细节，避免异物进入宝宝的眼睛。

1. 保持宝宝周围环境清洁、湿润；当宝宝躺在床上时不要清理床铺，避免灰尘进入宝宝眼内；打扫室内卫生要把宝宝抱走。

2. 给宝宝洗澡时要避免洗发露、沐浴液等进入宝宝的眼睛。一旦有异物进入眼睛，不要用手揉擦，要用干净的棉签蘸温水轻拭眼睛。

> **辰辰妈经验谈**
>
> **洗澡时浴霸用乌光最安全**
>
> 给新生儿洗澡时用的浴霸要选乌光的最安全。因为洗澡的时候宝宝面部向上，眼睛看到的是浴霸的强光，因此必须使用乌光浴霸，或者把浴霸的强光用纸张遮蔽，可避免损伤新生儿的眼睛。

专题 轻捏慢揉做抚触，宝宝更健康

产后第5天

抚触前的准备

1. 取下戒指、手镯、手表等容易划伤宝宝的饰品，剪短指甲，用温水洗净双手。

2. 抚触前，家长可以为宝宝涂抹按摩油，如橄榄油、婴儿润肤油等，在保护并滋润宝宝娇嫩皮肤的同时，宝宝也可以更舒适地享受抚触。

3. 在做抚触的过程中，可以播放节奏舒缓、曲调优美的古典音乐，既可营造舒适温馨的氛围，又可以通过音乐来激发宝宝的音乐欣赏能力、创造性、认知能力和语言能力。

抚触时间和环境

抚触最好选择在两次喂奶间，最好是晚上宝宝洗澡后。将宝宝衣物脱掉，在身下铺上柔软的毛巾被，使用婴儿油或乳液，对宝宝进行按摩，记住要保持按摩手掌的温热。

室内温度最好在 23～25℃，光线柔和，通风状况良好，尽量保证抚触期间不要有人走来走去打扰。

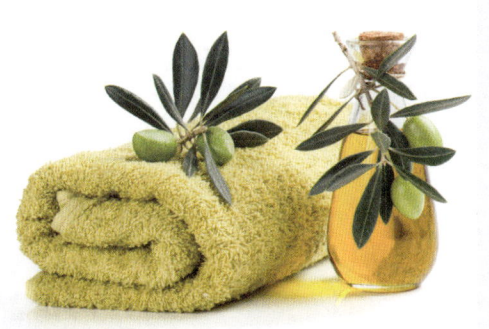

妈妈给宝宝按摩可以涂抹一些婴儿按摩油，有利于滋润宝宝的肌肤

马大夫爱心提醒

抚触由轻到重

最开始抚触时，动作要轻柔。特别注意宝宝的眼睛周围，以免引起宝宝的反感。抚触是通过刺激宝宝皮肤中的神经元，增强宝宝的心理安全感和舒适感。随着宝宝月龄的增加，逐渐适应了抚触，可以慢慢加大力度，以宝宝舒适不反抗为度，以促进宝宝的肌肉协调性，在做全身抚触的时候，可以重点按摩宝宝身上的几个穴位，起到保健作用。

全身抚触

上肢抚触——搓手臂

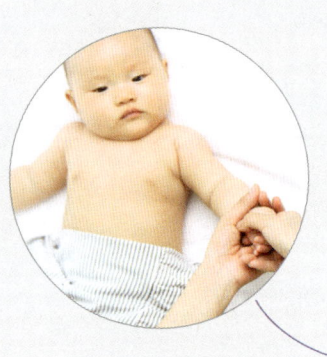

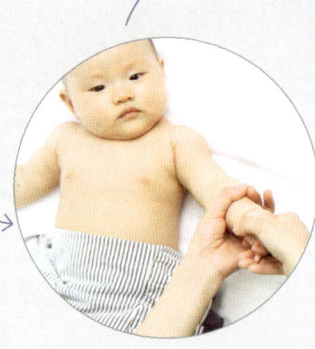

1. 左手握住宝宝的小手，固定。右手拇指与其余四指握成环状，松松地套在宝宝的手臂上。

2. 右手手掌从宝宝的腕关节开始圈绕，揉按至宝宝的肩关节。揉按时，以腕关节用力。

3. 再从肩关节回到宝宝的腕关节。

下肢抚触——双腿上举运动

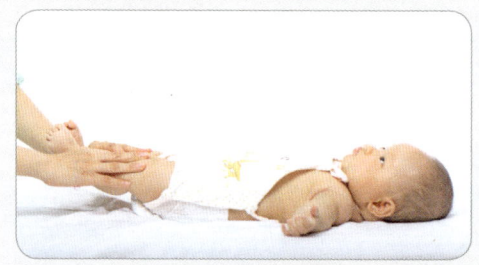

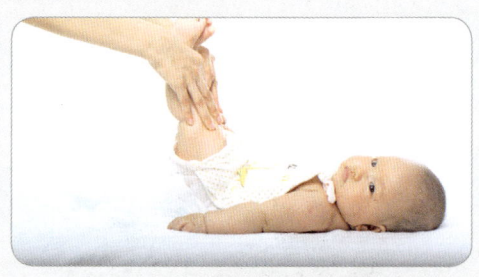

1. 爸爸或妈妈的双手四指紧贴在宝宝的膝关节，两拇指按在宝宝的腓肠肌上，使宝宝的双腿伸直。

2. 缓缓上举，使宝宝的双腿与身体呈90度角。

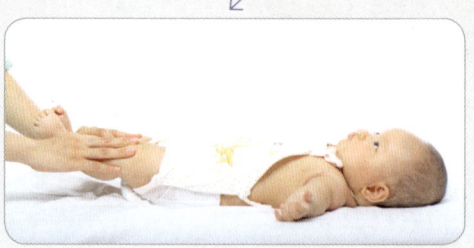

3. 慢慢还原。再重复做。

顺产和剖宫产妈妈都要注意的事情

宝宝便便出现哪些情况需要及时就医

宝宝大便的次数和质地常常反映其消化功能的情况。母乳喂养的宝宝大便呈金黄色，有酸味；人工喂养的宝宝大便呈淡黄色，较臭；混合喂养的宝宝大便与人工喂养的相似，但比较黄、软。一旦大便的质地、颜色和次数与平时有异样，妈妈们就要提高警惕了。

当宝宝的大便出现以下状况时，就是肠道在报警了，快带宝宝去医院吧。

蛋花样大便

如果宝宝的大便像蛋花汤就麻烦了，病毒性肠炎（轮状病毒感染多见）和致病性大肠杆菌性肠炎的小宝宝常常出现蛋花样大便。

豆腐渣样大便

小心，这可能是真菌引起的肠炎。

水样大便

一旦宝宝的大便不是拉出来的而是"喷"出来的，毫无疑问，肯定是腹泻了。这种水样大便多见于食物中毒和急性肠炎。

鲜红色大便

血便说明消化道有损伤，也说明宝宝的肠胃疾病比较严重。血便也分为多种情况：如果大便像黏液一样浓稠，且含有鲜血，宝宝可能是得了细菌性痢疾、空肠弯曲菌肠炎，需要去医院给宝宝开药；如果大便像洗肉水那样，并有特殊的腥臭味，很可能是急性出血性坏死性肠炎；如果血色鲜红，不与粪便混合，仅黏附于粪便表面或于排便后有鲜血滴出，提示为肛门或肛管疾病，如痔疮、肛裂、肠息肉和直肠肿瘤等引起的出血。不过还有一种可能，就是宝宝之前吃了番茄或西瓜，那妈妈就可以放心了。

大便后应加洗一次会阴

无论是顺产妈妈还是剖宫产妈妈,这时身体都有所恢复,但还需要注意,每次大便后要用温水冲洗会阴,这样有利于保持会阴的清洁,避免细菌感染。

牛奶是钙质的最佳来源

牛奶中的钙含量高,是人体最佳的钙质来源,而且钙和磷的比例适宜,利于钙的吸收。妈妈每天喝杯牛奶,可以预防缺钙,促进宝宝骨骼和牙齿的发育。

妈妈每天要喝250～500毫升牛奶。一般情况下,热牛奶的温度应该控制在60℃左右,温度过高会破坏牛奶中的营养。

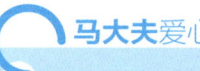 马大夫爱心提醒

牛奶的饮食禁忌

1. 牛奶忌与含植酸的食物(如菠菜)同食,以免影响人体对钙质的吸收。
2. 牛奶不宜生饮,也不宜煮沸饮用,加热到60℃即可。
3. 不是所有的人都适合饮用牛奶,有些人对牛奶会有不良反应,可以用酸奶或豆浆来代替。

如何掌握宝宝喝配方奶的量

宝宝喝配方奶的量不是很好掌握。但给宝宝冲奶粉时,可以稍微多冲一些,如果宝宝这次没有喝完,可以观察一下剩余的量,就知道宝宝这次喝了多少配方奶,下次冲调时可以按照这个标准掌握量就可以。反之,如果宝宝把配方奶喝完了还有点意犹未尽,就说明这次冲调的量有点少,下次需要多冲一点。由于宝宝不断地成长,食用配方奶的量也不断变化,这就需要妈妈细心观察。

爸爸:夜里及时给宝宝换尿布

半夜要给宝宝换尿布

宝宝常常半夜尿尿,尿湿了睡着不舒服就会哭闹,此外,尿布长时间不换,还会导致宝宝红屁股。而此时妈妈的身体虚弱,加上白天给宝宝喂奶,比较疲累,体贴的爸爸半夜里应该起床及时给宝宝更换尿布。

顺产妈妈：
增强食欲，促进身体恢复

产后第6天

避免直吹电风扇

月子里妈妈吹电风扇不要直接吹着自己和宝宝，应将电风扇固定在一个方向，吹向墙壁或屋顶，利于返回来的风保持室内空气畅通，达到降温的目的。此外，夜间最好不要吹电风扇睡觉，避免熟睡后着凉。

不要过多食用营养保健品

妈妈经过分娩，伤了元气，经过几天的调整，身体还没有完全恢复，若此时用营养保健品来给妈妈补身体，是非常错误的。因为保健品一般滋补性较强，且含有多种添加剂，妈妈身体虚弱，容易虚不受补吃多了不利于身体恢复。所以，月子里妈妈最好以天然食物为主，尽量少食用各种营养保健品。

多吃些促进食欲的食物

妈妈产后可能会上火，进而影响食欲，产后应该多吃些促进食欲的食物，促进身体的恢复。

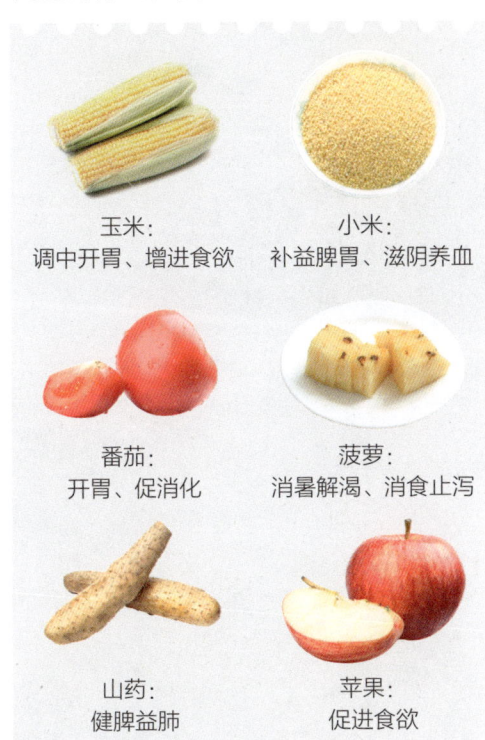

玉米：调中开胃、增进食欲

小米：补益脾胃、滋阴养血

番茄：开胃、促消化

菠萝：消暑解渴、消食止泻

山药：健脾益肺

苹果：促进食欲

顺产妈妈一日食谱推荐

早餐	加餐	午餐	加餐	晚餐	加餐
滑蛋牛肉粥 玉米面发糕	香蕉	什锦面 清蒸冬瓜排骨	皮蛋瘦肉粥	南瓜米饭 蛋香萝卜丝	红酒酿蛋

Part1 坐月子，改善体质的最好时机

顺产妈妈月子餐

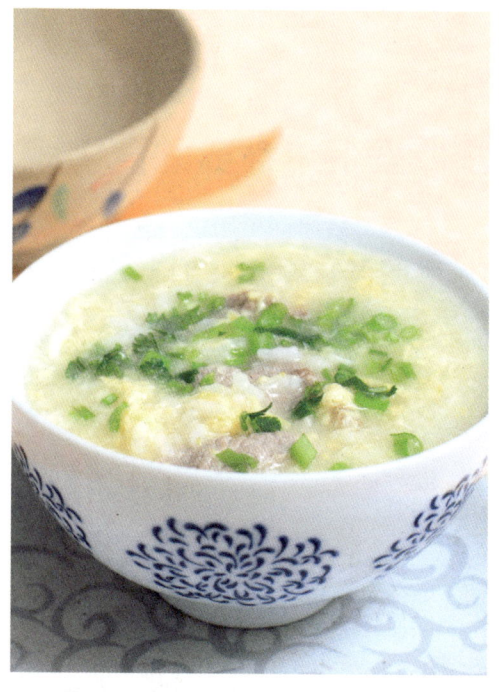

滑蛋牛肉粥

增强免疫力、促进身体恢复

材料 牛里脊肉50克，大米100克，鸡蛋1个。

调料 姜末、葱花、香菜末各5克，盐2克。

做法

1. 牛里脊肉洗净，切片，加1克盐腌30分钟；大米淘净。
2. 锅置火上，加适量清水煮开，放入大米煮至将熟，将肉片下锅中煮至变色，将鸡蛋打入锅中搅散，粥熟后加盐、葱花、姜末、香菜末即可。

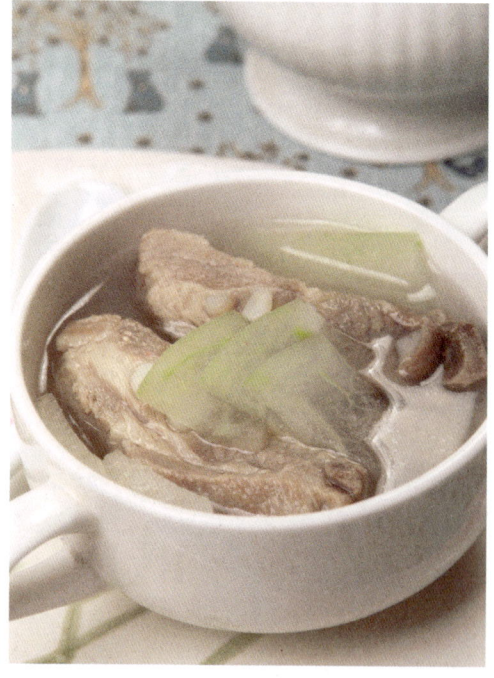

清蒸冬瓜排骨

消暑健胃、利水消肿

材料 猪排骨500克，冬瓜300克。

调料 盐2克，姜丝、葱段各5克，料酒10克，鲜汤20克。

做法

1. 猪排骨洗净，剁成段，放入沸水中焯透，用清水冲去血沫；冬瓜去皮除子，洗净，切成0.5厘米厚的片。
2. 锅内倒入鲜汤，加盐、料酒烧沸，撇去浮沫，倒入装有猪排骨的碗中，放入葱段、姜丝，放入蒸锅中蒸至猪排骨熟透。
3. 将冬瓜放入猪排骨的碗中，放入蒸锅续蒸5分钟，撇去浮沫即可。

牛奶蒸蛋

补钙、补蛋白质

材料 鸡蛋2个，脱脂牛奶200克，虾仁2个。

调料 香油1克，白糖4克。

做法

1. 鸡蛋打入碗中制成蛋液，加脱脂牛奶、白糖搅匀；虾仁洗净。
2. 鸡蛋液入蒸锅大火蒸约2分钟，此时蛋羹已略成形，将虾仁摆放在上，续蒸5分钟，出锅淋入香油即可。

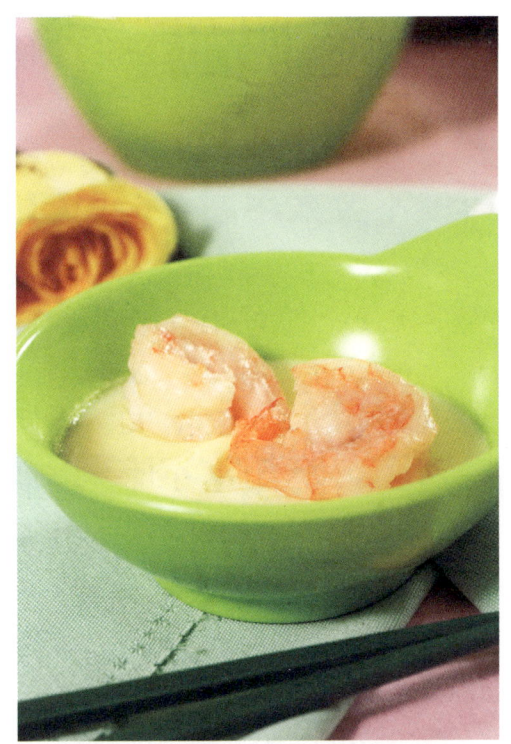

蛋香萝卜丝

健胃消食

材料 白萝卜200克，鸡蛋1个。

调料 葱花5克，盐2克。

做法

1. 白萝卜洗净，去皮，切丝，加少许盐、凉白开腌渍；鸡蛋打散，倒入少许凉白开、盐打成蛋液。
2. 锅置火上，放油烧热，放入白萝卜丝，大火翻炒，待萝卜丝将熟时，撒入葱花并马上淋入蛋液，炒散即可。

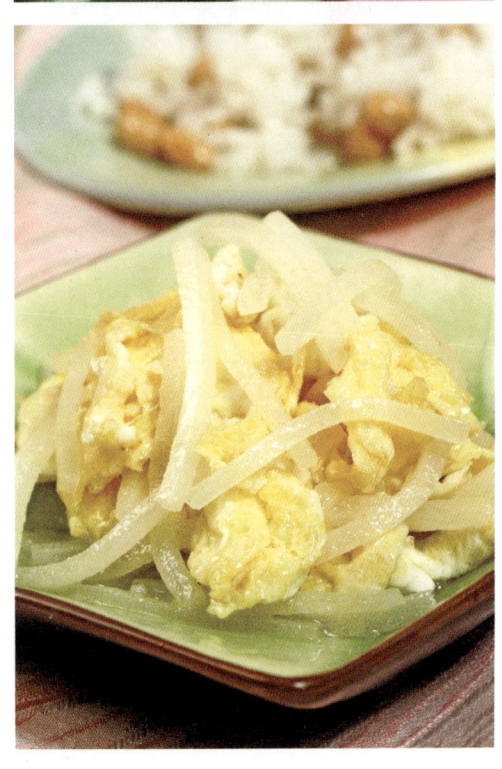

剖宫产妈妈：避免伤口撕裂

排便不要太用力，避免伤口撕裂

术后妈妈很容易出现排便困难的情况，再加上上火，排便就更吃力，这时千万不要太用力，否则会导致伤口撕裂。妈妈可以用些开塞露、香油等来润滑肛门，促进粪便排出。

感冒了，吃药？不吃药？

如果妈妈感冒不是很严重，可以多喝水，多休息，适当吃些维生素C，不需要吃药。但如果必须吃药时，也要格外注意。

如果妈妈感冒伴有高热，且不能很好进食，就要及时就医。医生会根据病情开具相应的药物。按照国际惯例，哺乳期药物的危险性等级分为L1～L55等级。其中L1～L2的药物相对安全，可以继续母乳喂养，而L3～L5的药物就需要暂停母乳喂养了。

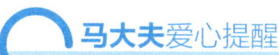

马大夫爱心提醒

高热期间应暂停母乳喂养1～2天

妈妈高热期间应暂停母乳，应将乳汁挤出来，退热后可以继续母乳喂养，这样不会导致回奶。

可以多喝汤粥

一般来说，剖宫产妈妈的泌乳时间比顺产妈妈晚一些，泌乳量也会少一些，这是正常现象。剖宫产妈妈应该放松心情，多喝些汤粥等，有利于乳汁分泌。

剖宫产妈妈一日食谱推荐

早餐	加餐	午餐	加餐	晚餐	加餐
甜糯米粥 牛奶馒头	蒸鸡蛋羹	海米豆皮黄瓜 水饺 红豆鲤鱼汤	原味蔬菜汤	香菇胡萝卜面 番茄炒山药	生滚鱼片粥 或肝黄粥

剖宫产妈妈月子餐

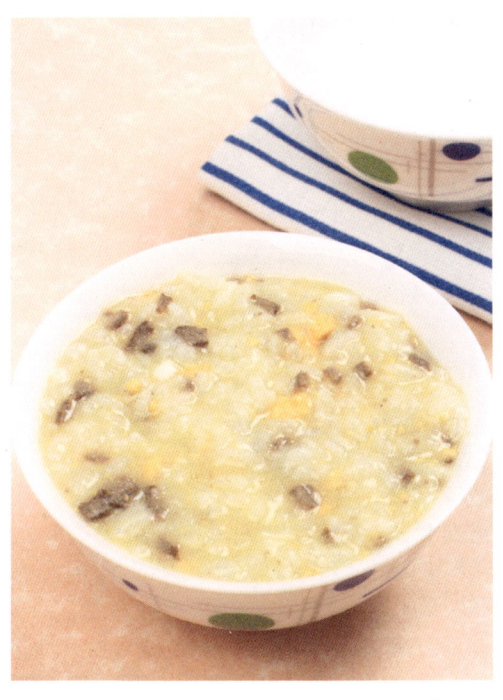

肝黄粥
增强体力

材料 小米100克,猪肝50克,鸡蛋1个。
调料 料酒5克,盐2克。
做法
1. 小米洗净;猪肝去筋,洗净,切碎,放入碗内,加料酒、盐腌渍约10分钟;鸡蛋煮熟,取蛋黄,碾成泥。
2. 锅置火上,倒适量清水烧开,加小米煮沸,转小火煮至将熟,加猪肝碎、蛋黄泥煮至粥熟烂,加盐调味即可。

红豆鲤鱼汤
利水、催乳

材料 鲤鱼1条,红豆50克。
调料 姜片5克,盐2克。
做法
1. 将鲤鱼处理干净,在鱼身上打花刀;红豆洗净,浸泡30分钟。
2. 将鲤鱼放入锅中,加入适量水,烧开后加入红豆及姜片,继续熬煮至豆熟时,加入盐调味即可。

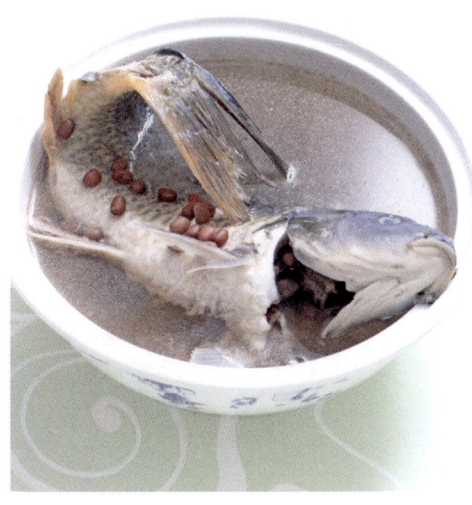

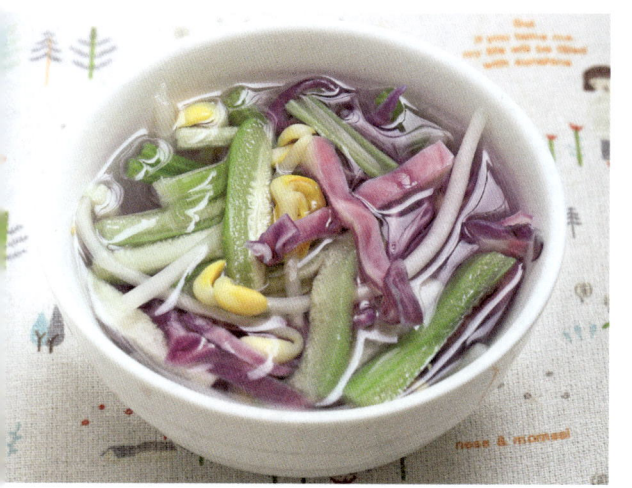

原味蔬菜汤

催乳、通便

材料 黄豆芽、紫甘蓝各 100 克，丝瓜、西芹各 50 克。

做法
1. 黄豆芽洗净，掐去根部；紫甘蓝洗净，切丝；丝瓜洗净，去瓤，切小条；西芹洗净，切段。
2. 将黄豆芽、紫甘蓝丝、丝瓜条和西芹段放入锅中，加入适量水煮至熟即可。

甜糯米粥

健脾胃、促进恶露排出

材料 糯米 100 克。
调料 白糖 3 克。
做法
1. 糯米淘洗干净，用水浸泡 4 小时。
2. 锅置火上，倒入适量清水烧开，放入糯米大火煮沸，再转小火熬煮为稀粥，调入白糖即可。

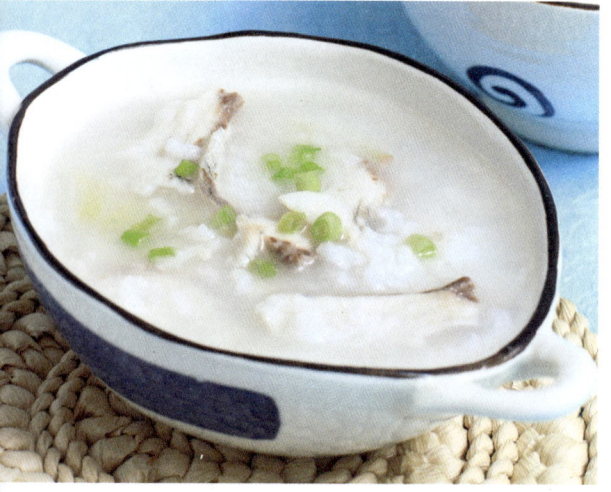

生滚鱼片粥

补血催乳、利水消肿

材料 黑鱼片 50 克，大米 100 克。
调料 葱花、姜末、料酒各 5 克，盐 1 克。
做法
1. 大米洗净；黑鱼片洗净，加姜末、料酒拌匀，腌渍 15 分钟。
2. 锅内倒水烧沸，放大米煮软，倒入黑鱼片煮 3 分钟，加葱花、盐调味即可。

宝宝：奶水不足，及时给宝宝补充奶粉

如何选择配方奶

市场上配方奶种类很多，妈妈在为宝宝购买配方奶时，应选择最适合宝宝健康成长的奶粉，主要需要考虑以下方面：

奶粉配方中的营养素种类

奶粉配方越接近母乳越好，宝宝食后睡得香，食欲也正常，无便秘、腹泻，体重和身高等指标正常增长。

根据宝宝月龄选择

宝宝在生长发育的不同阶段需要的营养是不同的，例如，新生儿与7～8个月的宝宝所需要的营养就不一样。奶粉说明书上都有适合的月龄或年龄，可按需并根据宝宝的健康情况选择。有的宝宝对牛奶蛋白过敏、对乳糖不耐受，或由于早产对营养有特殊需求，需要选择有治疗意义的配方奶。如早产儿可选早产儿奶粉，待体重发育至正常（大于2500克）后再更换成宝宝配方奶；患有慢性腹泻导致肠黏膜表层乳糖酶流失、有哮喘和皮肤疾病的宝宝，可选择脱敏奶粉（黄豆配方奶粉）；缺铁的宝宝，可补充强化铁奶粉。

选择有实力的著名厂家奶粉

选择知名度高、有信誉的厂家。由于配方奶的基础粉末是从牛奶中提取的，奶源的好坏就非常重要了。选择奶粉时，最好了解奶源的出处，天然牧场喂养的奶牛是最佳奶源。

观察产品包装

无论是罐装奶粉还是袋装奶粉，妈妈在购买时都不能忘记观察产品包装。主要浏览包装上的配方、性能、适用对象、使用方法等文字说明，判断该产品是否符合自己的购买要求。此外，还要注意生产日期和保质期、有无漏气、有无块状物等，判断所要购买的奶粉是不是合格产品，是否已经变质。

科学冲调配方奶

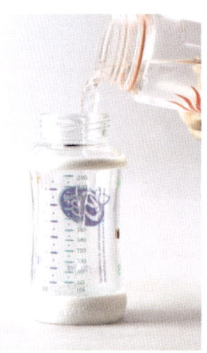 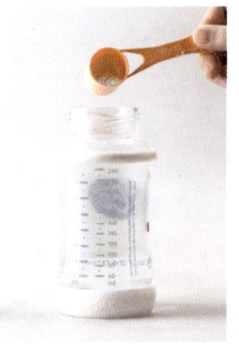 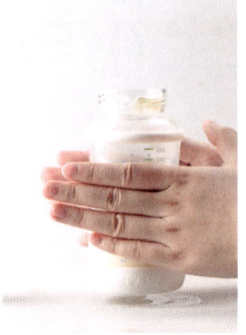 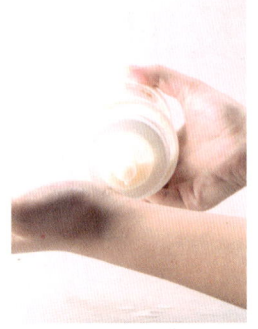

1 将烧开后冷却至50℃左右的水倒入消过毒的奶瓶。

2 使用奶粉桶里专用的小勺,根据标示的奶粉量舀起适量的奶粉。

3 将奶粉放入奶瓶,双手轻轻转动奶瓶,使奶粉充分溶解。

4 将冲好的奶粉滴几滴在手腕内侧或手背,测试奶温温热即可。

奶粉冲太浓,真的解饿吗

有一些家长在给宝宝冲奶粉时,总是有意无意地多加点奶粉,认为这样宝宝营养摄入更多,还顶饱,晚上睡得更好。殊不知,奶粉冲太浓对宝宝的危害是非常大的。

奶粉冲太浓影响消化
奶粉冲调的适宜浓度,取决于配方奶中各种营养成分的比例和宝宝生长阶段的消化能力,是有一定科学依据的。如果奶粉冲得太浓,会引起宝宝消化不良、排便困难,也会增加患消化道疾病的风险。

奶粉冲太浓影响对水的吸收
过浓的奶粉意味着宝宝摄入过量的蛋白质,加之摄入水分减少,蛋白质分解代谢的产物就会增多,可能会导致氮质血症。用配方奶喂养宝宝,补充适量水分是必要的。过浓的奶粉会降低宝宝的食欲,饮水的意愿下降,间接加重了肾脏的负担。

奶粉冲太浓影响宝宝的肝肾功能
奶粉冲太浓,宝宝会摄入过量的蛋白质、脂肪和矿物质,这些过量的物质超过了宝宝的需要,不能留在体内,需要通过肝脏和肾脏代谢排出体外,势必会增加肝肾负担。如果超过了肝肾的代谢负荷,就会堆积在血液中,引起氮质血症、高钠血症等问题,严重影响宝宝的健康。

综上所述，冲调奶粉要严格按照包装上建议的冲调方法，不能随意增加或减少奶粉。冲调时先加温水，后加奶粉，摇匀后尽快喂养，不时给宝宝补充水分，才能保证宝宝健康成长。

自来水冲调奶粉最好

自来水比较容易透过细胞膜，促进新陈代谢，进而调节身体免疫力。因此，冲调奶粉选用符合国家规定和食用标准的自来水最好。自来水煮沸后，放至40~60℃，再冲调奶粉最好。因为水温低于37℃，宝宝的肠胃难以适应，而水温超过60℃，会造成蛋白质凝固变性，破坏其营养成分。

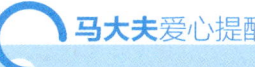

这些水不能用于冲奶粉

有些水是不能用来冲调奶粉的，会对宝宝的健康产生不利影响。矿泉水含有多种矿物盐，但不是宝宝发育所需的，过多食用会造成宝宝体内矿物盐代谢紊乱。纯净水（包括蒸馏水）属于无矿物质水，不能满足宝宝生长发育所需的矿物质。反复煮沸的水会产生大量的水垢，而其中不仅含有钙、镁，还含有亚硝酸盐以及镉、铝、砷等重金属，不利于宝宝的健康。

奶粉开罐后尽量在4周内用完

配方奶里含有多种活性物质，容易受潮湿、污染、细菌等因素影响质量。所以，如果宝宝在4周内不能将一大罐配方奶吃完，下次就可以购买小罐的或者小包装的配方奶。

如何计算宝宝每顿的奶量

如果宝宝进食配方奶粉的量充足，是完全能满足宝宝所需的营养素的。
在宝宝消化功能正常情况下，一天进食量的简单计算方法是：

摄入的配方奶量（毫升）= 宝宝体重（千克）× 100 ×（1.5~1.8）

比如：一个宝宝体重为3千克，每日摄入配方奶的量为：
3 × 100 ×（1.5~1.8）= 450~540 毫升
一般宝宝每3小时进食一次，每次喂养量60~70毫升即可。

给宝宝喂奶姿势要正确

1. 坐着用奶瓶喂宝宝吃奶的时候，要盘腿而坐，将宝宝的臀部置于两腿之间。并且在抱宝宝前，手臂上搭一条干毛巾更好。

2. 让宝宝深深地含住奶嘴，直到看不见奶嘴稍长的那部分。

3. 将奶瓶倾斜，保证奶嘴部分充满奶液，这样可以避免宝宝吸入过多空气，从而减少宝宝溢奶。

奶瓶及时消毒，远离病菌

奶瓶是宝宝喝配方奶的主要工具，如果不注意奶瓶的卫生，很容易滋生细菌，导致宝宝生病，所以定期消毒奶瓶非常重要。下面我们介绍一下用蒸汽锅消毒奶瓶的方法。

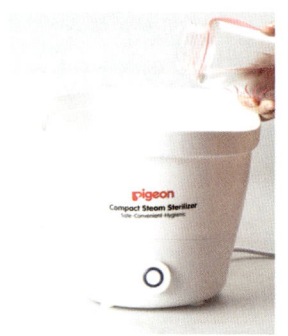

1 使用前拿掉盖子，取出配件筐、支架和奶瓶筐，然后用奶瓶取80毫升水倒入奶瓶筐中。

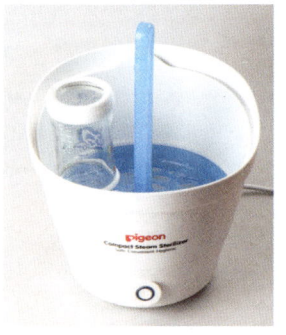

2 将去掉奶嘴的奶瓶倒置于奶瓶筐中，放入奶瓶间。

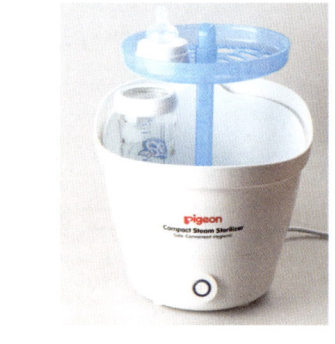

3 将奶嘴放到配件筐中。

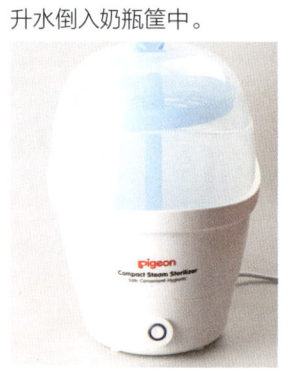

4 盖好盖子。

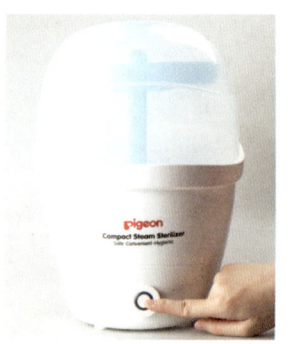

5 按下开关键，进行消毒，大约9分钟即可。

奶瓶、奶嘴的选择

一套合适的奶瓶、奶嘴对于宝宝的健康成长非常重要。宝宝用合适的奶瓶、奶嘴，才能顺利地进食，否则就容易发生呛奶、溢奶、胀气、消化不良等问题，从而影响宝宝的正常发育。

奶瓶的选择

奶瓶的材质

奶瓶的材质主要有玻璃和树脂两种。这两种奶瓶各有利弊。玻璃奶瓶除了强度不够、易碎以外，其他品质都优于树脂奶瓶，建议喂养新生儿尽量使用玻璃奶瓶。树脂奶瓶不容易摔坏，可以让宝宝自己拿着使用，也易于出门携带，在宝宝3个月以后可以多用树脂奶瓶。

奶瓶的型号

奶瓶按口径类型分标准口径和宽口径两种。宽口径奶瓶的瓶口比标准口径的宽，往里面倒奶粉，不容易撒在外面，且容易清洗。所以现在更多的家庭选择宽口径奶瓶。当然，妈妈要根据自己宝宝的年龄和实际情况选择合适的奶瓶。

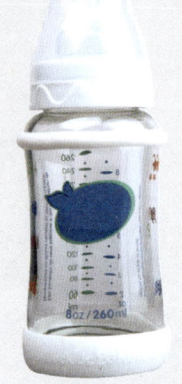

奶嘴的选择

奶嘴的形状

奶嘴按照孔径不同分为小圆孔（S号）、中圆孔（M号）、大圆孔（L号）、Y字孔和十字孔5种，不同型号的奶嘴适用不同年龄的宝宝。小圆孔（S号）适合不能控制奶量的新生儿使用；中圆孔（M号）适合2~3个月、用S号吸奶用时过长的宝宝；大圆孔（L号）适用以上2种奶嘴喂奶时间过长，但奶量不足、体重较轻的宝宝；Y字孔适合能自我控制吸奶量，喜欢边喝边玩的宝宝使用。十字孔适合吸饮果汁、米粉或其他粗颗粒饮品。

奶嘴的材质

奶嘴一般有乳胶和硅胶两种材质。乳胶奶嘴有弹性、柔软，颇似妈妈的乳头，但是稍微有一点橡胶的异味，容易变形，不宜长时间高温消毒。硅胶奶嘴没有橡胶的异味，不易老化，但其质感不如乳胶奶嘴柔软，宝宝可能不愿意接受。

产后第7天 顺产和剖宫产妈妈都要注意的事情

一定要重点看

注意保暖，控制体重，缓解腰椎负担

经过几天的恢复，妈妈身体还是很虚弱，容易受凉，加上孕期腰部受力较重，更容易受风寒侵袭，所以，月子期间要注意腰部保暖。此外，妈妈要注意均衡饮食，避免暴饮暴食，控制好产后体重，缓解腰椎负担。

鼓励夜间喂奶，有利于产奶

夜间给宝宝喂奶，可以保证宝宝获取足够的营养。此外，夜间妈妈的身体处于休息状态，而泌乳素在夜间分泌旺盛，经常喂奶，可以刺激母乳的分泌，有效预防乳腺炎的发生。

夜间喂奶不要挡住宝宝的鼻孔

宝宝刚出生可能含不住乳头，这时妈妈可以让宝宝的头部尽量往乳房上方靠一靠，让宝宝的鼻子和乳房有一定的距离，这样可以避免压到鼻子而影响宝宝呼吸。此外，妈妈躺着喂奶时也容易挡住宝宝的鼻孔，所以最好坐着抱起宝宝喂奶，让宝宝仰着头，下颌紧贴乳房，前额和鼻子离乳房远一些。

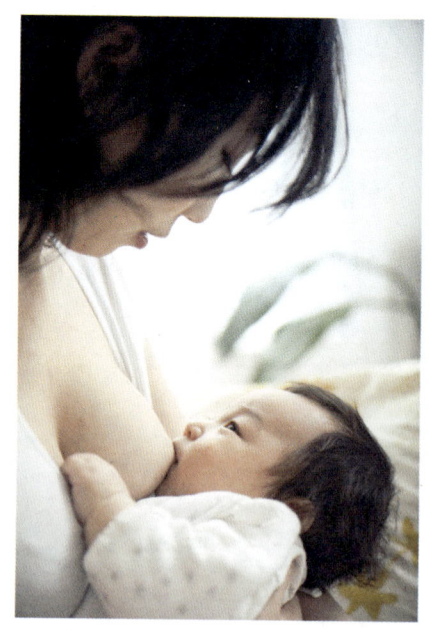

新妈妈夜间喂奶最好采取坐位姿势，能避免挡住宝宝的鼻孔，造成意外的发生。

一定要按时吃早餐

月子里妈妈按时吃早餐是非常重要的。因为经过一夜的睡眠,体内的营养已经消失殆尽,血糖浓度偏低,如果不能及时补充碳水化合物,就会出现头昏心慌、四肢无力、精神不振等症状。且哺乳妈妈需要更多的热量来哺喂宝宝,所以,这时的早餐应该比平时更丰富。

夜间喂奶谨防感冒

很多妈妈和宝宝夜间哺乳时容易感冒,其实只要多留心,是可以避免的。妈妈在较冷的天气喂奶时,披上外套,可以先让爸爸关上窗户,准备一条较厚的毛毯。喂奶时,妈妈要用毛毯裹好宝宝,不要让宝宝的手脚伸出;喂奶后,不要过早将宝宝放入被窝,避免骤冷骤热增加感冒的概率。

给宝宝选择一个舒服的睡袋

新生宝宝夜间睡觉可能会踢被子,但代谢旺盛,出汗多,不适合穿太厚的衣服,这时可以给宝宝准备一个睡袋。

多吃些含钙质的食物,促进身体恢复

产后新妈妈总感觉浑身没劲,四肢乏力,懒洋洋地提不起精神,这就需要多摄入一些含钙的食物,如牛奶、豆制品、海米、芝麻或芝麻酱、西蓝花及紫甘蓝等。

爸爸:宝宝衣物清洗有讲究

宝宝的衣服要分开清洗

为了避免交叉感染,清洗宝宝衣物需要注意以下几点:
1. 要用专门的盆单独手洗。
2. 洗涤时要用婴儿皂清洗宝宝的贴身内衣。
3. 漂洗时,要用清水反复过水2~3次,直到水清为止。
4. 最好在太阳下曝晒消毒,如遇到阴天,可以用熨斗熨一下,这样也可以达到消毒和杀菌的目的。

顺产妈妈：侧切妈妈
会阴缝合部位愈合

侧切妈妈会阴缝合部位愈合

此时，侧切妈妈的会阴缝合部位基本愈合，子宫缩小到拳头大小，大概 2 周会完全愈合。愈合慢的，需要 1 个月左右才能完全恢复。愈合前，切忌用力，如提重物、下蹲等应避免，也应避免性生活。

有些恢复状况比较好的新妈妈，伤口已经没有疼痛感了，只是稍微会有些胀。不过大部分新妈妈可能还是会疼，这和个人体质有关。

可以做些冲奶等事情

顺产妈妈此时身体已经有所恢复，除了能进行简单照顾宝宝外，如果是人工喂养的宝宝，可以给宝宝冲冲奶粉等，但注意不要着凉、不要累着，否则会落下月子病。

饮食均衡胜过大补

很多妈妈这时食欲有所增加，就大肆地吃喝，只要自己喜欢就疯狂地吃。殊不知，不挑食、不偏食比大补更重要。因为产后妈妈和宝宝均需要均衡的饮食，讲究粗细搭配、荤素搭配，这样既可以保证各种营养的摄取，还能提高食物的营养价值，有利于妈妈身体的恢复。

顺产妈妈一日食谱推荐

早餐	加餐	午餐	加餐	晚餐	加餐
鸡肉虾仁馄饨	玉米面发糕	番茄鸡蛋面 三丁豆腐羹	疙瘩汤	皮蛋瘦肉粥 牛奶馒头	排骨面

顺产妈妈月子餐

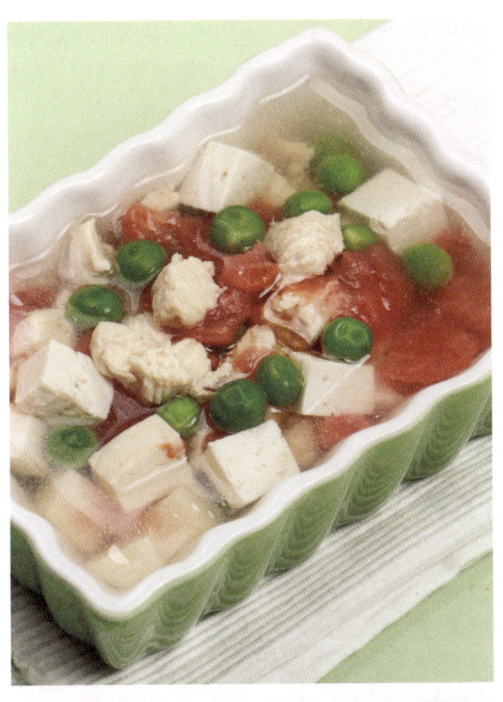

三丁豆腐羹
富含优质蛋白质

材料 豆腐 200 克，鸡胸肉、番茄、鲜豌豆各 50 克。

调料 盐 2 克，香油 1 克。

做法

1. 豆腐洗净，切成丁，在沸水中煮 1 分钟；鸡胸肉洗净，切丁；番茄洗净，去皮，切丁；鲜豌豆洗净。
2. 将豆腐丁、鸡肉丁、番茄丁、豌豆放入锅中，大火煮沸后转小火煮 10 分钟，加盐调味，淋上香油即可。

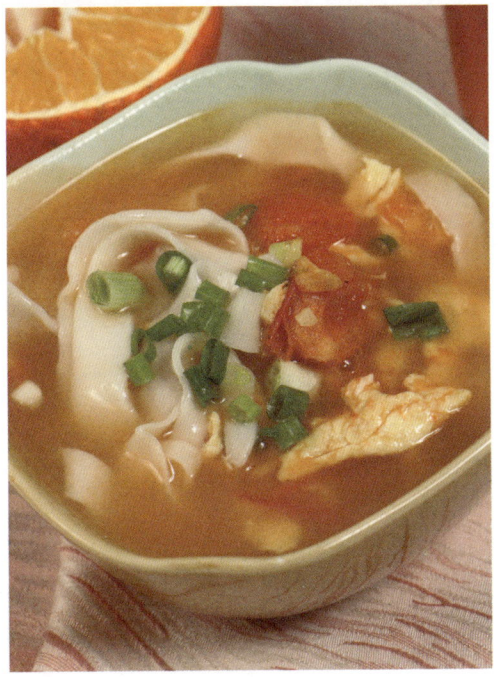

番茄鸡蛋面
促进身体恢复

材料 宽面条 200 克，番茄 80 克，鸡蛋 2 个。

调料 盐 2 克，葱花、蒜片各 5 克，香油适量。

做法

1. 番茄洗净，沸水中焯烫一下，去皮，切块；鸡蛋打散。
2. 锅内倒油烧热，倒入鸡蛋液炒至两面焦黄，盛出备用。
3. 另起锅倒油烧热，爆香蒜片，放入番茄块翻炒 2 分钟，加适量水大火烧开，倒入宽面条煮熟，倒入鸡蛋块搅匀，加盐调味，撒上葱花，淋上香油即可。

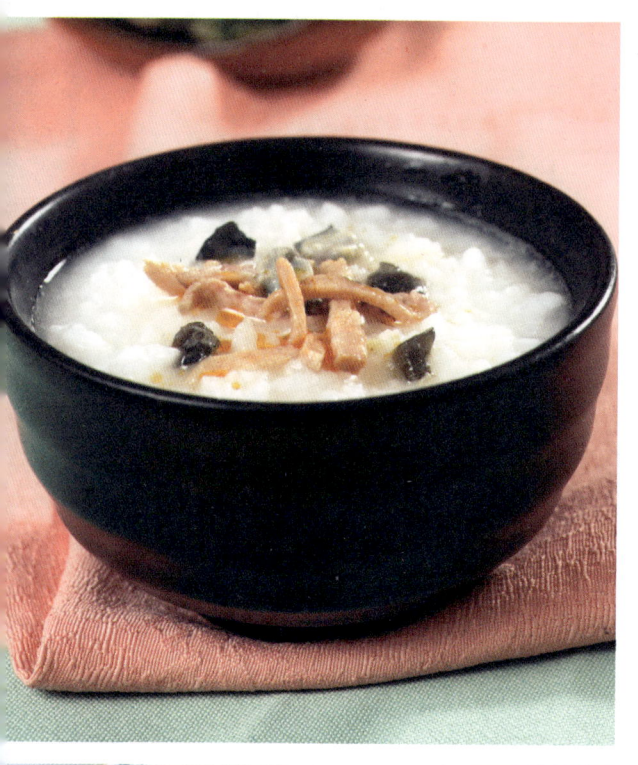

皮蛋瘦肉粥

滋阴润燥、消除疲劳

材料 大米100克，皮蛋1个，里脊肉50克。
调料 葱花、姜丝各5克，盐1克。
做法
1. 大米洗净；皮蛋去壳，切丁；里脊肉放入沸水锅中焯烫，捞出，切丝。
2. 大米放入锅中，加适量清水，大火烧开后转小火熬煮成稀粥。
3. 往锅中放皮蛋丁、里脊肉丝煮至黏稠，加葱花、姜丝、盐煮至入味即可。

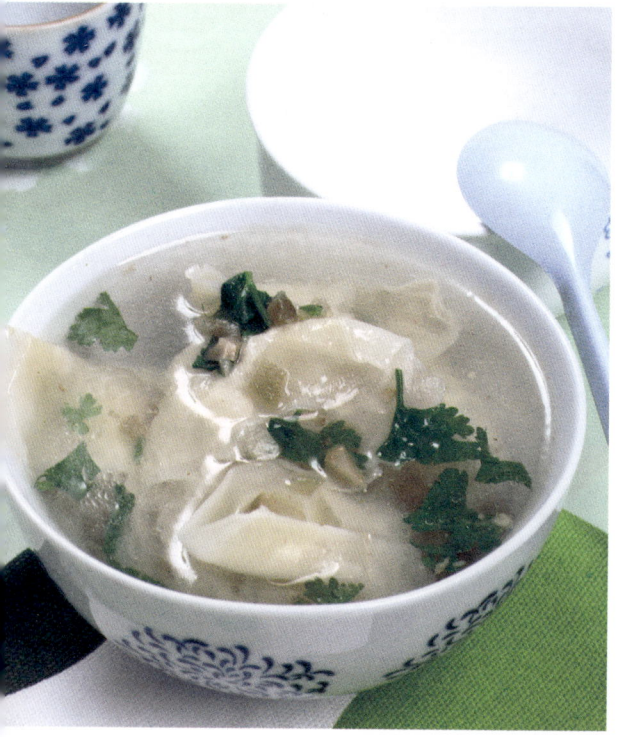

鸡肉虾仁馄饨

补虚强体

材料 馄饨皮200克，鸡胸肉150克，虾仁50克。
调料 香菜末、葱末、姜末、白糖各5克，盐2克，香油、生抽各1克。
做法
1. 虾仁洗净，切丁；鸡胸肉洗净，切末，加入虾仁、白糖、盐顺搅成糊，加葱末、姜末、生抽调匀，制成馅料。
2. 取馄饨皮，包入馅料，制成鸡肉虾仁馄饨生坯，煮熟。
3. 锅中加水烧开，加香菜末、盐调味，放入煮熟的馄饨，盛入碗中即可。

剖宫产妈妈：可以出院了

产后第7天

剖宫产妈妈可以出院了

正常情况下，今天剖宫产妈妈就可以出院了。为了避免出院时手忙脚乱，家人应该一早起来就检查一下接母婴出院的物品，这些物品多是分娩住院前就准备好了。为了避免遗漏，最好写一张单子，更为保险。

> **金牌月嫂支招**
>
> **出院时间根据医院和自身情况决定**
>
> 新妈妈在医院住多少天要根据医院和新妈妈身体的具体情况而定，一般情况下是5~7天，也有一些剖宫产新妈妈只住4天就出院的，但出院准备的东西都差不多。此外，新妈妈遇到特殊情况，如产后大出血等，就要在医院多观察一段时间。

剖宫产妈妈不需要担心拆线问题

现在剖宫产多是选择可吸收的线缝合，所以是不需要拆线的。但由于伤口愈合产生新的结缔组织，会出现伤口瘙痒的情况，这时千万不要搔抓、不要用衣服摩擦、不要用热水烫洗伤口，以免加重瘙痒感或导致伤口感染，以致延缓伤口愈合。新妈妈可以用看书、听音乐等方式转移一下自己的注意力，来缓解伤口的瘙痒感。

保持腹部伤口清洁

剖宫产妈妈在术后1周内，要避免弄湿腹部的伤口，所以这个时候妈妈不宜进行淋浴或盆浴，可以采用擦浴。在剖宫产1周后就可以淋浴了，不过恶露没有排净之前一定要禁止盆浴。

剖宫产妈妈一日食谱推荐

早餐	加餐	午餐	加餐	晚餐	加餐
鸡汤面	红枣蒸南瓜	米饭 素炒土豆丝 莲子炖猪肚	海鲜巧达浓汤	花卷 番茄炒鸡蛋 黄豆猪蹄汤	肉末粥

剖宫产妈妈月子餐

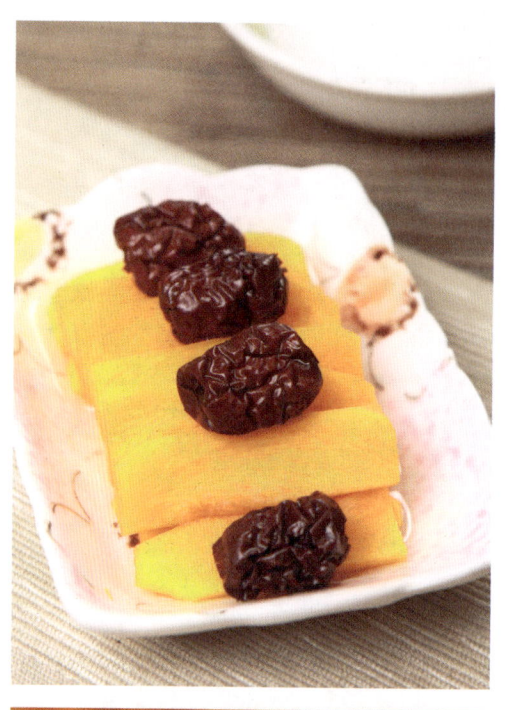

红枣蒸南瓜
补血、排毒

材料 南瓜 200 克,红枣 5 枚。
调料 白糖 5 克。
做法
1. 南瓜削去硬皮,去瓤后切成厚薄均匀的片;红枣泡发洗净。
2. 南瓜片装入盘中,加入白糖拌均匀,摆上红枣。
3. 蒸锅上火,放入南瓜片和红枣,蒸约 30 分钟,至南瓜熟烂即可。

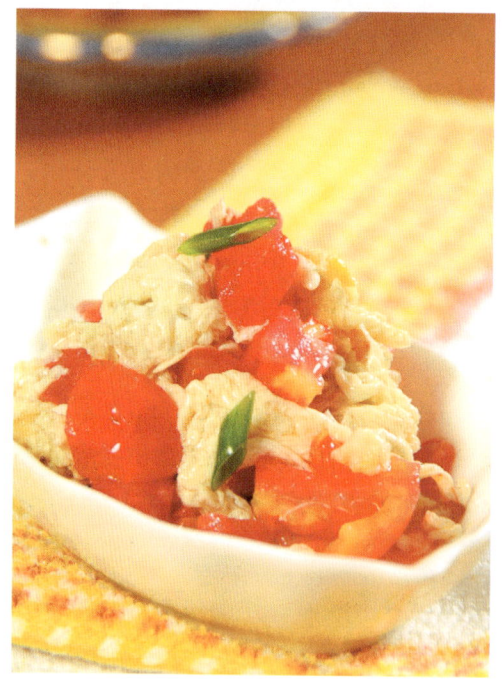

番茄炒鸡蛋
滋阴补血

材料 番茄 250 克,鸡蛋 2 个。
调料 葱花 5 克,白糖 6 克,盐 3 克。
做法
1. 鸡蛋打散;番茄洗净,用沸水焯烫一下,去皮,切块。
2. 锅置火上,放油烧热,下蛋液炒至表面焦黄,盛出备用。
3. 锅中再次放油烧热,爆香葱花,放入番茄块翻炒,待番茄出沙,放白糖、盐和炒好的鸡蛋,翻炒均匀即可。

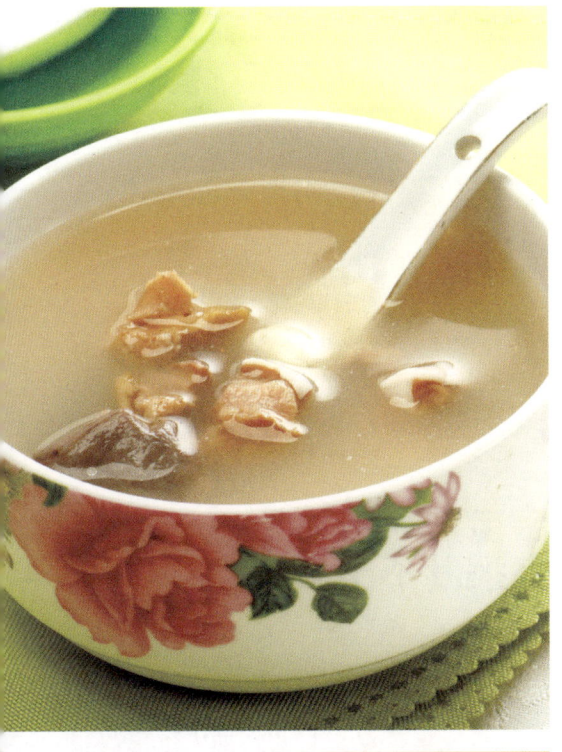

莲子炖猪肚

健脾益胃、补虚益气

材料 猪肚1个,水发莲子(去心)15克,面粉适量。

调料 盐4克,姜丝5克。

做法

1. 猪肚用面粉、盐分别揉搓,反复清洗干净。
2. 将水发莲子放入洗好的猪肚内,用线缝合好,放入盘内,隔水炖至猪肚熟,取出凉凉后切块。
3. 锅内倒油烧热,爆香姜丝,放入猪肚块、莲子翻炒,放适量水煮30分钟,用盐调味即可。

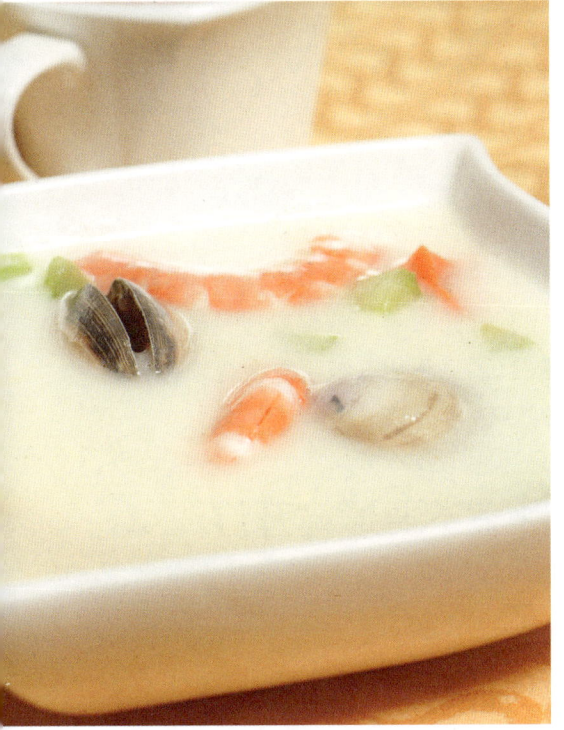

海鲜巧达浓汤

健胃润肠、滋阴补虚

材料 鲜虾、蛤蜊各6个,墨鱼50克,培根2片,洋葱碎、土豆丁、胡萝卜丁各30克,鲜奶油20克。

调料 香叶、蒜泥各5克,盐1克。

做法

1. 鲜虾处理干净;蛤蜊入淡盐水中吐净泥沙,洗净;墨鱼洗净,切块;培根切丁。
2. 锅置火上,放入鲜奶油烧化,炒香洋葱碎、蒜泥、香叶,倒入培根丁和土豆丁、胡萝卜丁翻炒至培根变色,淋入水煮至汤汁略稠,放入鲜虾、蛤蜊、墨鱼块煮5~6分钟,加盐调味即可。

宝宝：体重每天都在增长

体重以每天 30 克的速度增长为宜

宝宝经过了体重的下降期，现在已经进入了正常的成长期。如果宝宝睡觉、吃奶正常，其体重会以每天 30 克的速度增长，这是在正常范围内的。但如果宝宝增长过慢或过快，就要检查宝宝的睡眠质量是否好、吃奶情况是否正常。如若不正常就需要就医治疗，否则会影响宝宝的正常发育。

宝宝的精神状态能反映宝宝的健康吗

能。因为宝宝天真无邪，什么都会写在脸上，一旦生病会表现出与平时不同的精神状态。妈妈只要在平日多留意观察，那么宝宝生病时，从他精神状态的变化上，你就能察觉到。这样就能尽早地给宝宝治疗。

宝宝在生病早期精神状态变化的提示：

- ◆ 精神差，感觉总在迷迷糊糊地睡。
- ◆ 醒来时，没有了往日的神气劲儿。
- ◆ 醒着时，两眼无神，表情呆滞。
- ◆ 对外界的反应差而慢。
- ◆ 吃奶没劲，吃奶量比平时少。
- ◆ 比平时爱哭，又难哄，显得烦躁不安。
- ◆ 不哭不闹，比平时安静得多。

宝石妈经验谈

宝宝平时日常表现也很重要

即使妈妈没有学会观察描述的这些提示，只要感觉到宝宝与平时的表现不一样了，就要提高警惕，宝宝可能生病了。

宝宝嗓子呼噜呼噜的，是有痰吐不出来吗

不一定。如果经过医生确认不是有痰，就是先天性喉喘鸣，也称为先天性喉软骨发育不良，主要是因为宝宝喉软骨发育不完全。但也不要太担心，只要不影响宝宝的呼吸、进食，是不需要特殊处理的。因为喉软骨会随着宝宝年龄的增长逐渐发育，一般 6 个月左右会有所好转，2 岁左右呼噜呼噜声会消失。但如果宝宝长期处于营养不良的状态，伴有喂养困难，或反复呼吸道感染、呼吸窘迫、气促、呛咳反流等情况，应及时到医院就诊。

卧室不要通宵开灯

一些父母为了方便夜间给宝宝喂奶、换尿布，会把卧室的灯通宵开着，这对宝宝是不利的。因为通宵开灯会让

宝宝不分昼夜，这样会影响宝宝的睡眠和喂养，不利于宝宝的身体健康。调查研究显示，夜间熄灯的宝宝，睡眠时间较长，喂奶所需时间较短，体重增加较快，所以宝宝的卧室不宜通宵开灯。

如何给宝宝选择合适的婴儿床

宝宝在确保安全的情况下，以木床、平板床为宜，有利于宝宝脊柱、骨骼的正常发育。一般婴儿床高、长、宽约80厘米×120厘米×75厘米（可以用到5岁左右）。床的四周应有床栏，两侧可以放下，栏杆之间的距离不要过大，也不要过小，以防夹住宝宝的头和脚。床栏的高度为70厘米左右，宝宝站立时肩部要在栏下，床的四周都要为圆角。床的涂料不能含铅，以防其用嘴咬床栏后发生铅中毒。

> **辰辰妈经验谈**
>
> **婴儿床放置地方也很重要**
>
> 婴儿床可以紧挨着墙或放在离墙50厘米左右的地方，以防宝宝跌落后夹在墙壁和床之间而发生窒息。

抱着就睡放下就醒怎么办

如果经过医生确认，宝宝不是因为缺钙导致睡眠不安的话，就可能是宝宝缺乏安全感。所以，当父母抱着宝宝睡着后，可以让宝宝的屁股先挨床，再放宝宝头部，然后轻拍一会儿宝宝，等宝宝熟睡后再离开，这样可以让宝宝感受到父母的安慰，有利于安睡。而抱着宝宝睡觉时，父母只能是用两只手臂作为支撑点，不利于宝宝骨骼生长发育。

不要摇晃宝宝

一些宝宝哭闹不停，妈妈就会抱着摇晃着宝宝让其入睡。其实，这种做法是不对的，因为过分摇晃会让宝宝大脑受到一定的震动，影响脑部的发育，严重的会使尚未成熟的大脑与较硬的颅骨相撞，造成颅内出血。所以，不宜摇晃哄睡，特别是10个月以内的宝宝。

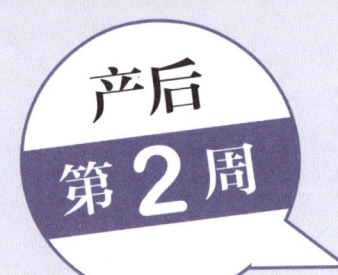

妈妈：保护乳房健康

什么是奶阵

奶阵是指女性在哺乳期，突然乳房感到有几根筋隐约膨胀而伴有轻微胀痛，随之奶呈喷射状或快速滴水状流出。形象地说就是，当宝宝吸奶或妈妈挤奶时，乳房有像轻微触电似的酥麻感，就说明奶阵来了，奶水充盈，即使原本已经吸得差不多的奶汁也会突然变得多起来，且乳房摸起来会比之前硬。

怎样按摩才能刺激奶阵

刺激奶阵其实就是刺激乳头。一般来说，宝宝在吸吮乳头时就已经刺激了乳头，不需要特别刺激。但有些宝宝吸吮能力较弱，妈妈奶水较少，就需要人为地刺激奶阵。具体方法如下：

1. 洗净双手，全身放松地坐着，深呼吸，慢慢吐气。

2. 双手张开，拇指放在乳房上方，其余四指呈 C 状放在乳房下方，左右旋转乳头，且不时以食指触碰乳头最前端敏感处，闭上眼睛，想象宝宝正在吸吮着。

3. 当你感觉乳房突然有微微酥麻感，就表示奶阵来了。

如果奶阵来了导致奶流过急，妈妈可用食指和中指一起夹住乳晕上下部位，能减缓流速，避免宝宝呛咳。

可以用清水清洗乳头和乳房吗

可以的。因为哺乳期间，新妈妈的乳头会自然分泌一种能抑制细菌滋生的物质，而使用洗护用品会导致乳头干燥，所以用清水清洗乳头和乳房即可。

可乐妈经验谈

乳头干燥有妙招

如果新妈妈的乳头出现干燥的情况，可以擦拭一些乳头保护霜来缓解。因为宝宝会把药膏吃进去，所以要选择质量有保证的乳头保护霜。

胀奶时，要把多余乳汁挤出来吗

是的，否则容易得乳腺炎。一方面，挤出来的奶水可以分袋放入冰箱冷藏，宝宝需要时再加热给宝宝食用，但尽量尽早吃完。另一方面，还可以制成奶皂给宝宝洗澡用，是最佳清洁、护肤品，因为母乳天然、健康、营养丰富。

辰辰妈经验谈

冷制法制作奶皂

用冷制法制作奶皂其实也不难。首先取 200 克氢氧化钠溶解且降至室温，倒入 1000 克左右的油脂中，充分搅拌。然后倒入 150 克左右的母乳，搅拌均匀，放入模具中，充分保温 24 小时后脱掉模具，放置在阴凉干燥处风干即可使用。

可以淋浴，但以 5～10 分钟为宜

剖宫产后一周就可以洗澡了，宜淋浴，不可坐浴；且洗浴时间不宜太久，以 37～40℃ 的水温最为适宜，时间以 5～10 分钟为宜，洗完注意保暖，赶快擦干身体，及时穿好衣服，并吹干头发，以免受凉感冒。

产后 10 天后不宜再喝红糖水

红糖水能补血，可以帮助产妇补血和补充碳水化合物，还能促进恶露的排出和子宫的修复等。但红糖水也不是喝得越多越好，产后 10 天后就不要再喝红糖水了，否则会导致恶露增多，引起慢性失血性贫血，进而影响子宫恢复和新妈妈的身体健康。

不宜用营养补充剂来代替食物

有些妈妈过分依赖营养补充剂来代替正常的饭菜,这是不科学的。妈妈应该遵循"药补不如食补"的原则,自然饭菜才是最科学的,注意食物种类要多样化,这样才能保证均衡的营养,有利于乳汁的分泌和身体的恢复。

喝汤吃肉,营养加倍

鸡汤、鱼汤、排骨汤等富含易于人体吸收的蛋白质、维生素、矿物质,而且味道鲜美,可刺激胃液分泌,提高食欲,还可促进乳汁分泌。此外,这些汤里的肉类经过加工已经非常软烂了,容易消化,营养也有利于吸收,所以妈妈应以吃汤类中的肉为主,适当喝一些汤,这才是产后妈妈科学有效的滋补方式。

> **金牌月嫂支招**
>
> **怎样炖出不油腻的汤**
>
> 炖汤前,先将生肉放入凉水中烧开,然后放入凉水中清洗干净,最后清水下锅炖煮,放全作料,汤清且不油腻。

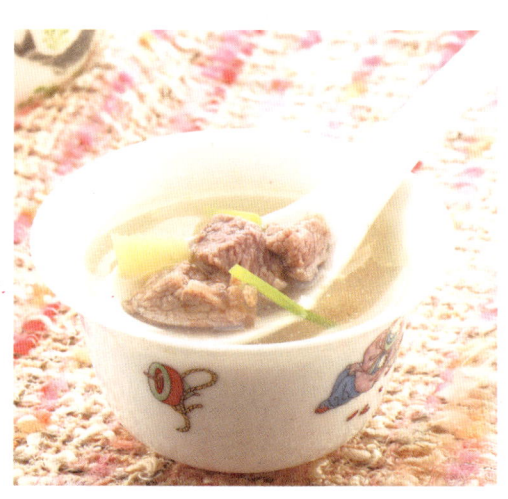

过多摄入汤饮会导致产后水肿吗

会。因为正常妈妈喝过多汤饮,会引起产后水肿,还会引起乳房肿胀,而有水肿现象的妈妈喝过多汤或饮水,会加重症状。所以,产后妈妈不要过多摄入汤饮。

顺产妈妈一日食谱推荐

早餐	加餐	午餐	加餐	晚餐	加餐
鸡肉山药粥 醋熘土豆丝	煮鸡蛋	米饭 滑炒豆腐 冬瓜蒸排骨	鸡汤馄饨	蔬菜鸡蛋饼 甜椒牛肉丝	酸奶

剖宫产妈妈一日食谱推荐

早餐	加餐	午餐	加餐	晚餐	加餐
猪腰大米粥 蒜蒸白菜	鸡蛋南瓜软饼	米饭 麻油鸡	牛奶馒头 桑葚汤	刀削面 西蓝花蒸蘑菇 花生红枣鸡汤	疙瘩汤

爸爸：关注宝宝生殖器官

男宝宝外阴清洗

对新手爸妈来说，给男宝宝清洗外生殖器是一件难度系数很高的事儿。但只要掌握几个注意事项，也能变成一件容易事儿。

1. 水温适当。水温控制在 38～40℃，保护宝宝的皮肤及阴囊不受烫伤。阴囊是男性身体温度最低的地方，最怕热，高温会伤害成熟男性睾丸中的精子。宝宝睾丸中此时虽没有精子，但也必须注意防止烫伤。

2. 切莫挤压。宝宝的阴茎和阴囊都布满筋络和纤维组织，又曝露在外，十分脆弱。洗澡时，新手爸妈要特别注意，不要因为紧张慌乱而用力挤压，伤到宝宝的这些部位。

3. 重点清洗。把宝宝的阴茎轻抬起来，轻柔地擦洗根部，阴囊多有褶皱，较容易藏脏东西；阴囊下边也是隐蔽之所，包括腹股沟的附近，都是尿液和汗液常会积留的地方，要着重擦拭。

4. 包皮清洗。在男宝宝周岁前不必刻意清洗包皮，因为这时宝宝的包皮和龟头还长在一起，过早地翻动柔嫩的包皮会伤害宝宝的生殖器。

5. 阴囊褶皱的清洗。宝宝的粪便很容易沾到阴囊的褶皱处，因此在给宝宝换尿布时，可以用浸湿的纱布或者毛巾轻轻擦拭。阴囊表皮的褶皱里也是很容易积聚污垢的，可以用手指轻轻地将褶皱展开后擦拭。

女宝宝外阴清洗

女宝宝的尿道较短，如果不注意卫生，细菌可以经较短的尿道进入膀胱，引起泌尿系统炎症，而阴道口也时常留有少量分泌物，若不加清洗，将为细菌繁殖创造有利条件，引起生殖器官炎症。女宝宝清洗外阴部一般在就寝前或者大便后进行。外阴部一般用温水清洗即可，水温太高容易烫伤。

月子餐

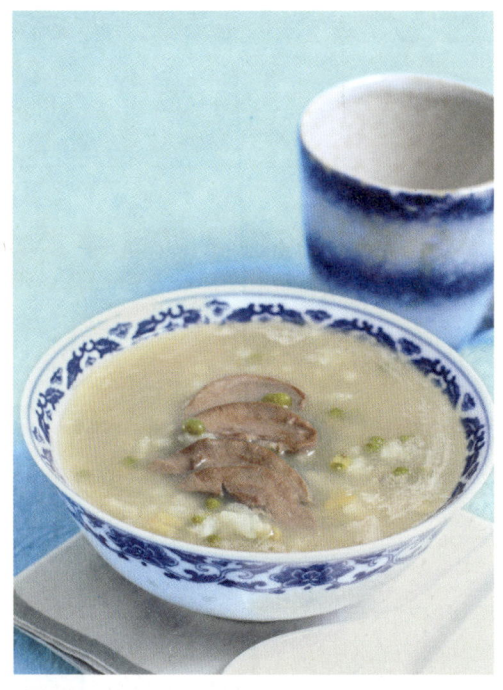

猪腰大米粥

健肾补腰

材料 大米 100 克，猪腰 50 克，绿豆 20 克。
调料 盐 1 克。
做法
1. 猪腰洗净，切片，焯水；大米、绿豆洗净，绿豆浸泡 4 小时。
2. 锅置火上，倒入适量清水大火烧开，放入大米、绿豆一起煮沸，再改用小火慢熬。
3. 煮至粥将成时，放入猪腰煮熟，加盐调味即可。

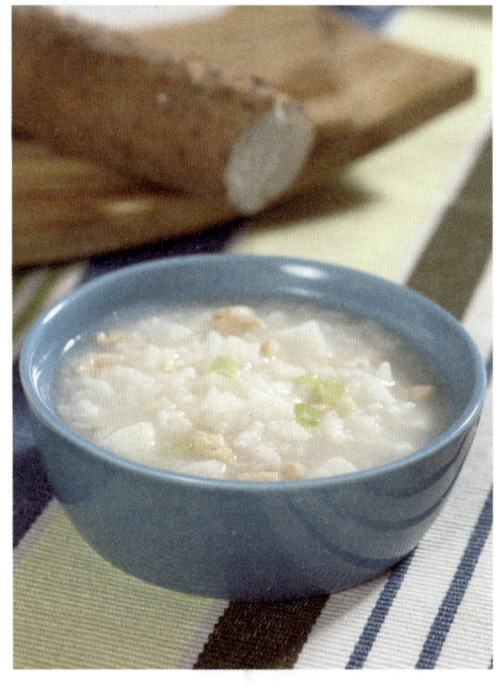

鸡肉山药粥

温中益气、补五脏

材料 大米 100 克，去皮鸡肉 50 克，山药 80 克。
调料 盐 1 克，葱末 5 克，料酒 10 克。
做法
1. 山药去皮洗净，切菱形片；鸡肉洗净，切小丁，入沸水锅中焯烫一下，捞出，沥干。
2. 锅内倒油烧热，爆香葱末，放入鸡丁翻炒，然后加入料酒，翻炒均匀后盛出备用。
3. 大米洗净，放入砂锅中，加适量水，大火烧开，加入鸡丁和山药片熬煮至粥熟，加盐调味即可。

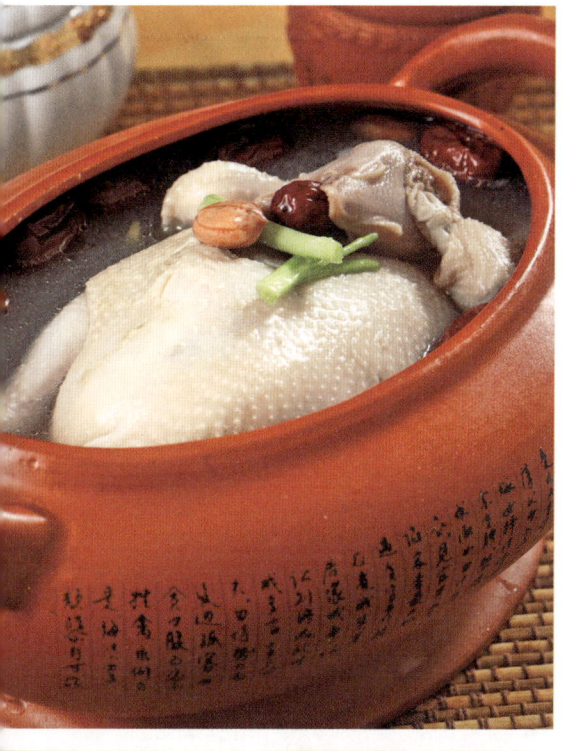

花生红枣鸡汤

补血养肝、调理产后五脏亏虚

材料 净鸡1只,水发香菇30克,花生米25克,红枣6枚。

调料 葱段、姜片各5克,盐2克,老抽、白糖各3克,淀粉、料酒各6克,香油1克。

做法

1. 花生米洗净;香菇加白糖、料酒、香油、淀粉拌匀;净鸡用老抽、盐腌渍10分钟。
2. 锅倒油烧热,爆香葱段、姜片,放入鸡、花生米、香菇、红枣,放入焯过水的鸡,加料酒、适量清水,慢火炖1小时,加盐调味即可。

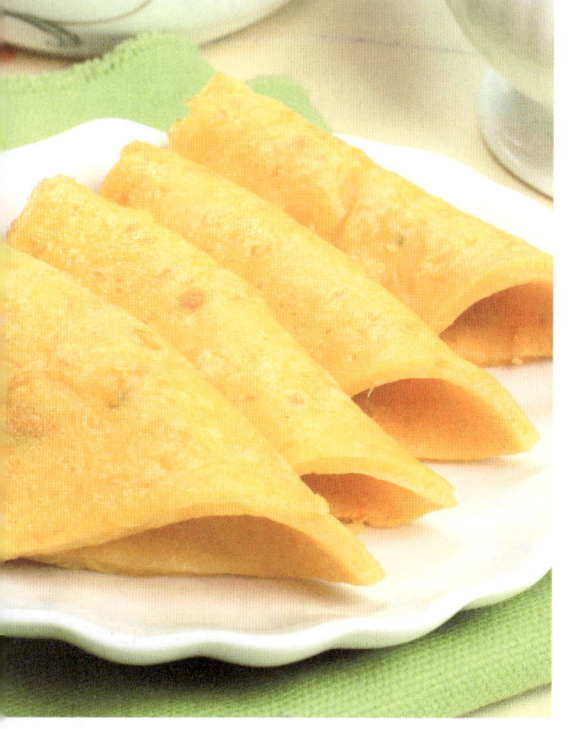

鸡蛋南瓜软饼

补充热量

材料 面粉120克,去皮南瓜80克,鸡蛋1个,干酵母2克。

调料 白糖10克。

做法

1. 去皮南瓜洗净,去内瓤,蒸软,用勺子碾成细腻的南瓜泥。
2. 面粉、白糖、干酵母、南瓜泥和适量温水,用筷子搅匀成南瓜面糊,加盖醒发2小时,磕入鸡蛋,用筷子搅拌均匀。
3. 锅内倒油烧热,舀入适量南瓜面糊,转动锅使面糊铺满锅底,用小火将面饼煎至底部金黄后翻面,另一面也煎成金黄色即可。

宝宝：宝宝溢乳是正常的，过了三个月就好了

宝宝使劲不要太担心

新生宝宝经常出现用劲抻的情况，这往往是因为新生宝宝生长发育期间骨骼肌肉生长较快，出现胳膊腿强制性伸直的情况，一般持续1~2秒钟，属正常的生长。随着宝宝的不断长大，这种情况会慢慢减少乃至消失。

宝宝出现溢乳是正常的

许多宝宝在出生2周后，会经常溢奶。在宝宝刚吃完奶，或者刚被放到床上，奶就会从宝宝嘴角溢出。吐完奶后，宝宝并没有任何异常或者痛苦的表情。这种溢乳是正常现象，主要是由于宝宝的胃呈水平状、容量小，而且入口的贲门括约肌弹性差，容易导致胃内食物反流，从而出现溢乳。有的宝宝吃奶比较快，会在大口吃奶的同时咽下大量空气，平躺后这些气体会从胃中将食物一起顶出来。

怎样避免溢乳

在宝宝吃完奶后，不要马上把他放躺下，而是应该竖抱宝宝，让宝宝趴在妈妈的肩头，轻轻用手拍打宝宝的后背，直到宝宝打嗝为止。这样可以帮助宝宝排出胃里的气体，就不会有溢奶现象了。

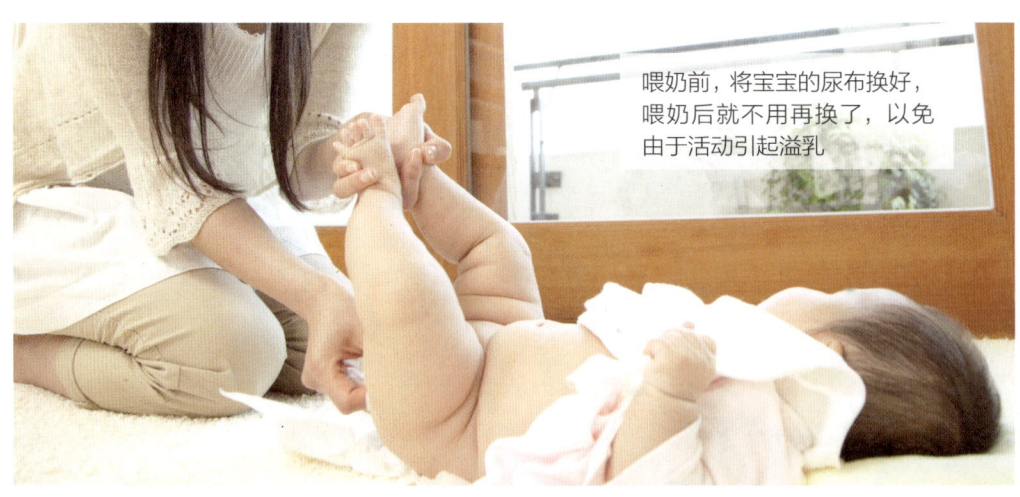

喂奶前，将宝宝的尿布换好，喂奶后就不用再换了，以免由于活动引起溢乳

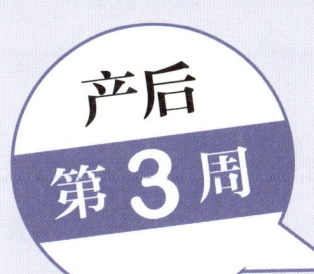

产后第3周 妈妈：应该穿上文胸了

一定要重点看

必须穿哺乳文胸了

很多妈妈坐月子期间嫌麻烦不穿文胸，其实这是不好的习惯。因为文胸是很重要的，它能支持和扶托乳房，防止乳房下垂；能促进乳房血液循环，加速乳汁分泌；能避免乳汁淤积而引起的乳腺炎；还能保护乳头免受摩擦。

如何选择哺乳文胸

要根据自己乳房的大小及时调换文胸的大小和罩杯的形状；文胸的带子要有一定的拉力，能将乳房向上托起；文胸应选择透气性好的纯棉布料；最好穿胸前有开口的哺乳胸罩，方便给宝宝喂乳。

哺乳文胸很娇气，清洗和晾晒有讲究

哺乳文胸最好单独手洗，用文胸专用的中性洗剂清洗，洗好后，把带子放入罩杯中，握在掌心挤压，这样可以避免罩杯变形。湿的文胸，要以罩杯与罩杯之间的中间点挂起来，不要用肩带挂，因为水分的重量会将肩带拉长。放在阴凉通风的地方晾干，利用紫外线杀菌要适度，否则容易让衣服质料变质及褪色。

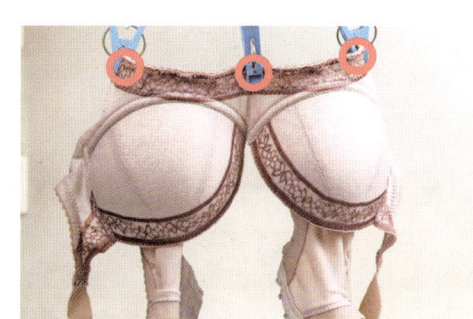

三点处固定文胸，倒立悬挂晾晒，可以预防哺乳文胸变形

子宫已经恢复,功能甚至好于孕前

到了第 3 周,妈妈的子宫收缩基本完成,已经恢复到骨盆内的位置,最重要的是子宫内的积血快完全排出了,而此时雌激素的分泌特别活跃,子宫的功能甚至变得比孕前更好。建议妈妈应继续坚持做产褥操,以促进腹肌、阴道、盆底肌等部位的快速恢复。

开始分泌成熟乳,及时喂给宝宝

宝宝出生 14 天后,妈妈的乳汁分泌逐渐稳定,这时候的乳汁不仅含有丰富的营养物质,还会根据宝宝生长过程的变化自行调整其中营养物质的含量,被称为成熟乳,要及时喂给宝宝,以促进宝宝健康发育。

产后应进食滋阴补血的食物

新妈妈在产后饮食上一定要注意合理膳食,营养均衡,以供给足够的造血原料,尤其是蛋白质、维生素、铁等丰富的营养。如胡萝卜不仅含有铁质,还含有丰富的胡萝卜素,有助于消化吸收等。动物肝脏、动物血和瘦肉是补铁的最佳选择。蛋、豆制品、红枣、桂圆也是哺乳期新妈妈不可少的。新鲜蔬果中的维生素 C 可以使植物性食物中铁的吸收率提高 2~3 倍。

顺产妈妈一日食谱推荐

早餐	加餐	午餐	加餐	晚餐	加餐
山药八宝粥 蒜蓉西蓝花	花生牛奶	米饭 香菜炒猪血	全麦面包	刀削面 番茄炒蛋 米酒南瓜红枣汤	小米红枣粥

剖宫产妈妈一日食谱推荐

早餐	加餐	午餐	加餐	晚餐	加餐
花生小米粥 煮鸡蛋	葱油饼	排骨菠菜面 猪肝番茄豌豆汤	南瓜饼	二米饭 红烧冬瓜 黄豆猪蹄汤	酸奶

月子餐

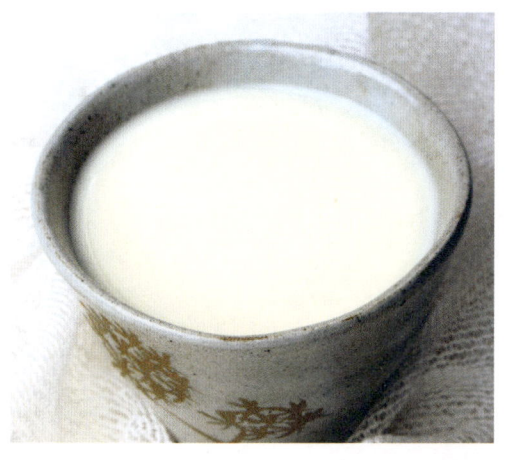

花生牛奶
催乳、补气

材料 花生米 35 克,牛奶 250 克。
做法
1. 花生米煮熟备用。
2. 将花生米和牛奶放入豆浆机中,按下"豆浆"键,煮熟倒出即可。

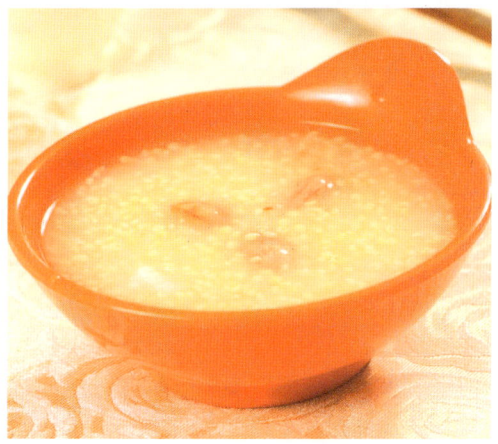

花生小米粥
养胃、补血

材料 花生米 30 克,小米 100 克。
做法
1. 花生米洗净;小米洗净。
2. 锅置火上,加适量清水煮沸,把小米、花生米一同放入锅中,大火煮沸,转小火继续熬煮至黏稠即可。

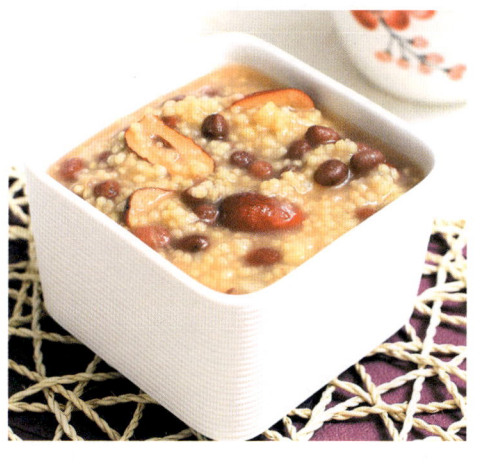

小米红枣粥
滋阴养血

材料 小米 80 克,红枣 6 枚,红豆 15 克。
调料 红糖 5 克。
做法
1. 将红豆洗净,用水浸泡 4 小时;小米洗净;红枣洗净,去核,切半。
2. 锅置火上,倒入适量清水烧开,加红豆煮至半熟,再放入小米、红枣煮至烂熟成粥,用红糖调味即可。

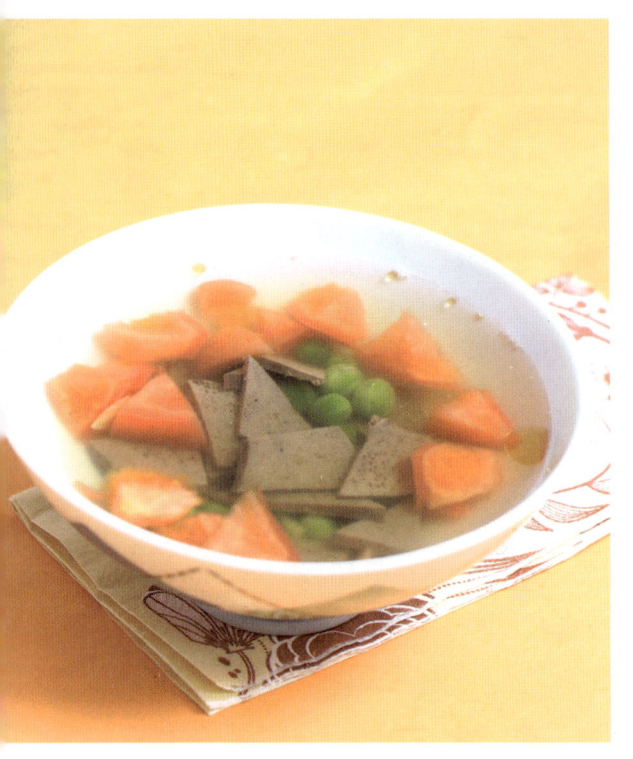

猪肝番茄豌豆汤

养肝补血、增强免疫力

材料 猪肝150克，番茄200克，鲜豌豆20克。

调料 盐2克，淀粉少许，姜片3克，酱油、香油各1克，料酒、猪骨高汤各适量。

做法

1. 猪肝洗净，切片，用料酒、淀粉、酱油腌渍；番茄去皮，切块；鲜豌豆煮熟，过凉，沥干。
2. 锅内放猪骨高汤，大火烧沸后放番茄块、豌豆、姜片煮沸，转小火煲10分钟，放入猪肝片煮开，加入盐，淋入香油即可。

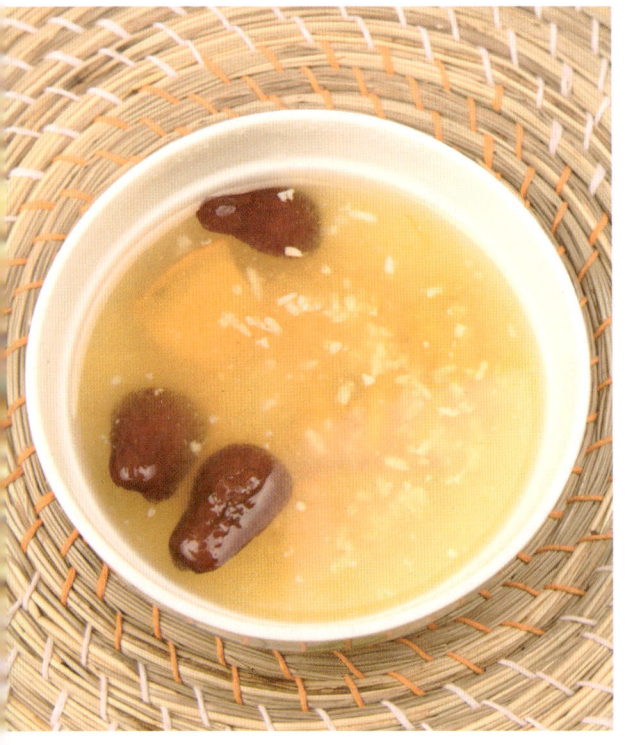

米酒南瓜红枣汤

补血、补气

材料 南瓜50克，红枣3枚，米酒100克。

做法

1. 南瓜洗净，去皮，切块；红枣洗净，去核，切半。
2. 锅置火上，放入适量清水，加入红枣煮沸10分钟，然后放入南瓜块煮沸，撇去浮沫。
3. 加入米酒煮沸2分钟即可。

宝宝：调整偏头还来得及

宝宝出现枕秃不一定是缺钙

因为月子里宝宝大部分时间躺在床上，脑袋和枕头接触的地方容易出汗导致皮肤发痒，而宝宝不会自己抓，主要通过摇晃脑袋来应付脑后发痒，时间长了，宝宝后脑勺的头发就会被磨掉而出现枕秃。妈妈不必过于担心，等宝宝过了3个月，能自由翻身就好了。

> **金牌月嫂支招**
>
> **没有明显缺钙情况不需要补钙**
>
> 一般情况下，母乳和配方奶中的钙是完全能满足宝宝所需的。如果宝宝睡觉不安稳、容易出汗，就要到医院给宝宝做一下微量元素检查，考虑是否需要补钙。如果确定缺钙，就要在医生的建议下给宝宝补钙，否则会影响宝宝骨骼和牙齿的发育，甚至影响免疫力和智力等。

头睡偏了应及时纠正

月子里的宝宝头颅骨尚未完全骨化，有一定的可塑性。当一边骨片长期承受整个头部重量的压力时，很容易导致宝宝头部睡偏。所以新手爸妈要时刻关注宝宝的睡姿，避免宝宝把头睡偏了。不过，即使在3个月以内头部睡偏了，也是可以帮助宝宝及时纠正的。但过了3个月，宝宝自己能够翻身，就不会再随意由父母改变睡姿了。

宝宝洗完澡后10分钟再喂奶

宝宝洗完澡后，血管扩张，内脏的血液供应不足，如果马上喂奶会加重肠道负担，导致血液向肠道转移，进而体温下降，宝宝会感到冷，同时也会影响营养的消化吸收。所以，宝宝洗完澡后，应该休息10分钟再开始喂奶。如果感觉宝宝很渴，可以先喂点白开水。

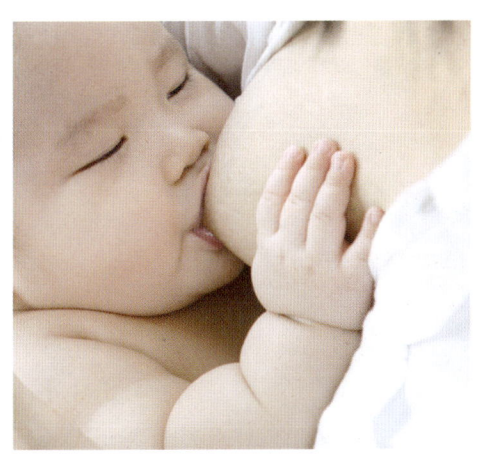

宝宝洗完澡，吃了奶很容易犯困，这时要注意保暖，避免宝宝感冒

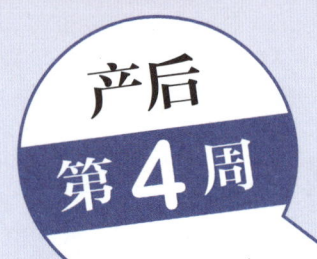

产后第4周 妈妈：可以正常洗浴了

漏奶到底是咋回事

生完宝宝后奶水不断外流，俗称"漏奶"。医学上说，漏奶是指乳房不能储存乳汁的现象。漏奶和哺乳过程中的泌乳反射、条件反射、乳房结构等有关。有些妈妈产后气血虚弱，也可能造成漏奶的情况。

泌乳反射

在乳房开始大量分泌乳汁的前几周，宝宝频繁吸奶会刺激乳房出现泌乳反射，乳房受到刺激可能发生漏奶的现象。此外，如果乳房淤积过多乳汁时也会引起泌乳反射，出现漏奶现象。

条件反射

当妈妈看到别的妈妈哺乳时，会引起自身条件发射，出现漏乳现象。

乳房结构

如果妈妈乳头位置较低，也容易出现漏奶现象。

产后气血虚弱

妈妈在分娩时耗费了大量精力，且失血过多，加上产后饮食不均衡、休息不足，容易出现气血虚弱，也会漏奶。

出现漏奶怎么办

对于避免漏奶，目前没有有效的方法。出现漏奶可以采取以下方法处理：

1. 佩戴合适的文胸，将乳房托起，让乳头位置不低于水平，能起到缓解作用。
2. 尽量避免看到会引起条件反射的情况，还可以准备干净毛巾擦拭。
3. 如果漏奶现象比较严重，应及时就医，及时治疗。

可以正常洗浴了

到了本周,妈妈的恶露大多已经结束,可以进行正常的洗浴了。但为了避免细菌侵入阴道,建议还是采取淋浴,而不是盆浴。需要注意的是,阴道部位可以用毛巾蘸温水轻柔擦洗,且洗浴后要及时擦干。

妈妈不要吃得太油腻,否则自己长肉,宝宝易腹泻

妈妈不要毫无忌讳地吃各种油腻食物,因为这样不仅容易造成产后肥胖,奶水中油脂太高,还会导致宝宝的肠胃负担加重,出现消化不良等症,因此妈妈应该均衡饮食,不但可以提高自身的体质,还能保证乳汁的营养均衡。

顺产妈妈一日食谱推荐

早餐	加餐	午餐	加餐	晚餐	加餐
红豆大米粥 肉炒胡萝卜丝	疙瘩汤	麻酱花卷 土豆烧牛肉	牛奶 燕麦饼	蔬菜饼 通草炖猪蹄	八宝饭

剖宫产妈妈一日食谱推荐

早餐	加餐	午餐	加餐	晚餐	加餐
排骨菠菜面 醋熘土豆丝	奶黄包	米饭 蒜蓉菠菜 豆浆鲫鱼汤	酸奶 玉米发糕	花卷 素炒平菇 腰花汤	绿豆芽猪肉馄饨

爸爸:给新妈妈一份"心灵鸡汤"

好好安慰新妈妈,避免产后抑郁

生宝宝是女人一生中的大事儿,分娩后也是妈妈最虚弱的时候,精神上也比较敏感,很容易产生抑郁的情绪,这时候爸爸就要好好安慰新妈妈,抚慰她不安的情绪。

月子期间,当妈妈脾气变坏,可能对爸爸不友好。这时,爸爸要好好安抚妈妈,充分表达自己对妈妈的爱和体贴。

分娩后妈妈身体虚弱,会感到身体酸痛,爸爸不妨帮妈妈做做按摩,以此来减轻疼痛带来的不适。此外,爸爸也可以时不时给妈妈准备爱心餐,让她开心。

月子餐

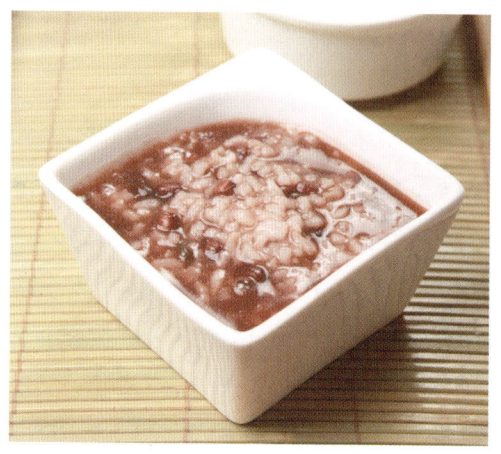

红豆大米粥

催乳、消肿

材料 大米50克，红豆30克。

做法

1. 红豆洗净，清水浸泡1小时；大米洗净。
2. 锅置火上，加入适量清水煮沸，将红豆放入锅中煮至七成熟，加入大米煮至黏稠即可。

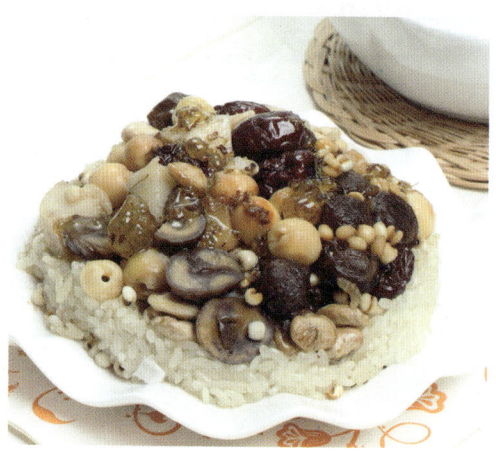

八宝饭

增强体质

材料 山药、薏米、白扁豆、莲子、桂圆、栗子各15克，红枣6枚，糯米150克。

做法

1. 山药、薏米、白扁豆、莲子、桂圆、红枣分别洗净，蒸熟；栗子煮熟，切片；糯米洗净，加水蒸熟。
2. 碗底均匀铺上蒸好的原料和栗子片，再铺上糯米饭蒸熟，倒扣盘中即可。

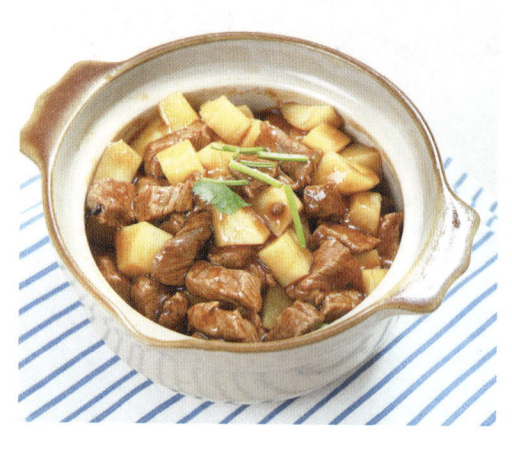

土豆烧牛肉

提高免疫力

材料 牛肉300克，土豆250克。
调料 葱丝、姜片各5克，香菜段3克，料酒、盐、白糖、酱油各适量。

做法

1. 牛肉洗净，切块，焯烫；土豆去皮，洗净，切块。
2. 锅内倒油烧热，爆香葱丝、姜片，放牛肉块、料酒、白糖、酱油炖熟，加土豆块继续炖至熟软，加入盐，撒香菜段即可。

豆浆鲫鱼汤

补虚、催乳

材料 豆浆500克，鲫鱼1条。
调料 葱段、姜片各15克，盐2克，料酒10克。

做法

1. 鲫鱼去鳞，除鳃和内脏，去掉腹内的黑膜，清洗干净。
2. 锅置火上，倒油烧至六成热，放入鲫鱼两面煎至微黄，下葱段和姜片，淋入料酒，加盖焖一会儿，倒入豆浆，加盖烧沸后转小火煮30分钟，放盐调味即可。

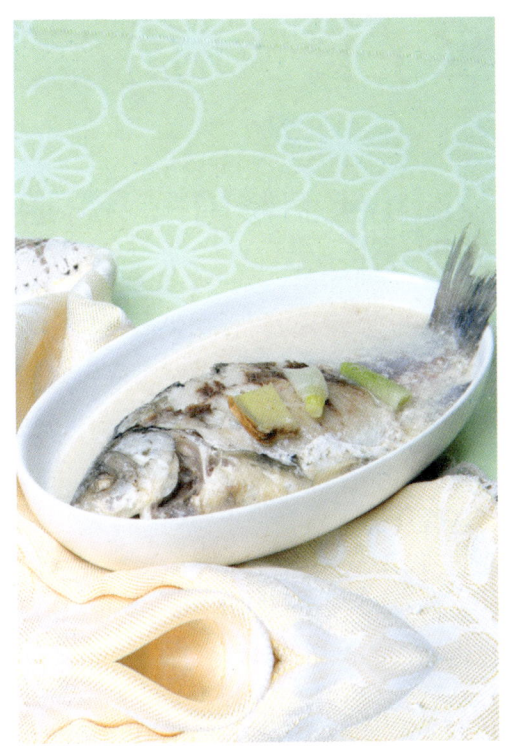

通草炖猪蹄

通乳、丰胸

材料 净猪脚500克，通草5克，枸杞子3克。
调料 盐2克，料酒10克，葱段、姜片各5克。

做法

1. 猪脚洗净，剁成小块，入沸水中焯烫去血沫，捞出备用；通草洗净。
2. 汤锅内加适量清水，放入猪脚、料酒、葱段、姜片大火煮开，慢火炖1小时，放入通草再炖1小时，加枸杞子煮10分钟，加盐调味即可。

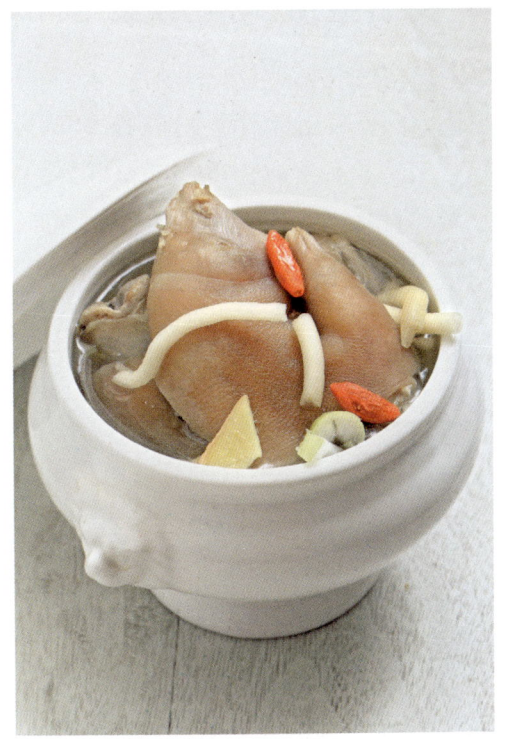

宝宝：及时给宝宝修剪指甲

及时给宝宝修剪指甲，避免抓伤自己

宝宝的指甲长得很快，很容易抓伤自己的脸。所以父母要及时给宝宝修剪指甲。可以在宝宝熟睡时或者洗完澡后安静地躺在床上时给宝宝剪指甲，要用宝宝专用指甲剪或指甲钳，剪成短而光滑为宜。

此外，宝宝的脚指甲柔软而光滑，不需要修剪得如手指甲一样短。

不要给宝宝剃满月头

一些地方在宝宝满月时，会给宝宝剃满月头，就是把胎毛全部剃掉，认为这样宝宝的头发会长得浓密。事实上，这是没有科学依据的。宝宝头发长得慢与快、粗与细、多与少，与是否剃除胎毛没有任何关系，而是与宝宝的营养状况及遗传等有关。

金牌月嫂支招

选择合适的剃头器，自己也能给宝宝理发

宝宝比较小，去理发店理发会经常哭闹，这时可以自己买个剃头器，在家里自己给宝宝理发，但要注意不要擦伤宝宝的头皮，否则会伤害宝宝头发的生长。

此外，宝宝头皮薄、嫩、抵抗力弱，在剃满月头时容易损伤皮肤，导致细菌侵入头发根破坏毛囊，影响头发生长，甚至会导致脱发。

如果宝宝头发长了，且是炎热的夏季，为防止湿疹，可以把头发剪短，但不宜剃光头。即使出了湿疹，也不要剃光，否则易引起感染。

宝宝眼泪汪汪须谨慎

一旦发现宝宝总是眼泪不止，甚至有脓性分泌物，就要带宝宝去医院就诊，如果不及时治疗可能转为泪囊炎。一般来说4~6个月是治疗的最佳时机。对于不同月龄的宝宝，治疗方法是不同的。

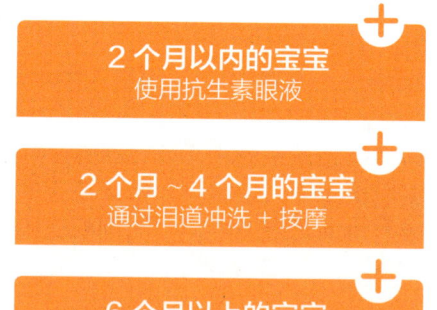

2个月以内的宝宝
使用抗生素眼液

2个月~4个月的宝宝
通过泪道冲洗＋按摩

6个月以上的宝宝
可做泪道探通，促进泪腺畅通

所以，父母平时要好好保护宝宝的眼睛。给宝宝护理眼睛时一定要将双手洗净，棉签一定要消毒后再给宝宝擦拭眼睛的分泌物等。

产后第5周 妈妈：可以出门活动了

满月发汗，祛寒排毒

中医认为"发汗法"不仅能通经活络、恢复体力，还能调节神经、扩张周围小血管、改善微循环系统，所以，通过发汗既有助于排出体内毒素，还能将体内的寒气驱除体外。所以，产妇可以通过满月发汗达到祛寒排毒、预防月子病的作用。

如何进行满月发汗

满月发汗可以去汗蒸馆，也可以在家里。在家里发汗，需要自制发汗汤。将1瓶黄酒倒入砂锅中，放入切好的姜丝、洗净的枸杞子、红枣，大火煮开，改小火熬10分钟左右即可（要是感觉姜有点辣可以适当放一些红糖）。

妈妈喝完发汗汤后，要保证全身上下除了眼睛以外的地方都要盖起来，关上门窗，不要有风。发汗时间控制在1小时即可。发汗结束后不要着急从被窝中出来，等汗落了再出来。为了防止洗澡时着凉，建议第二天再洗个热水澡。

此外，因为产妇发汗时盖得比较多，加上喝了发汗汤和房间不通风，所以要有专人陪着才可以，要随时给产妇补充水分。

如何才是发透了汗

发汗时你会感到毛孔都是张开的，感觉汗水是从身体里流出来的，好像身体里那些寒气什么的都随着汗水带出来了，而且是从胃部向着头和脚的方向发的。

天气晴朗时，可以出门活动了

如果天气温暖无风的话，妈妈可以带着宝宝到户外晒晒太阳了，既可以呼吸新鲜的空气，还能让宝宝开始认识这个大千世界。此外，外出活动还可以缓解产后抑郁。

> **宝石妈经验谈**
>
> **外出活动要带上大宝**
>
> 每次带小宝外出时，我都会带上大宝，这样大宝既可以帮助照顾小宝，还可以通过聊天、玩耍等，增强大宝和小宝之间的手足感情。

乳汁突然"少了"是咋回事

很多妈妈到产后第 5 周可能会出现乳汁突然"减少"的情况，出现这种情况的原因主要有：

1. 宝宝需求增加。此时宝宝进入快速发育期，需求量增加，妈妈就会感觉乳汁减少了。只要坚持每天固定哺乳次数，就会慢慢恢复正常。

2. 宝宝会在奶流速减慢时睡觉，而当奶量确实减少时，宝宝就会扯乳头或哭闹，所以这时乳汁突然减少，是因为宝宝行为改变导致的。妈妈可以用手指刺激一下乳头，也可以喝杯水，都会增加奶量。

顺产妈妈一日食谱推荐

早餐	加餐	午餐	加餐	晚餐	加餐
葱花饼 丝瓜虾皮粥	蒸南瓜	米饭 葱爆羊肉 薏米南瓜汤	疙瘩汤	葱花饼 木耳蒸蛋	红薯山药豆浆 玉米面发糕

剖宫产妈妈一日食谱推荐

早餐	加餐	午餐	加餐	晚餐	加餐
疙瘩汤 水晶虾仁	玉米面发糕	什锦面 栗子焖仔鸡 鲫鱼苦瓜汤	百合干贝蘑菇汤	紫菜包饭 山药羊肉汤	牛奶馒头

月子餐

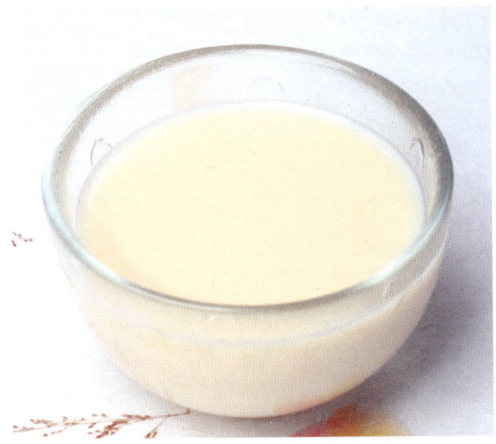

红薯山药豆浆
滋补元气

材料 红薯、山药各 15 克，黄豆 30 克，大米、小米、燕麦片各 10 克。

做法
1. 黄豆用清水浸泡 10~12 小时，洗净；大米和小米洗净；红薯、山药分别洗净，去皮、切丁。
2. 将上述食材倒入全自动豆浆机中，加水至上下水位线，煮至豆浆机提示做好，过滤即可。

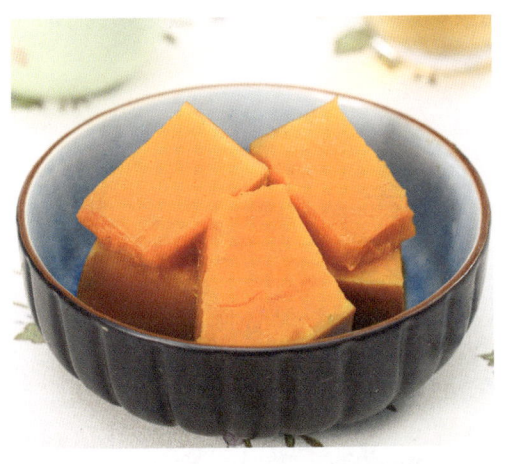

蒸南瓜
排毒瘦身

材料 南瓜 250 克。

做法
1. 南瓜洗净，去皮、子和瓤，洗净后切大块。
2. 锅中注水，水开后将南瓜上屉蒸 15 分钟即可。

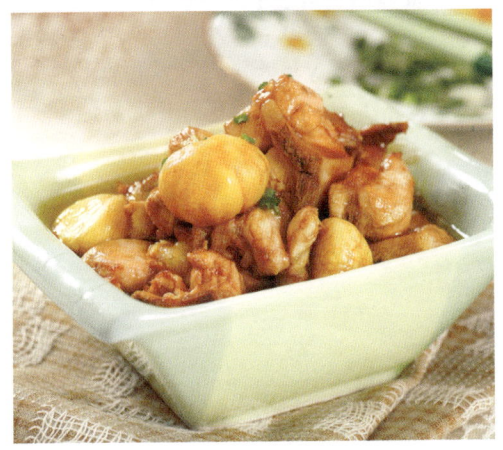

栗子焖仔鸡
滋阴补血、强身健体

材料 净仔鸡 1 只，熟栗子 50 克。
调料 酱油、料酒各 8 克，葱末、姜片、白糖各 5 克，盐 2 克。

做法
1. 净仔鸡洗净，斩块，焯透，捞出。
2. 锅内倒油烧热，爆香葱末、姜片，倒入鸡块和栗子肉翻炒均匀，加酱油、料酒、白糖炖熟，用盐调味即可。

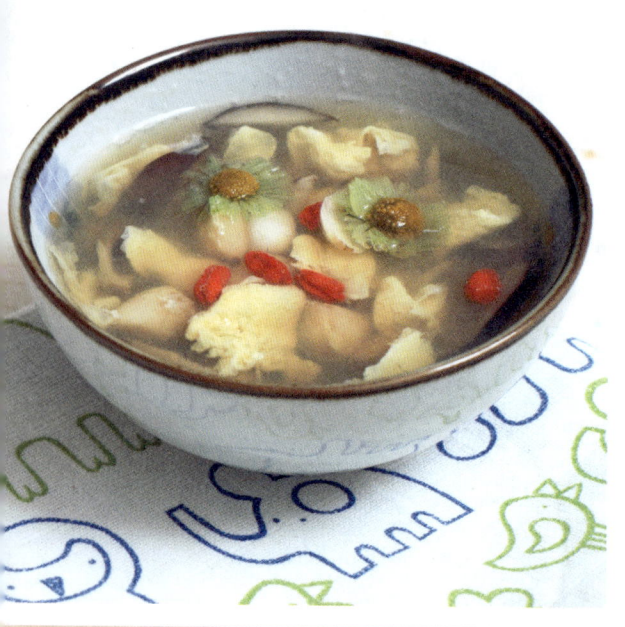

百合干贝蘑菇汤

下奶、排毒、去火

材料 干贝50克，枸杞子、干香菇各5克，鸡蛋1个，干百合、菊花各少许。
调料 盐2克，高汤适量，酱油5克。
做法
1. 干贝洗净，泡5小时，变软后取出沥干；鸡蛋打成蛋液；干香菇泡发，洗净沥干，去蒂，切丝；干百合和枸杞子洗净沥干，浸泡至变软；菊花洗净。
2. 锅内加适量水和高汤，煮沸后加干贝、香菇、百合、枸杞子煮熟，将蛋液慢慢倒入锅中打成蛋花，烧煮后放酱油和盐调味，撒上菊花即可。

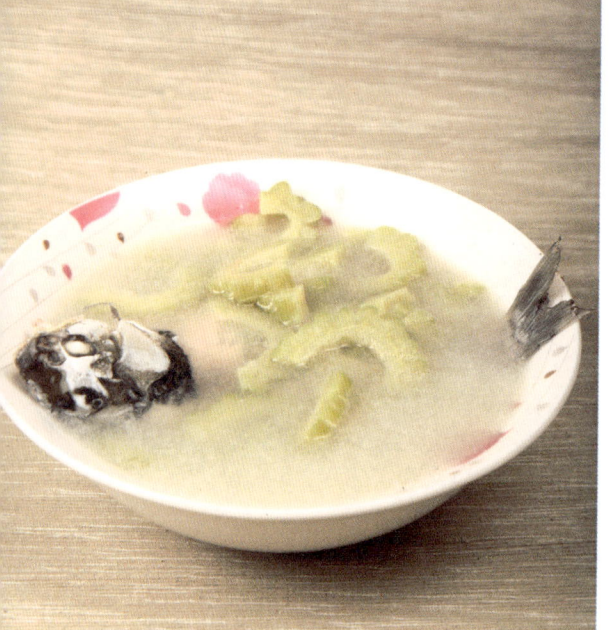

鲫鱼苦瓜汤

下奶、排毒、去火

材料 鲫鱼1条，苦瓜200克。
调料 盐2克，白糖5克，醋4克。
做法
1. 鲫鱼处理干净，入锅略煎，盛出；苦瓜洗净，去子，切片。
2. 锅置火上，倒入适量清水，放入鲫鱼煮沸，放入苦瓜片大火煮沸，加盐、白糖、醋调味，改小火煮至鱼肉熟即可。

宝宝：如何保护宝宝免受蚊虫叮咬

安纱窗、挂蚊帐最安全

任何驱蚊产品都可能让宝宝出现皮肤过敏的情况，所以在宝宝卧室安纱窗、挂蚊帐是最安全的驱蚊方法。夜里也可以准备一个电蚊拍随时消灭室内的个别蚊子。由于汗液最容易招蚊子，所以宝宝卧室尽量控制在26℃以下，可避免宝宝出汗过多。

蚊虫叮咬后巧处理

由于蚊虫叮咬后身体会释放组胺炎性物质，导致叮咬处肿胀，这是正常现象。但叮咬后情况不同，处理方法也不同。

没有起包： 用碱性皂液清洗叮咬处，可防止起包。

已经起包： 可用毛巾包冰块敷在被咬的位置，或者把湿毛巾放在冰箱冷冻后敷在叮咬处，可每2~3小时敷一次。还可以选用外用炉甘石洗剂止痒。

如果宝宝的皮肤已经被抓伤、溃破，就不要乱用药膏了，否则会加剧疼痛，也不利于溃破处的皮肤愈合。

> **马大夫爱心提醒**
>
> **过敏体质的宝宝也不要担心**
>
> 如果是过敏体质的宝宝，在去户外活动前2~3小时，可用一点抗组胺抗过敏药物，能有效预防蚊虫叮咬后皮肤肿胀。

"满月酒""百日酒"哪个好

"百日酒"比"满月酒"更适合新生宝宝。因为新生儿抵抗力较弱，如果办"满月酒"，亲戚朋友一多，宝宝很容易感染细菌、病毒，导致生病。所以建议把"满月酒"改为"百日酒"。需要注意的是，即使"百日酒"，当天也尽量不要让亲戚朋友频繁接触、亲吻宝宝等，因为细菌、病毒也可以通过手、口等进入宝宝体内。

妈妈：可以过性生活，但要注意避孕

恶露未净时绝对禁止性生活

恶露未净时绝对禁止性生活，因为阴道有出血时，标志着子宫内膜创面未愈合，过性生活会导致细菌侵入，引起产褥感染，甚至发生产后大出血。此外，在产道伤口未完全修复前过性生活，会延迟伤口的愈合，让妈妈感到伤口疼痛，还会导致伤口裂开。

"大姨妈"来了，也不影响喂奶

"大姨妈"一般在产后6~8周恢复，也有在产后一年或一年半才恢复的（因人而异）。而"大姨妈"来了，并不影响喂奶。因为奶是气血生化而成的，上行是乳汁，下行是经血。而人的气血是有限的，当妈妈来"大姨妈"时，就会导致乳汁分泌减少，过去了就会多了，但来"大姨妈"这段时间的乳汁营养是没有改变的，所以不影响喂奶。

产后42天检查莫忽视

妈妈在产后42天要进行检查，这样可以让医生准确了解自己的身体恢复情况。如果发现异常，可以及时治疗，防止留下后遗症。有些妈妈初为人母，忙得焦头烂额，抽不出时间做检查，这是不对的，因为拥有了健康的身体，才能更好地照顾宝宝。具体的检查项目依据各医院情况而定。

可以恢复性生活，但要注意避孕

这时子宫颈口基本恢复闭合状态，宫颈和盆腔、阴道的伤口也基本愈合。所以，原则上是可以过性生活了。但由于妈妈经历了分娩的疼痛，加上满腹心思都在宝宝身上，会对性生活有一些抵触情绪。

所以，产后性生活要注意节制，因为在月经恢复之前可能就有排卵了，所以要注意避孕，否则会伤害身体健康。

高龄妈妈要特别重视静养

高龄妈妈产后首先要重视静养，在产后 42 天都要在安静、空气流通的地方静养，不要过早操持家务。对顺产的高龄妈妈来说，一旦出现慢性咳嗽和便秘，一定要及时治疗。因为产后盆腔韧带松弛、盆底肌肉受伤，咳嗽时用力会造成子宫脱垂、膀胱膨出及直肠膨出，严重时甚至会引起小便失禁，不利于盆底肌肉的恢复。最好坚持做保健操，包括吸气、屏气、缩肛运动。

顺产妈妈一日食谱推荐

早餐	加餐	午餐	加餐	晚餐	加餐
红莲子燕麦粥 奶黄包	鸡蛋羹	葱香糯米卷 番茄炒山药	红薯粥	番茄鸡蛋面 果仁菠菜	排骨豆腐虾皮汤

剖宫产妈妈一日食谱推荐

早餐	加餐	午餐	加餐	晚餐	加餐
花卷 醋熘土豆丝	黄豆豆浆	南瓜米饭 竹荪金针排骨汤	芝麻牛肉馅饼	豆角焖面 蘑菇炖小鸡	蜂蜜土豆粥

爸爸：哄宝宝开心要注意安全

切忌摇晃宝宝

有些爸爸为了哄宝宝开心，就会摇晃宝宝，这种做法是不对的。因为此时宝宝的头部比较重，且头骨比较薄，颈部肌肉也没长好，当被摇晃时会发生危险。

1. 宝宝的脑部会撞击头骨壁，造成脑部损伤，甚至引起脑出血，危及生命。
2. 宝宝眼睛中的毛细血管会破裂，导致眼睛受损甚至失明。

所以，爸爸哄宝宝开心时，切记不要摇晃宝宝。

月子餐

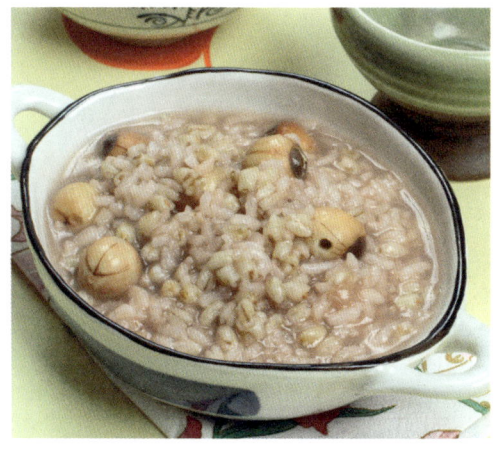

红莲子燕麦粥
防便秘、养心神

材料 水发红莲子、燕麦、大米各50克。
做法
1. 水发红莲子、燕麦、大米洗净，燕麦用清水浸泡30分钟。
2. 将莲子、燕麦和大米一起放入锅中，加适量清水用大火烧开，转小火煮20分钟，关火后再闷10分钟。

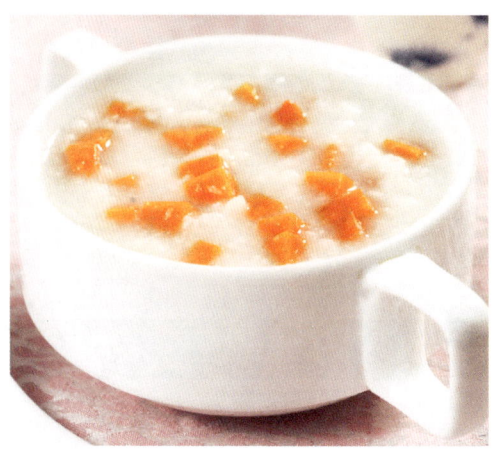

红薯粥
通便润肠、减肥瘦身

材料 大米50克，红薯75克。
做法
1. 大米洗净，加水浸泡；红薯洗干净，去皮，切小块。
2. 锅置火上，倒入适量的清水煮沸，将大米倒入其中，大火煮沸，放入红薯块，转至小火熬煮20分钟即可。

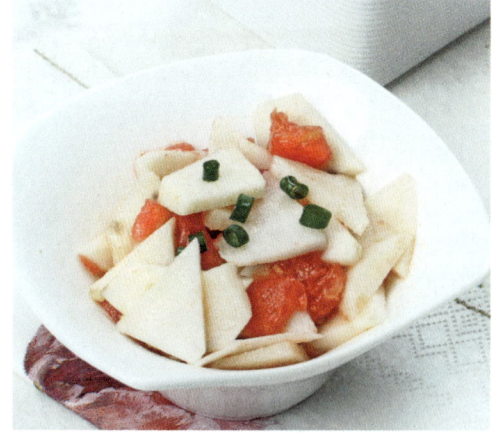

番茄炒山药
健胃消食

材料 山药200克，番茄150克。
调料 葱花、姜末各5克，盐2克。
做法
1. 山药去皮，洗净，切菱形片，沸水焯烫一下；番茄洗净，去皮，切小块。
2. 锅内倒油烧热，爆香葱花、姜末，放山药片翻炒，再加番茄块和盐，炒熟即可。

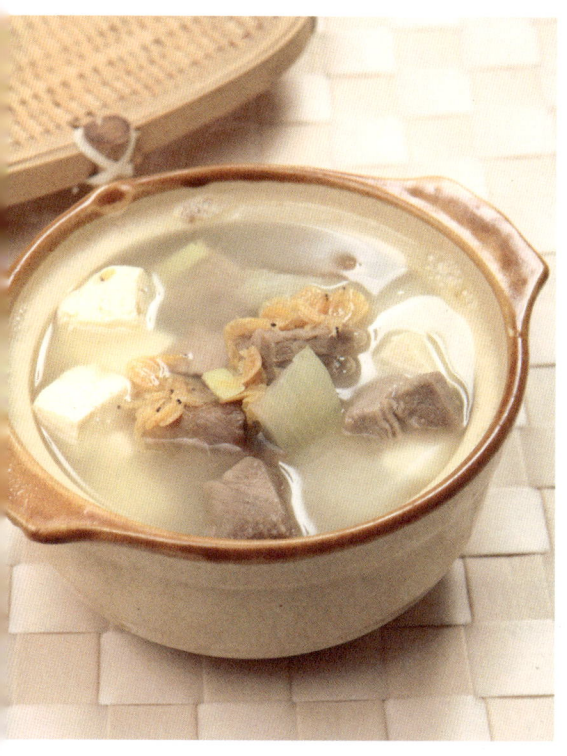

排骨豆腐虾皮汤

补钙、增强体力

材料 排骨250克,豆腐300克,虾皮5克,洋葱50克。

调料 姜片5克,料酒10克,盐1克。

做法

1. 排骨洗净,斩段,用沸水焯烫,撇去浮沫,捞出沥干水分;豆腐切块;洋葱去老皮,切块。
2. 将排骨、姜片、料酒放入砂锅内,加入适量水大火煮沸,转小火继续炖煮至七成熟,加豆腐、虾皮、洋葱块,继续小火炖煮至熟,加盐调味即可。

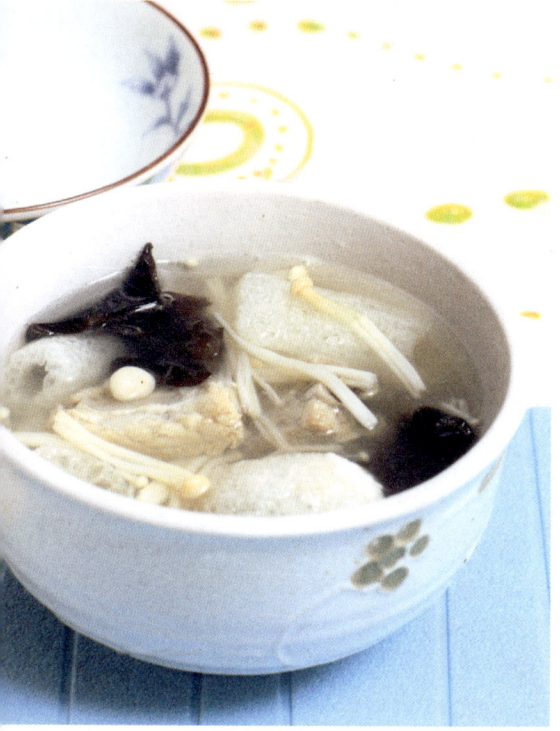

竹荪金针排骨汤

排毒、通便

材料 干木耳6克,竹荪20克,金针菇50克,排骨100克。

调料 盐少许。

做法

1. 排骨洗净,切小块,焯烫后捞出;木耳泡发好,洗净,撕成小片;竹荪发好,沥干,切小段;金针菇洗净,切段。
2. 锅置火上,倒入清水烧开,放排骨转小火熬煮1小时,加金针菇、竹荪、木耳,煮开后焖5分钟,撒盐后即可食用。

宝宝：夜啼不要过于担心

预防佝偻病，补维生素 D 很重要

维生素 D 在体内有两大作用：首先促进肠道从饮食中吸收钙和磷；其次，促使钙、磷沉着于新骨形成的位置，促进骨组织成熟。所以，对于宝宝来说，每天摄入 10 微克的维生素 D 能有效预防佝偻病。

怎样区分生理性和病理性夜啼

宝宝夜啼有生理性和病理性两种。

	致病原因	症状
生理性夜啼	生物钟颠倒所致	哭声响亮，宝宝精神状态和面色正常，食欲良好，无发热等
病理性夜啼	宝宝患有某些疾病而引起不适或痛苦	突然啼哭，哭声剧烈，尖锐或嘶哑，呈惊恐状，四肢屈曲，两手握拳，哭闹不休。有的宝宝还会出现烦躁不安、精神萎靡、面色苍白、吸吮无力甚至不吃奶

出现夜啼怎么办

如果确定宝宝没有身体上的问题，父母就不用太过焦虑，不要过分哄。1 个月的宝宝已经能够感觉到爸爸妈妈的语气。愤怒和抱怨的语气会使安静的宝宝变得烦躁、缺乏安全感。父母应心平气和地对待宝宝的哭闹，如果只是单纯哭闹，而没有其他异常，可拍拍宝宝，让他慢慢安静下来。

怎样预防夜啼

1. 让宝宝养成良好的作息规律，对生物钟颠倒的宝宝要及时进行纠正，白天不要让宝宝睡太多，晚上则要避免宝宝临睡前过度兴奋而不易入睡。

2. 宝宝的卧室内外都要保持安静，并且温度适宜。

 专题

宝宝哭声解读

类型	含义	表现	对策
健康性啼哭	妈妈，我很健康	健康的哭声抑扬顿挫，不刺耳，声音响亮，节奏感强，没有眼泪流出。每日累计啼哭时间可达2小时，一般每天4~5次，均无伴随症状。不影响饮食、睡眠及玩耍，每次哭的时间较短	如果你轻轻抚摸他，或朝他微笑，或者把他的两只小手放在腹部轻轻摇两下，宝宝就会停止啼哭
饥饿性啼哭	妈妈，我饿了，要吃奶	这样的哭声带有乞求，由小变大，很有节奏，不急不缓。当妈妈用手指触碰宝宝面颊时，宝宝会立即转过头来，并有吸吮动作，若把手拿开，不喂哺，宝宝会哭得更厉害	一旦喂奶，哭声就戛然而止。宝宝吃饱后不再哭，还会露出笑容
尿湿性啼哭	尿湿了，不舒服	强度较轻，无泪，大多在睡醒或吃奶后啼哭。哭的同时两脚乱蹬	给宝宝换上干净的尿布或纸尿裤后宝宝就不哭了
困倦性啼哭	好困，但又睡不着	啼哭呈阵发性，一声声不耐烦地号叫，这就是我们常称的"闹觉"	宝宝闹觉，常因室内人太多，声音嘈杂，空气污浊，过热。让宝宝在安静的房间躺下来，他很快就会停止啼哭，安然入睡
疼痛性啼哭	扎到我了，好痛啊	哭声比较尖利	妈妈要及时检查宝宝的被褥、衣服中有无异物，皮肤有无蚊虫咬伤
害怕性啼哭	好孤独啊，我有点害怕	哭声突然发作，刺耳，伴有间断性号叫	害怕性啼哭多由于恐惧黑暗、独处、小动物、打针吃药或突如其来的声音等。细心体贴地照顾宝宝，消除宝宝的恐惧心理
便前啼哭	我要拉便便了	宝宝感觉腹部不适，哭声低，两腿乱蹬	及时为宝宝把便

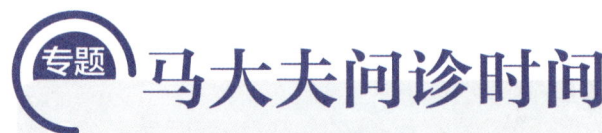

专题 马大夫问诊时间

妈妈问：月子饮食不能加盐吗？

马大夫答：实际上，除非新妈妈患有特殊疾病，如肾脏病，否则在坐月子期间没有必要刻意禁止对盐分的摄取。中医认为，产后血脉空虚，不能承受酸涩、味道重浊的食物，否则会导致血液循环不良，所以新妈妈的饮食虽然可以加盐，但切记不要加太多。只要把握低盐原则，饮食清淡，不要吃太咸、太刺激的食物即可。月子餐最重要的是让新妈妈能接受，吃得下，才能摄取其中的营养。没有盐的食物吃起来没有味道，若因此影响新妈妈的胃口，反而适得其反。

妈妈问：月子期集中进补会导致膳食不平衡吗？

马大夫答：我国传统上习惯在月子里进补，而且食物品种单调，如大量进食鸡蛋等动物性食物，蔬菜、水果等则较少选用，这样不仅不能满足身体的需要，也不利于乳汁分泌。

产后需要丰富而均衡的营养，保证产褥期食物多样化，充足而不过量，每天摄入适量蔬果，粗细、荤素、干稀搭配，有利于新妈妈健康，保证乳汁质量。

妈妈问：产后母乳喂养，新妈妈要多吃、大补吗？

马大夫答：新妈妈在妊娠和分娩过程中，体内各种营养素的储备都有消耗，因此尽快补充足够的营养素以恢复身体健康非常重要。然而，新妈妈的消化功能在产后1~2周才能逐渐恢复正常。产褥早期胃肠肌张力仍较低，肠蠕动减弱，新妈妈食欲欠佳，这时若大量进食过于油腻的食物，骤然进补，反而使身体难以接受，引起消化不良。

产褥早期建议少食多餐，以清淡、高蛋白的饮食为宜，同时注意补充水分。以后根据胃肠功能的恢复情况以及身体的需要适量进补。产后进补过量容易导致肥胖，同时会使奶水中的脂肪过多，也容易造成宝宝肥胖。

Part 2

养"走"月子病，人生不留遗憾

产后恶露不净

产后恶露不净原因

恶露是分娩后由阴道排出的分泌物,它含有胎盘剥离后的血液、黏液、坏死的蜕膜组织和细胞等物质,恶露正常量的多少以及多久才会干净,与生产方式和产妇身体状态有直接关系。

一般来说,剖宫产妈妈在开刀过程中,医生会将子宫腔内的一些血块、胎盘等清除干净,因此剖宫产妈妈的恶露大概维持2周,而顺产妈妈在产后4周左右恶露也会基本干净。但是如果产后1个月,恶露仍然带血较多,就属于恶露不净了。

子宫排出恶露的过程

产后 1~4 天	恶露呈鲜红色、量较多,有血腥味,几天后逐渐变为棕红色或粉红色
产后 10 天后	恶露会变成棕黄色或乳黄色,偶尔掺杂一点鲜红色恶露,如果量不多,无须担心

恶露不净很可能是因为产后妈妈没有休息好,引起内分泌失调,使子宫内膜增生又剥落,造成阴道出血断断续续。另外,子宫收缩不良,子宫内膜发炎,胎盘、胎膜等组织残留在子宫,不当的食补如服用过量的生化汤等,都有可能引起恶露不净。

马大夫爱心提醒

恶露异常,需及时就医

恶露是产后妈妈身体恢复情况的晴雨表,所以要学会观察自己的恶露情况,发现异常时,要及早就医。

1. 如果产后2周,恶露仍然为鲜红色且量多,伴有恶臭,会排出烂肉样或者胎膜样物,可能是子宫内残留有胎盘或胎膜,随时有大出血危险,应立即就医。

2. 产后妈妈有发热、下腹疼痛、恶露增多呈混浊、污秽的土褐色并有臭味等症状,可能是发生感染,应立即就医。

保持阴道清洁

因为有恶露排出，所以新妈妈要勤换卫生巾，保持阴道清爽。此外，要暂时停止性生活，避免感染。大小便后用温水冲洗会阴部，擦拭时一定要从前往后擦拭或直接按压拭干，并选用柔软消毒的卫生纸。

可乐妈经验谈

哪些情况需就医

月子里恶露量会因为用力或喂哺宝宝而增加，但出现恶露量太多（半小时浸湿2片卫生护垫）、血块太大或血流不止等状况，就必须咨询医生，以免发生危险。

饮食调理原则

1. 容易上火的妈妈，可以喝一些清热的果蔬汁，如藕汁、梨汁等。
2. 感觉乏力时可以喝鸡汤、桂圆汤、红枣汤等。
3. 将小米和花生一起煮粥食用，可以活血补虚，非常适合恶露不净的妈妈食用。

糯米阿胶粥

养血补血

材料 糯米60克，大米、阿胶各30克。
调料 红糖少许。
做法
1. 阿胶烊化备用；糯米、大米分别淘洗干净，放入锅中，加适量清水煮至粥熟。
2. 粥熟后放入阿胶和红糖，边煮边搅匀，煮2～3沸至红糖化即可。

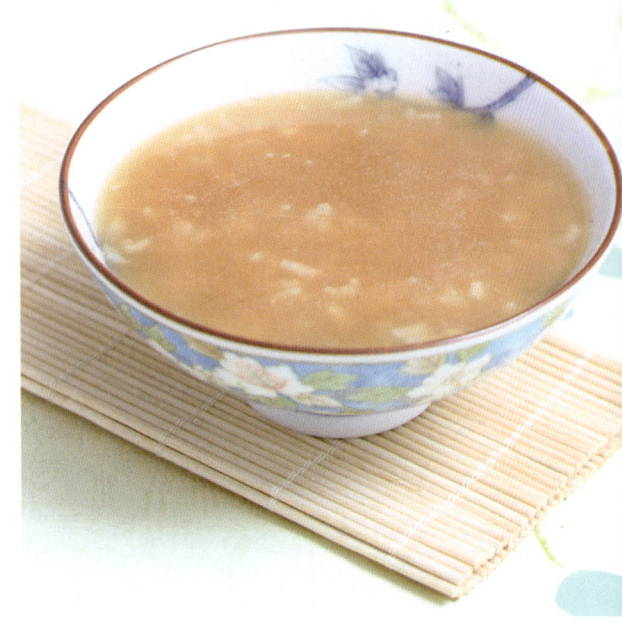

Tips
阿胶和糯米都具有补血、养血的功效，二者熬粥吃，适合产后妈妈因为失血过多导致的体虚，补血效果佳。

产后便秘

产后便秘原因

产后妈妈经常会出现便秘，可能会引起产后疼痛，甚至诱发痔疮，所以预防和调理产后便秘是非常重要的。而引起产后便秘的主要原因有以下几点：

> ① 妊娠期子宫不断增大，使腹部过度膨胀，造成产后腹直肌、盆底肌松弛，导致排便无力。另外，产后体质虚弱或手术后有伤口，都容易造成排便力量减弱。
>
> ② 月子期胃肠功能减弱，肠蠕动慢，肠内容物在肠内停留时间长，使水分过度吸收造成大便干结。
>
> ③ 月子期卧床时间多，活动量减少，影响直肠的蠕动，导致便秘。
>
> ④ 饮食结构不合理，过分注重产后补养，大鱼大肉吃得多，蔬菜、水果吃得少。

心情舒畅加速肠胃蠕动

产后妈妈要及时调整好心态，保持精神愉悦、心情舒畅，有助于肠胃功能的正常运行。因为不良的情绪可使胃酸分泌量下降，使肠胃蠕动减慢，引起便秘。所以，产后妈妈保持好心情也是缓解便秘的好办法。同时，坚持定时排便，逐渐形成排便的条件反射，也有助于缓解便秘。

适当运动，增加排便量

产后坐月子不建议久卧不动，可以做以下运动：平躺在床上，双膝屈起，双手抱膝，收缩臀部，将后背压向床面，然后放松，根据体力情况做3~5次。这样可促进肠道蠕动，缩短食物滞留在肠道的时间，并能增加排便量。

常按按天枢穴，促进排便

天枢穴可以增强肠胃蠕动的能力，促进排便。用拇指指腹按压天枢穴，同时向前挺出腹部并缓慢吸气，上身缓慢向前倾，呼气，反复做5次，效果显著。

饮食调理原则

1. 月子里多喝汤、多喝水，不仅可以帮助多产奶，还有助于软化大便。

2. 适当多吃富含膳食纤维的食物，如香蕉、番茄、白菜、萝卜、芹菜、竹笋、豆角、糙米、玉米等。膳食纤维吸水膨胀，可刺激肠道蠕动。

3. 适当增加脂肪摄入，如植物油、坚果等。因为脂肪有润肠的作用，有利于排便。另外，脂肪也有助于乳汁分泌。

4. 适量多食用易产气的食物，如洋葱、萝卜、土豆、红薯、豆类等。这些食物进入肠道，在正常细菌作用下会发酵产气，促进肠胃蠕动，加速排便。

腰果西芹
促进肠胃蠕动

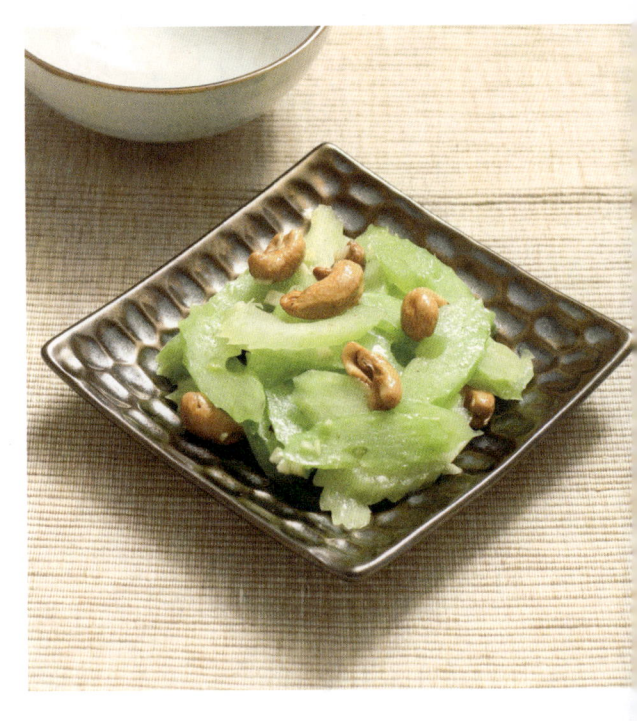

材料 西芹250克，腰果30克。
调料 葱末、蒜末各5克，盐2克。
做法
1. 西芹择洗干净，切片；腰果入油锅滑至变黄，沥油备用。
2. 油锅烧热，下葱末、蒜末煸炒出香味，倒入西芹翻炒熟，加盐，倒入腰果炒匀即可。

Tips
西芹富含膳食纤维，可以促进胃肠蠕动；腰果富含不饱和脂肪酸，有润肠的效果。二者搭配食用可以促进排便，缓解产后便秘。

产后尿失禁

产后尿失禁原因

由于生产过程中胎宝宝的胎头下降,对产妇的膀胱、尿道形成挤压移位,而这些部位周围韧带的肌肉很容易因挤压受伤撕裂,尤其是遇到产程过长或停滞的时候,更容易损伤膀胱周围的支撑组织,使新妈妈的各器官变得松弛,导致尿失禁。

提肛运动改善尿失禁

提肛运动就是有规律地往上提收肛门,然后放松,通过一提一松的运动锻炼骨盆底的肌肉,可改善尿失禁,还能促进局部血液循环,预防痔疮。

收缩、放松肛门,每次3秒,重复10次,此为一组。可以用坐位、站立、躺下三种不同的体位分别做一组,每天至少重复练习2次。

凯格尔运动锻炼骨盆肌

产后妈妈有意识地对盆底肌肉进行自主性收缩和放松训练,有助于恢复衰弱、松弛的盆底肌,有助于减轻尿失禁症状。需要注意的是,产后妈妈要根据自己的身体情况进行练习。

具体做法: 仰卧,屈膝,双脚自然踩在床上,两臂放在身体两侧。深吸气,同时抬高臀部,使背部离开床,然后慢慢呼气放下臀部,回归原位。每天150~200次。

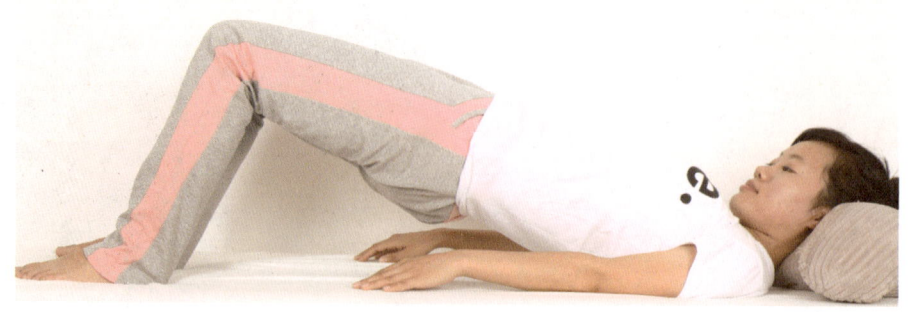

按摩小腹部，促进子宫收缩及回位

产后新妈妈可以通过按摩小腹部达到强化膀胱功能、缓解产后尿失禁的目的。

具体做法： 新妈妈仰卧床上，双手掌叠放在小腹部中央，顺时针按摩5分钟，以局部有微热感为宜，每日练习1~2次即可。

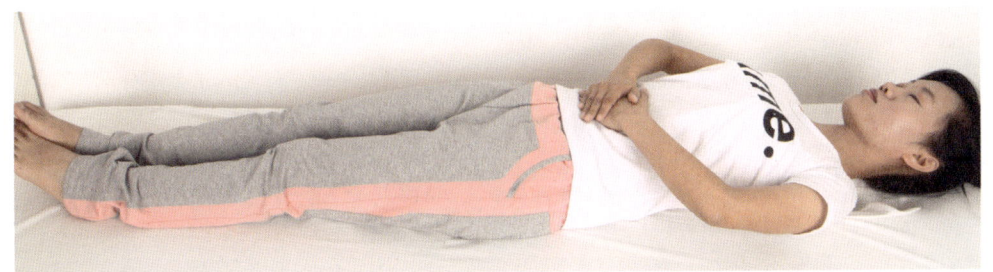

饮食调理原则

1. 多吃新鲜蔬菜、水果，以改善便秘，减轻腹压对盆底肌肉的压力，缓解尿失禁。

2. 适量吃些黄芪。黄芪有补中益气、补气升阳的作用，可益肾固精，缓解尿失禁症状。一般来说都是用黄芪做粥给新妈妈食用，效果较好。

黄芪羊肉煲

益肾补虚

材料 羊肉500克，当归、黄芪各20克。
调料 料酒10克，姜片5克，盐3克，猪骨高汤适量。

做法

1. 羊肉洗净，切成大块，焯水后捞出，用温水洗去浮沫；当归、黄芪洗净。
2. 锅内倒入适量猪骨高汤，放入料酒、姜片、当归、黄芪、羊肉块，大火烧沸后，转小火煲2个小时，加盐调味即可。

> **Tips**
> 中医认为产后尿失禁是由于"肾气不固，膀胱失约"所致，也就是说肾虚而损伤膀胱，不能控制排尿，所以补肾也是缓解产后尿失禁的一个良方。

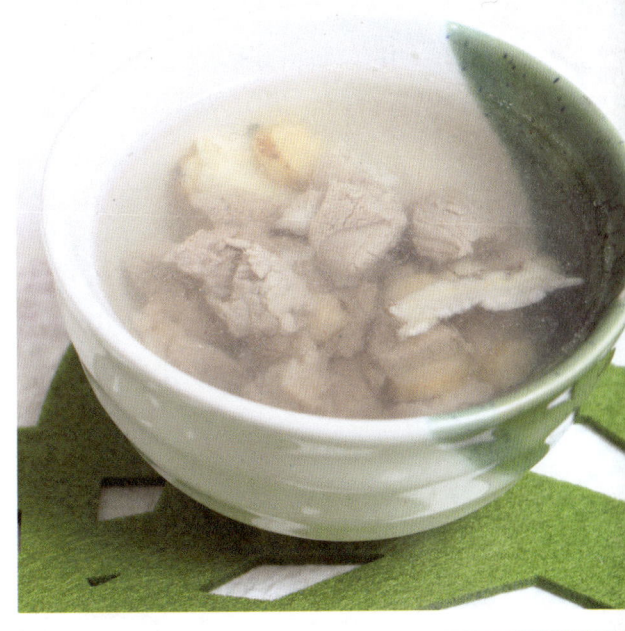

产后尿潴留

产后尿潴留原因

产妇在分娩6~8小时后甚至月子中不能正常排尿，但膀胱处于充盈状态，就有可能患上了尿潴留。造成尿潴留的原因，可能是产程太长，胎头压迫膀胱而使膀胱内膜水肿、充血，暂时失去收缩力；或者因为会阴伤口疼痛，引起尿道括约肌反射性痉挛而造成排尿困难等。

尿潴留有完全性和部分性两种，但都会影响子宫收缩，导致阴道出血量增多，还能造成产后泌尿系统感染。会给产后妈妈带来巨大的痛苦，所以需要及时治疗。

1. 完全性尿潴留 —— 自己完全不能排尿
2. 部分性尿潴留 —— 仅能解出部分尿液

开水熏会阴，促进膀胱肌收缩

在盆内放入热水，水温控制在50℃左右，然后直接蹲在水盆上，让热气充分熏到会阴部，每次5~10分钟，这种方法可以促进膀胱肌肉的收缩，有利于排尿。

但是要注意，用开水熏会阴时，要注意保持下体不要接触水盆，以免烫伤。

听流水声，促使排尿发生

产后妈妈如厕时可以打开一旁的水龙头，听听流水声，利用条件反射破坏排尿抑制，产生尿意，促进排尿发生。

金牌月嫂支招

擦开塞露也能促排尿

产后妈妈出现尿潴留后，可以在肛门处擦开塞露促进排便，促使逼尿肌收缩、内括约肌松弛而导致排尿，效果显著。这主要是利用排便促进排尿的神经反射原理。

饮食调理原则

1. 产后妈妈要多喝水、多喝汤，增加尿量，既可以预防尿潴留，还能清洁尿道。
2. 已经发生了尿潴留的妈妈，则应该少喝汤水，尽量减少膀胱负担。

产后尿道感染

产后尿道感染原因

产后妈妈身体虚弱，加上恶露处理不当、习惯性憋尿、产后导尿管不洁、阴道或子宫创伤等，容易造成尿道感染。一旦出现尿道感染要高度重视，及时治疗。

注意清理恶露

月子里妈妈恶露较多，如果处理不当，很容易导致细菌跑到阴道内，进而导致尿道感染。所以产后妈妈要注意阴道的清洁，可以每天用温水清洗外阴，减少尿道感染的机会。

选择消毒卫生护垫

月子里的护垫要选择消毒、柔软的，且要经常更换，减少病菌侵入的机会。

不要憋尿

新妈妈不要等到憋不住尿了再排，而应该有尿意立即排出。因为排尿时，尿液能将尿道和阴道口的细菌冲刷掉，具有清洁的作用，还能避免细菌的生长和繁殖。

> **金牌月嫂支招**
>
> **大便后擦拭方向由前至后**
>
> 大便后要用卫生纸从前往后擦拭，避免从后往前，这样可以避免粪便中的细菌进入外阴，引起尿道感染。条件允许的话，最好在便后用清水清洗阴道。

穿棉质、透气的内裤

内裤选择宽松、纯棉、透气性好的。还要经常换洗内裤，并在阳光下曝晒杀菌，这样可以让阴道有一个清洁的环境，避免细菌的生长和繁殖。

饮食调理原则

1. 多喝水。新妈妈尽量保证白天排尿4~6次。如果尿道感染只是偶尔发作，每天喝2000~3000毫升的水基本可以自愈。对于容易发生尿道感染的新妈妈，建议每天2~3小时就排尿一次，可预防产后尿道感染的发生。

2. 注意饮食清淡，不要吃辛辣、油腻、燥热的食物。平时可以多喝些绿豆芽汤、黄花菜汤等，对预防和缓解产后尿道感染有一定效果。

产后牙齿松动

产后牙齿松动原因

牙齿松动是一种常见的产后病。由于孕期和分娩后不注意饮食卫生，导致牙龈处聚集大量细菌并钙化形成牙石，而牙石中的细菌会分泌毒素和代谢物，腐蚀牙龈，这样牙齿慢慢失去牙龈的保护，就会出现松动的情况。另外，孕期缺钙也会导致牙齿松动。所以从孕期开始就要注意保护牙齿的健康，一旦出现牙齿松动更要引起高度的重视。

孕期和产后都要做好口腔卫生

产后妈妈要养成定期更换牙刷的习惯。因为牙刷长期使用后，会寄生大量细菌，细菌会进入牙龈里面，导致牙齿的保护膜受损，出现牙齿松动的情况。最好选择产妇专用的无氟牙膏，可以减少对口腔的刺激及磨损。

刷牙要按照正确的方式，顺着牙齿纵轴上下刷，动作要轻柔，时间以3分钟为宜，这样才能起到很好的清洁牙齿的作用，还有助于按摩牙龈。此外，饭后要注意漱口，及时清理牙缝残留的食物残渣，养成保护牙齿的好习惯。

> **马大夫爱心提醒**
>
> **注意孕期的牙齿保健**
>
> 怀孕并不会直接导致龋齿或牙周病，牙病发生的主因是孕期口腔清洁不彻底。建议从备孕开始就要注意口腔卫生，如用正确的刷牙法、用牙线去除牙菌斑的附着、定期洗牙。如果孕期出现牙周病，要告知医生已怀孕，以便医生提供最安全的治疗方法。

常叩齿，固牙齿

产后妈妈可以时常做些叩齿的运动，能改善牙周的血液循环，达到坚固牙齿的作用。具体做法：口唇轻闭，上下门牙先叩击9次，然后左侧上下牙、右侧上下牙、上下门牙各叩击9次。

饮食调理原则

1. 产后妈妈不要食用过硬的食物，避免造成牙齿的过度使用，如肉类食物要煮烂，避免吃些脆骨等不易嚼烂的食物等。可多吃些软烂的面条、馄饨、粥、汤等。

2. 奶制品让牙齿更坚固。奶制品是我们所需的钙和磷的最好来源，对坚固牙齿有益。所以妈妈应该多食用奶制品，如牛奶、酸奶等。此外，奶制品中还含有丰富的维生素D，有利于钙、磷的吸收。

南瓜牛奶汁
补钙、固齿

材料 南瓜200克，牛奶150克。
调料 蜂蜜适量。
做法
1. 南瓜洗净，去瓤，切小块，放入蒸锅中蒸熟，去皮。
2. 将熟南瓜、牛奶及适量饮用水一起放入果汁机中搅打均匀，打好后调入蜂蜜即可。

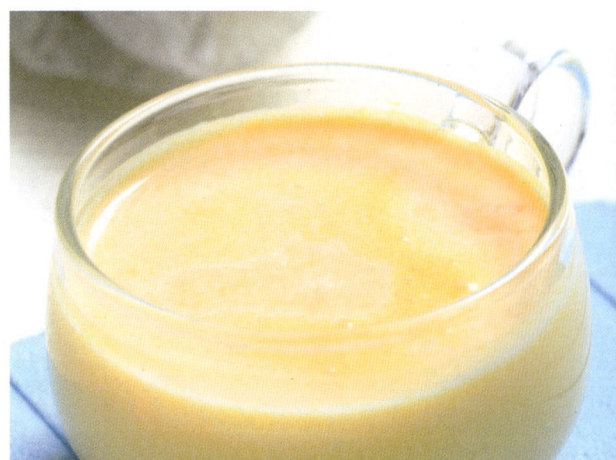

三鲜馄饨
保护牙龈

材料 馄饨皮200克，猪肉馅100克，鲜香菇、净虾仁各30克，鸡蛋1个，虾皮少许。
调料 料酒5克，香油、葱末、香葱末、香菜末各少许，盐3克。
做法
1. 虾仁切蓉；鸡蛋磕破取蛋清；香菇洗净，切末，与猪肉馅、虾蓉、葱末、姜末、蛋清、盐、料酒搅成馅料，包入馄饨皮制成馄饨生坯，下开水锅中煮熟。
2. 碗中放泡好的虾皮，放入煮好的馄饨（连汤），滴香油，撒上盐、香葱末、香菜末即可。

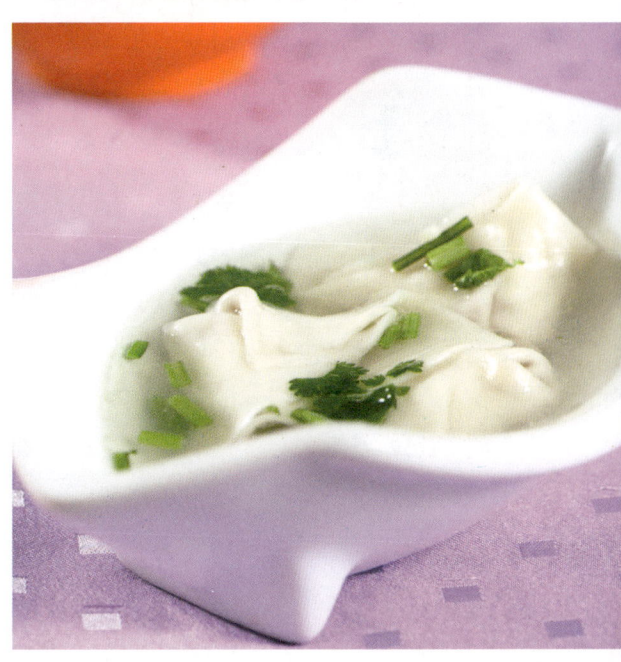

产后缺乳

产后缺乳原因

产后妈妈在哺乳时乳汁甚少或全无,不足够甚至不能喂养宝宝,称为产后缺乳。精神压力、身体素质、饮食结构、哺乳方式等都可能影响泌乳。每个妈妈缺乳的程度和情况各不相同:有的开始哺乳时缺乏,以后稍多但仍不充足;有的全无乳汁,完全不能喂乳;有的正常哺乳,突然高热后,乳汁骤少,不足以喂养宝宝。

及早开奶,母婴同室

宝宝顺利分娩后应该尽快吸吮妈妈的乳头,以获得初乳并且能刺激泌乳。这是因为,宝宝的吸吮能够刺激妈妈的乳头神经末梢,通知大脑快速分泌催乳素,从而使乳汁大量泌出。因此,建议及早开奶,当宝宝娩出断脐、擦干羊水后,就可以在产房开始哺乳。让宝宝分别吸吮双侧乳头各3~5分钟,获得初乳营养,刺激妈妈乳汁分泌。

产后如果妈妈和宝宝都没有异常情况,建议母婴同室,使妈妈及早建立泌乳、排乳的反射,这种反射建立越早越有利于下奶。同时,母婴同室还能加强亲子依附关系、增加母子感情,也能够提升母亲母乳喂养的信心。

妈妈要坚定母乳喂养的信心

对于生完孩子的妈妈们来说,喂奶就是头等大事,尤其是产后这几天都比较担心自己不下奶、奶少。这里要提醒妈妈们,坚定信心是实现母乳喂养的重要因素。如果此时妈妈奶水比较少,可以让宝宝勤吸吮,记住,宝宝的小嘴是最好的催乳剂。

> **金牌月嫂支招**
>
> **喂奶时可以喝点水**
>
> 哺乳妈妈喂奶期间常会感到口渴,这是正常的现象。建议新妈妈在喂奶期间要注意适度补充水分,或是多喝豆浆、杏仁粉茶、原味蔬菜汤等汤水,这样不仅有助于乳汁的充足,还会让乳汁更富含营养。

保持愉悦心情，开心喂奶

母乳是否充足与妈妈的心理因素及情绪、情感关系极为密切，舒畅、乐观的好心情可以促进乳汁的分泌，过度的不良精神刺激则易导致乳汁分泌出现异常。

所以，新妈妈要尽量保持不急不躁的好心情，以平和、愉快的心态面对生活中的一切，以利于乳汁的分泌，对宝宝的情绪培养也有正面作用。

饮食调理原则

1. 膳食多样化。妈妈为了能够乳汁充足，应注重营养摄入的均衡合理，每天的膳食中应包括五谷杂粮、蔬菜、水果、畜禽肉、蛋、鱼等各类食物。

2. 适量增加动物性食物，补足优质蛋白质。哺乳的妈妈应该增加总量100～150克的鱼、禽、蛋、瘦肉，可以为身体提供丰富的优质蛋白质。

3. 适量增加海产品的摄入。乳汁的脂肪酸含量与哺乳妈妈膳食摄入的种类有关，因此哺乳妈妈在饮食中适量增加海产品，如鱼、虾、海带、牡蛎等，可使乳汁中DHA、锌、碘的含量增加，有利于宝宝大脑和神经系统的发育。

4. 多喝汤水。哺乳期妈妈每天摄入的水量与乳汁的分泌密切相关，产后妈妈多喝些汤水有益于泌乳。可以搭配黄豆、花生、蘑菇煨汤。

花生猪蹄汤

促进乳汁分泌

材料 猪蹄500克，花生米50克，枸杞子5克。

调料 盐3克，料酒15克，葱段、姜片各5克，香葱段适量。

做法

1. 猪蹄洗净，剁成小块，焯水备用；花生米洗净，用清水泡半小时。
2. 汤锅加清水，放入猪蹄块、花生米以及料酒、葱段、姜片大火煮开，转小火炖2小时，加枸杞子同煮10分钟，调入盐，喝时撒上香葱段即可。

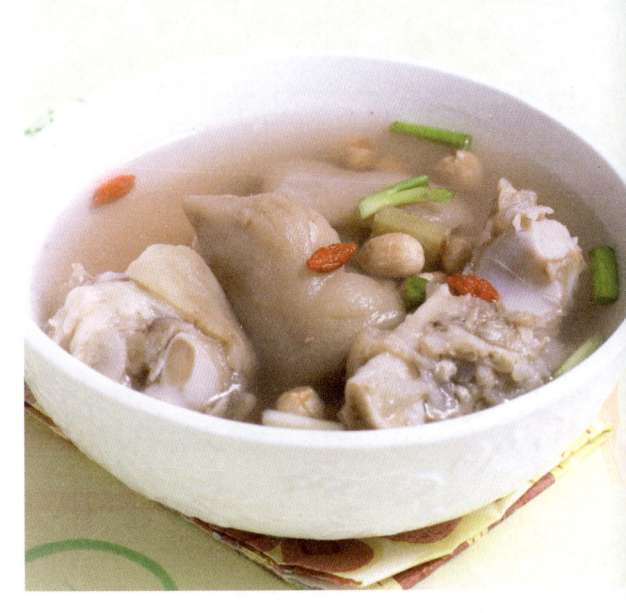

产后厌食

产后厌食原因

生产时气血、精力的消耗，不分昼夜喂奶让新妈妈不能得到充分休息，为了尽快恢复产前身材刻意减肥、不注意饮食的调养等，这些都可能造成新妈妈出现"厌"食的情况。妈妈不爱吃饭，宝宝就吃不好饭，产后妈妈的厌食会导致乳汁减少、伤口不易愈合、便秘、失眠、内分泌失调等，所以出现"厌"食时，要及时调整。

保持好心情，促进食欲

好的食欲也需要好的心情来调节，心情不好会影响胃液的分泌，导致没有食欲，即使勉强吃饭也会感觉一直堵在胃里，不消化。所以，新妈妈在照顾宝宝之余找点自己喜欢的事做，比如听音乐、看书、做运动，让自己保持平和、愉悦的心情。

适度运动，摆脱厌食

产后2周就可以做些简单的运动，产后6周可以做些轻体力的家务。饭后也可以散散步，这样可以加速肠胃的蠕动，促进消化吸收，不仅有助于摆脱厌食的困扰，还有利于睡眠和体形恢复。

按摩足三里穴，健脾和胃

用拇指指端按掐足三里穴，一掐一松，以有酸胀、发热感为度，连做36次，两侧交替进行。可以健脾和胃、促进食欲。

饮食调理原则

1. 进补要循序渐进。产后妈妈不要暴饮暴食，否则会损伤娇嫩的肠胃，出现厌食的情况。

2. 产后妈妈饮食要有规律，让肠胃适应进食节奏。食物一进入肠胃，肠胃就会适时分泌出消化酶、消化液，让食物得到充分地消化吸收，增进食欲。

扁豆糙米粥
补脾胃

材料 白扁豆25克，糙米50克。
调料 红糖适量。
做法
1. 白扁豆洗净，用清水浸泡8～10小时；糙米洗净，用清水浸泡1小时。
2. 将白扁豆、糙米一起放入锅中，加适量清水，先用大火煮开，然后转小火熬煮至熟软，用红糖调味即可。

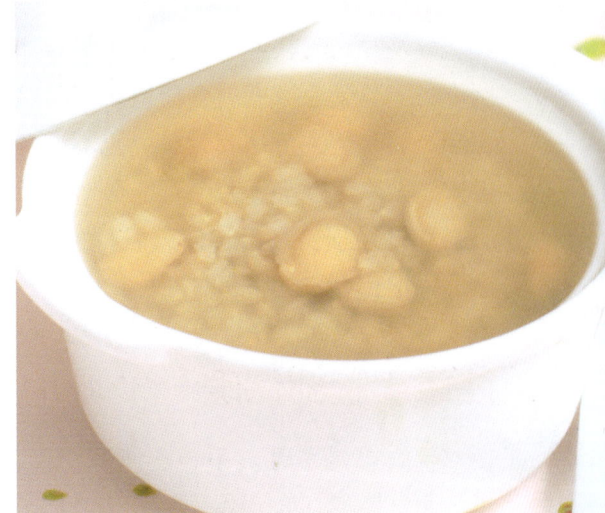

草菇炒番茄
增强食欲

材料 番茄200克，草菇150克，青椒50克。
调料 料酒、白糖各10克，水淀粉5克，盐1克，醋4克。
做法
1. 番茄洗净，去皮，切块；草菇洗净，切块，在沸水中焯熟；青椒洗净，去蒂和子，切片。
2. 锅中油烧热，放入草菇块、料酒翻炒出香味，放番茄块、青椒片翻炒至熟，加白糖、盐、醋调味，用水淀粉勾芡即可。

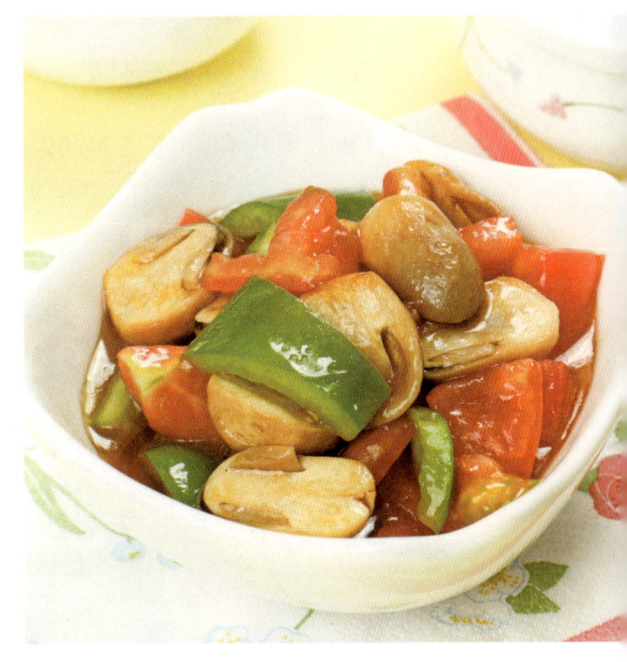

产后手腕关节痛

产后手腕关节痛原因

分娩时，皮肤毛孔和关节张开，加上产后气血两虚，一旦受凉风寒就会滞留在关节肌肉中，容易引起产后手腕关节痛。如果妈妈不注意休息，照顾宝宝、做家务过于操劳，可能会造成手指和腕部的肌腱和神经损伤，引起伸腕肌腱炎和腕管综合征，出现手指和手腕疼痛的情况。

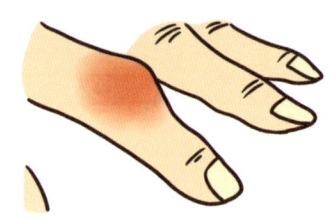

注意手腕部保暖

产后妈妈平时洗手、洗脚和洗脸注意使用温水，避免接触凉水，更不要使用凉水做家务。

照顾宝宝不要过于劳累

产后妈妈如果出现手腕、手指疼痛时，一定要注意休息，一些不是必须由妈妈来做的事情，如换尿布、洗宝宝衣服，可以让家人帮助分担。妈妈坐好月子，是为将来的健康打基础，千万不能大意。

> **金牌月嫂支招**
>
> **热姜水泡手掌和指根**
>
> 中国民间有一个缓解疼痛的小偏方，妈妈可以尝试一下：用热姜水泡手掌和指根。有助于把关节中的寒气驱走，因为姜有祛寒的作用。

饮食调理原则

1. 月子里少吃刺激性食物，避免饮酒等。
2. 饮食中适当加入姜，有助于祛寒。

产后足跟痛

产后足跟痛原因

产后妈妈本身就肾气虚弱、气血两亏,很容易受到寒凉之气的侵袭,尤其是脚后跟。如果月子期间又经常赤脚不穿袜子、穿凉拖,很容易让足后跟的气血失于温养而不流畅,导致足跟痛。另外,穿硬底鞋、高跟鞋,很容易让已经虚弱的足部肌肉不能得到休息,而导致足跟痛。

注意家居细节,预防足跟痛

预防足跟痛主要注意两点:一做好足部的保暖;二选对鞋子。

足部保暖	选对鞋子
1.穿袜子,不要赤脚。 2.穿能护住脚趾、脚后跟的家居鞋。 3.洗完脚后尽快擦干,不要晾干。	1.不管是家居鞋还是外出鞋,要选择鞋底柔软的。 2.产后3个月内不要穿高跟鞋,尽量穿舒适的平底鞋。

辰辰妈经验谈

配上合适的足后跟垫

妈妈们可以买一双硅胶的后跟垫或者全足垫,既方便又保暖。尤其是已经有足跟痛的妈妈,后跟垫能缓解走路疼痛。

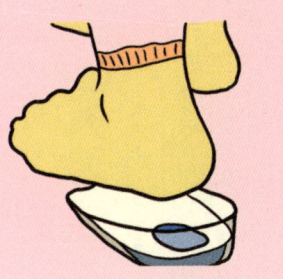

金牌月嫂支招

醋水泡脚,缓解足跟痛

取白醋1000毫升,煮沸,凉至适宜泡脚的温度,浸泡双脚,每天1~2次,每次30分钟左右,连用15天。泡脚时可以沿着脚后跟搓一搓,舒筋活络,缓解疼痛。

产后健忘

产后健忘原因

俗话说"一孕傻三年",有了宝宝后,很多妈妈会有丢三落四、认知能力下降的情况。研究显示,女性分娩后,体内雌激素会达到最低水平,大脑的记忆力也会下降,所以就会出现记忆力下降的情况。另外,宝宝出生后,妈妈要照顾宝宝,往往睡眠不足,休息不好也会导致妈妈记忆力下降。所以不用过于担心,等妈妈习惯有宝宝的生活后,产后健忘会逐渐缓解。

睡足觉给大脑缓冲的时间

因为睡眠时,大脑会把杂乱的信息进行整理归类,让人醒来时头脑清晰、有条理。所以,月子里家人尽量帮妈妈分担照顾宝宝的事情,让妈妈好好休息,睡饱觉。

经常锻炼身体

适度运动可以振奋精神,促使新妈妈的思维更有条理。所以产后不能总是卧床休息,适度运动对预防健忘有益处。

按压心俞穴,改善健忘

心俞穴有通络安神的作用,可改善健忘症状。妈妈俯卧在床上,让家人帮忙按摩,用两手手指指腹揉压穴位1~2分钟。

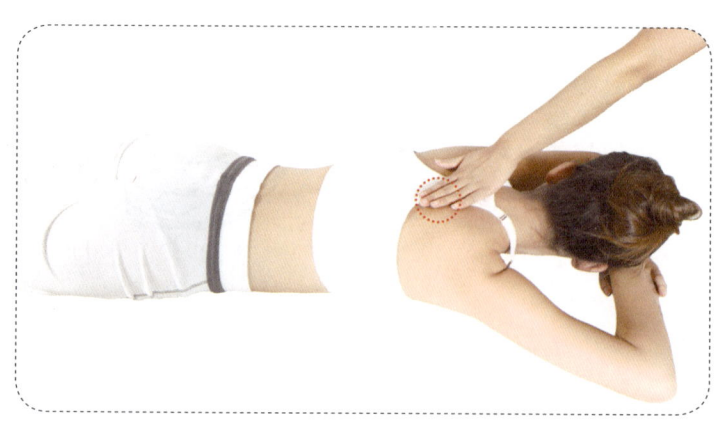

保持良好情绪

把生活和工作的压力暂时先放下,新妈妈也不必过于苛求自己,可以慢慢摸索如何照顾宝宝,多与家人沟通、吸取周围朋友养孩子经验,让自己在照顾孩子时多一份从容,始终保持良好的情绪,有利于改善产后健忘。对于一些重要的事情,可以写在备忘录上提醒自己一件件完成,避免自己因为忘记重要的事情而焦躁、自责。

饮食调理原则

平衡膳食,全面摄取谷物类、绿色蔬菜、柑橘类、坚果类、鱼类等食物,为身体提供充足的卵磷脂、B族维生素、DHA、牛磺酸、矿物质等,有助于活跃脑细胞,缓解产后健忘。

芝麻核桃粥
增强记忆力

材料 大米100克,核桃仁30克,黑芝麻20克。

调料 白糖5克。

做法

1. 核桃仁和黑芝麻各洗净,碾末;大米洗净。
2. 锅置火上,倒入适量清水烧开,加大米煮沸,改小火熬成粥,放核桃仁末、黑芝麻末煮黏稠,加白糖即可。

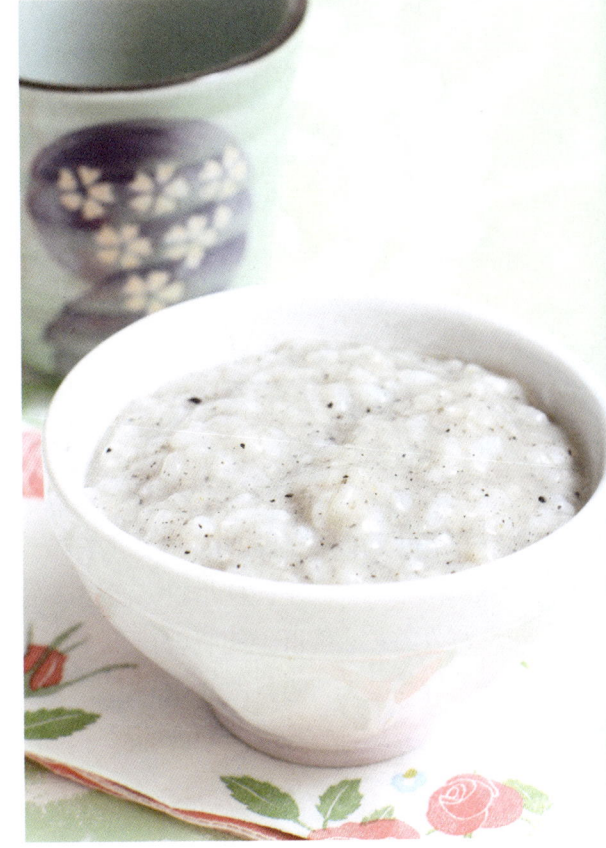

> **Tips**
> 黑芝麻也可以先入锅炒熟,待粥成后加入,这样芝麻的香味更浓,吃起来口感更好。

产后水肿

产后水肿原因

妈妈产褥期内体内水液潴留而引起下肢甚至全身水肿,称为产后水肿。中医认为,产后水肿是因为某些脏腑的功能障碍造成的,一般会涉及肺、脾和肾三脏,多为脾胃虚弱造成的水肿和肾气虚弱造成的水肿。

另外,怀孕期间孕妈妈多吃少动,脏腑功能被抑制,加上分娩后气血的伤损,导致多余的水分停留在腿部不能被代谢出去,表现为产后水肿。而孕晚期孕妈妈子宫变大,压迫下肢回流的静脉,影响了血液循环而引起水肿,坐月子期间缺乏运动,也导致水肿无法消退,变为产后水肿。

勤泡脚,促进血液循环

人体的6条主要经络,膀胱经、胃经、胆经的终止点,脾经、肝经、肾经的起始点,都在脚上。新妈妈每天晚上用稍烫一点的水泡泡脚,也等于刺激了这6条最主要的经络,有助于改善脏腑功能、促进血液循环,缓解产后水肿。

减轻腿部压力,缓解水肿

新妈妈可以通过按摩双腿来减轻水肿。具体方法:用两只手捏住小腿肚子上的肌肉,一边捏一边从中间向上下按摩,不断改变按捏的位置,重复做5次。两手一上一下握住小腿,像拧抹布一样左右拧小腿肚上的肌肉,从脚踝开始往膝盖处拧,重复做5次。两手握住小腿,大拇指按住小腿前面的腿骨,从上往下按摩,重复3次。

 **马大夫**爱心提醒

哪些情况下应及时就医

产后妈妈如果出现下肢甚至全身水肿,同时伴有心悸、气短、四肢无力、尿少等不适症状时,要及时去医院检查;剖宫产手术后,如果出现了一侧下肢水肿、疼痛,千万不要忽视,这种症状很可能是静脉血栓合并肺栓塞的先兆,是一种严重的并发症。

饮食调理原则

1. 饮食宜清淡，不要吃过咸的食物，尤其是咸菜，以防水肿加重。

2. 吃足量的蔬菜、水果。蔬菜和水果中含有人体必需的多种维生素和矿物质，能提高人体的抵抗力，加速新陈代谢，具有解毒、利尿等作用。

3. 虽然产后妈妈的饮水量不必控制，但睡前尽量不要喝水。

4. 少吃难消化和易导致胀气的食物，如油炸的糯米糕、白薯等，这些食物会引起腹胀，使血液回流不畅，加重水肿。

5. 不要吃过多补品，长期食用补品会增加肾脏负担，甚至使肾脏长期处于超负荷状态，加重水肿。

海米冬瓜

利尿消肿

材料 冬瓜400克，海米20克。
调料 葱花、姜末各5克，盐2克，料酒10克。

做法

1. 冬瓜去皮，洗净，切片，用盐腌5分钟，沥水，过油，捞出；海米用温水泡软。

2. 锅内倒油烧热，爆香葱花、姜末，加水、盐、海米、料酒翻炒，放冬瓜片烧入味即可。

> **Tips**
> 冬瓜含有充足的水分，具有清热解毒、利尿消肿等功效；海米是钙的良好来源。二者做汤，非常适合产后虚弱水肿的新妈妈食用。

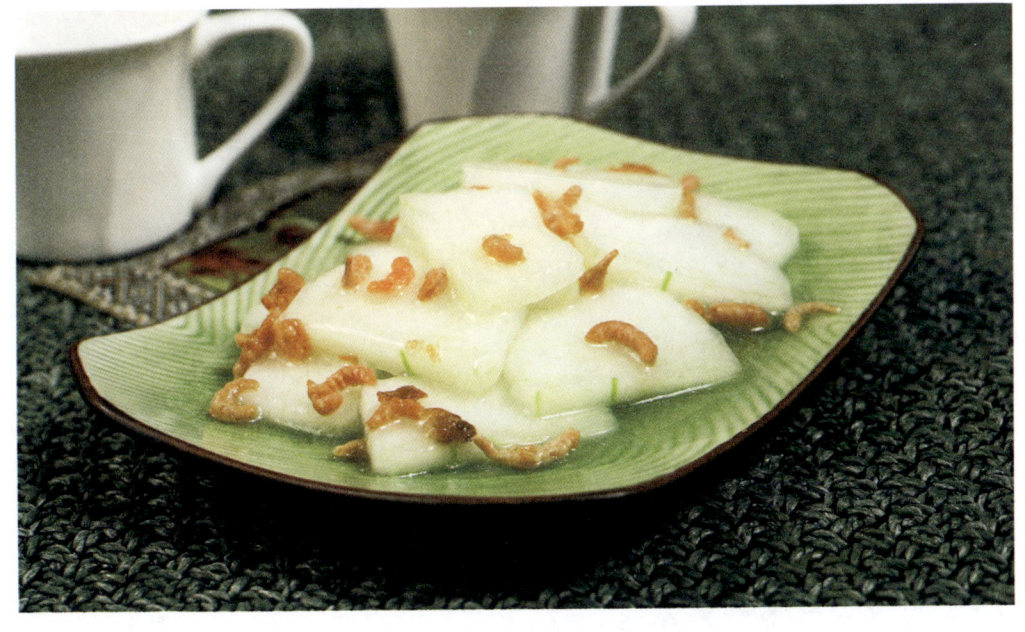

产后抑郁

产后抑郁原因

很多妈妈在产后都会出现不同程度的抑郁情绪，常表现为焦虑、紧张、烦躁、悲伤、易怒、失眠，严重的甚至有自杀倾向。造成产后抑郁的原因是多方面的，总的来说可以分为两种——生理原因和心理原因。

生理原因： 由于怀孕和分娩导致女性内分泌发生变化，尤其是产后，体内激素水平急剧变化导致产后抑郁症的发生。

心理原因： 对妈妈这个角色转换的压力，对自己是否能够当好妈妈感到不安；缺乏家人的支持和照顾等导致产后抑郁症的发生。

学会调节情绪，坦诚告诉家人实情

对产后抑郁症，妈妈首先要学会调节自己的情绪，不要勉强自己做不喜欢的事情，心情不好的时候可以听听音乐、找朋友聊聊开心的事儿、做点简单的家务分散注意力。

如果很难自己排解郁闷，就要将自己的情况如实告诉家人，及时沟通，让家人了解你最需要什么，千万不要闷在心里。勇于寻求和接受帮助，是解决产后抑郁的积极方式。

> **金牌月嫂支招**
>
> **营造舒适的环境**
>
> 干净舒适的环境会带给新妈妈好心情，能够有效减轻产后抑郁症的发生。

到户外散心转换心情

妈妈可以在家里走走，放松一下身心。身体允许的话可以到户外散散步，呼吸一下新鲜的空气，会让心情豁然开朗。

饮食调理原则

1. 中医认为,抑郁症主要为肝火旺盛、气血凝滞所致,可以多喝一些清热去火的粥,如苦瓜粥、百合枸杞粥等。

2. 多食B族维生素含量丰富的食物。B族维生素是调节身体神经系统的重要物质,也是构成神经传导的必需物质,能够有效缓解心情低落、全身疲乏、食欲缺乏等症状。鸡蛋、深绿色蔬菜、牛奶、谷类、芝麻等都是不错的选择。

3. 多吃富含钾离子的食物,如香蕉、瘦肉、坚果类、绿色蔬菜等,这些食物有利于稳定血压、情绪。

4. 多吃含维生素C的食物,如鲜枣、柑橘、木瓜、香瓜、猕猴桃,可消除紧张、安神静心,并且可以抗压。

莲子红枣银耳汤

安神解郁

材料 干银耳5克,干莲子20克,红枣10枚。
调料 冰糖适量。

做法

1. 干银耳用清水泡发,洗净,去蒂,撕成小朵;干莲子洗净,用清水泡透,去心;红枣洗净。
2. 砂锅中放入银耳、莲子、红枣,倒入没过食材3指的温水,大火煮开后转小火煮1小时,加冰糖煮至化即可。

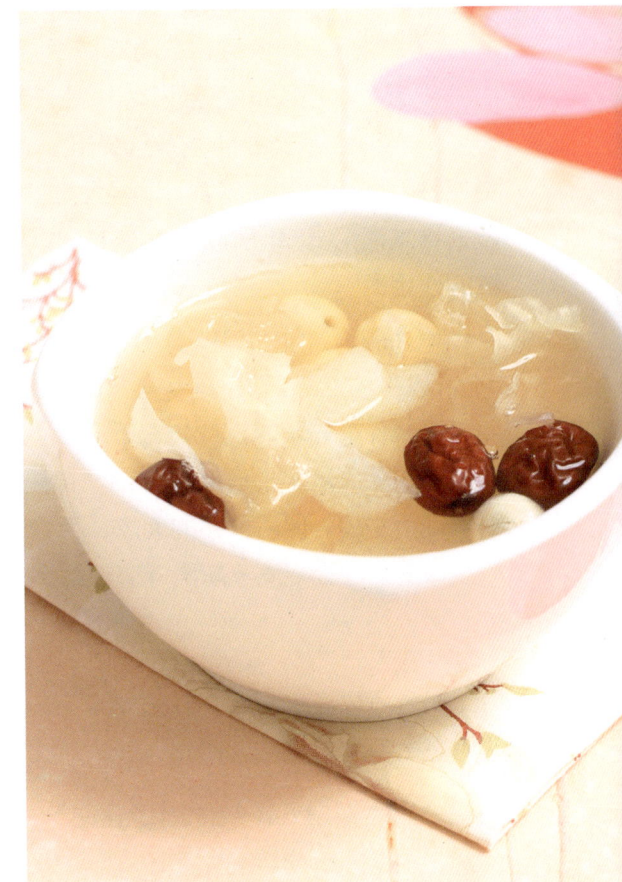

Tips
这道红枣银耳莲子汤是传统的滋补月子餐和润肤养颜佳品,还能清心除烦、安神解郁。

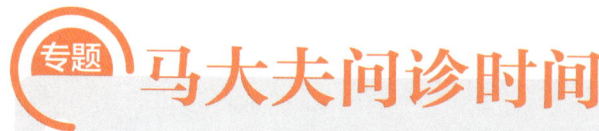

马大夫问诊时间

妈妈问：产后为什么容易中暑？

马大夫答：月子期新妈妈一般身体较为虚弱，如果炎夏坐月子，身着长衣长裤，盖被垫褥，体热无法散发出去，人体处于高温高湿的小环境，容易导致产后中暑。夏季坐月子，尤其要注意饮食的科学合理，要多吃一些营养全面、易消化的食物，预防产后中暑，还应多食新鲜蔬菜瓜果及清热解暑的食物。

除了饮食调理外，新妈妈的卧室要定时通风换气，也能预防产后中暑的情况，但不能让新妈妈吹过堂风，否则会落下月子病。

妈妈问：生完宝宝后，我得了腰椎间盘突出，怎么办？

马大夫答：孕期腹内胎宝宝不断增大，造成孕妈妈的腰椎过度前凸，尤其是孕晚期，经常保持这种姿势，从而增加了腰部的负担，为腰椎间盘突出留下隐患。产后内分泌系统还没有完全恢复，骨关节及韧带都较松弛，对腰椎的约束及支撑力量减弱，容易发生腰椎间盘突出症。日常注意保持正确的姿势，做到立如松、坐如钟、卧如弓等。饮食调理上要注意补充钙、维生素 C、维生素 E、蛋白质、镁、维生素 D 以及 B 族维生素等，以达到增强腰椎骨骼的强度、提高肌肉的力量的作用。

妈妈问：生完宝宝后，一直上火，怎么调理呢？

马大夫答：产后上火的妈妈最好不要吃清火的药，可选既滋补又有清热作用的食物。芹菜能去肝火，解肺胃郁热；莴笋清热、顺气；荸荠能缓解哺乳妈妈心烦口渴、口舌生疮、便干尿黄的现象；百合清热润肺、止咳，可以缓解妈妈咽喉肿痛、心烦口渴；绿豆能清凉解毒、清热解烦。

妈妈问：不知道怎么回事，生完宝宝后，我的皮肤特别容易过敏。

马大夫答：产后妈妈的皮肤处于脆弱期，发生皮肤过敏的概率较大，尤其是剖宫产妈妈，产后更容易出现皮肤红点、水疱等现象。产后皮肤瘙痒多出现在初产妇身上，尤其是妊娠纹的附近容易产生一些小红疹，逐渐融合成一片，慢慢蔓延到大腿。痒疹通常在产后 1~3 个月逐渐消失。

Part 3

呵护好乳房，
喂奶美丽两不误

乳房健康，才能实现母乳喂养

乳腺负责乳汁分泌

乳房是宝宝最重要的"粮仓"，它的内部结构就像一棵倒长的树，乳头是树根，一个个乳腺小叶构成树冠。每个乳腺小叶都与输乳管相连，最后汇集到通向乳头的集合导管，输送乳汁。乳腺受激素的管制，如果新妈妈经常暴饮暴食、情绪激动等会让激素水平动荡不安，大大影响乳汁分泌，甚至引起乳房病变。

不容忽视的乳房病变信号

任何病症的发生都不是突然而来的，在之前都会通过身体给人各种提示的信号，所以把学会自检当成必修课，这是及早发现乳腺疾病最简单有效的方法。

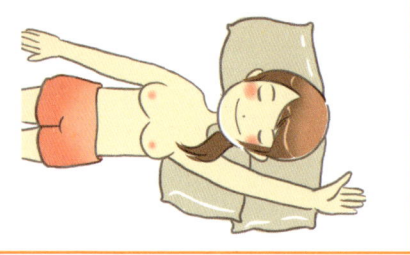

No.1 平躺在床上，裸着上身，高举左臂，左肩下垫一个小枕头，这样左侧的乳房就变得平坦了。

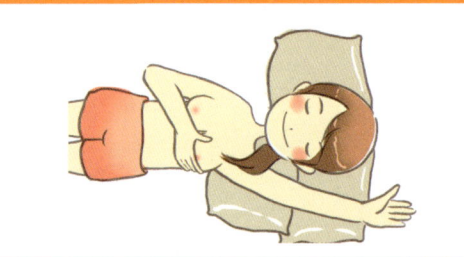

No.2 用右手食指、中指、无名指的指腹，仔细缓慢地触摸左侧乳房，按照顺时针方向从乳房外围逐渐移动检查至乳头，检查是否有硬块、肿胀、压痛感。

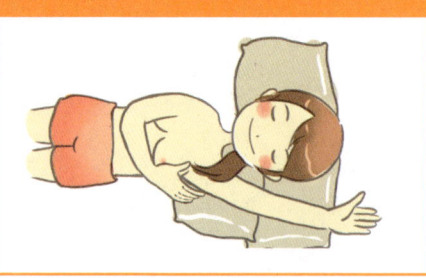

No.3 检查腋下淋巴是否有肿大。

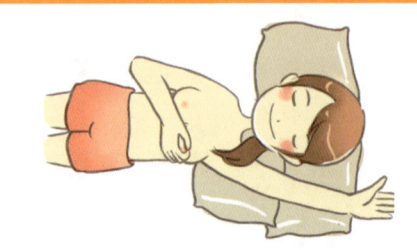

No.4 用拇指和食指轻捏乳头，看看是否有液体排出。然后用同样方法自检右侧乳房。

好心情才有好乳房、好乳汁

情绪低落容易导致乳房疼痛、肿块和增生

说乳房是女人最亲密的伙伴，一点都不假，心情的好坏乳房总能很细心地察觉到，经常忧虑、压力大、爱生气，乳房就会用疼痛、肿块和增生的方式告诉你。心情与乳房的关系，从中医角度来看，肝主疏泄，其中就包括调节心情，也就是说心情会直接影响肝，而乳房走肝经，心情也间接影响乳房。所以，想要健康乳房，保持好心情是必需的。

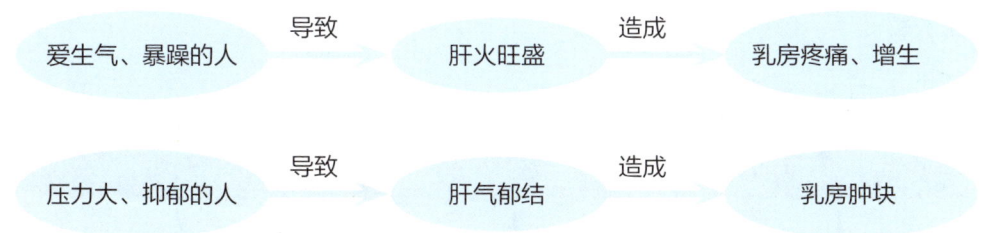

妈妈的情绪影响乳汁分泌的质和量

产后妈妈的烦躁、悲伤、忧愁等情绪是否会影响哺育宝宝呢？答案是肯定的。妈妈的任何情绪都会通过大脑皮层影响垂体的活动，而负面情绪会抑制催乳素的分泌，会让妈妈乳汁量减少。严重的心情抑郁会导致肝郁气滞，产生血瘀，不仅造成乳汁缺乏，还会让乳汁变色。由此可见，妈妈的心情关乎着乳汁的质量，宝宝喝了妈妈心情不好时产的奶，容易烦躁不安、夜晚睡眠不良、爱哭闹。

所以，妈妈要保持好心情，产快乐的奶，让宝宝吃得健康又安心。

> 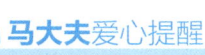马大夫爱心提醒
>
> **并不是患上乳腺增生就要吃药**
>
> 乳腺增生是女性的乳房常见病，很多女性感觉到乳房胀痛后就特别紧张地来就诊，十有八九都是乳腺增生，并无大碍，日常注意调节心情，不管是工作还是生活都要劳逸结合，多运动，定期检查就可以了。一般的乳腺增生是不需要吃药的，要注意饮食结构的调整，高脂肪食物、刺激性食物要少食。

每天乳房按摩，奶水足，双乳饱满

一定要重点看

小小按摩让胸部越来越挺

女性孕期乳腺生长，乳房内的血管也变得粗大，乳房不仅向前推高，也向两腋扩大。分娩后，支撑乳房的韧带和皮肤因为长时间拉扯很难短时间复原，再加上哺乳的影响，此时若不注意乳房的保护，乳房会下垂。

按摩乳房能够促进胸部淋巴管运输脂肪，紧实胸部肌肉，加强支撑力，让胸部越来越挺。

No.1
用一只手包住乳房。

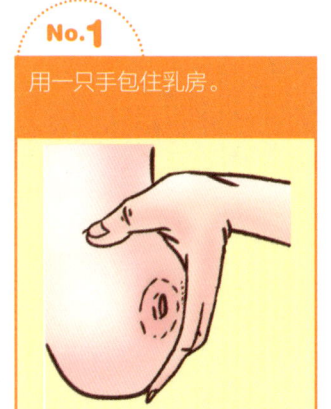

No.2
用另一只手的拇指贴在乳房的侧面，画圈，用力摩擦。

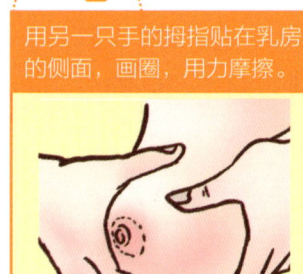

No.3
按摩时用一只手固定乳房，从下往上推。

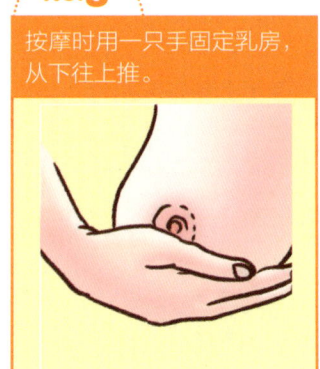

No.4
另一只手稍微弯曲，贴在支撑着乳房的手的外部，用力往上推，再放下。

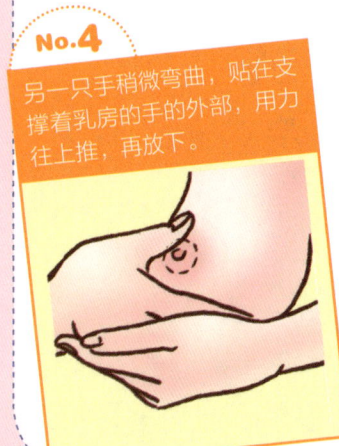

No.5
手掌放在乳房上。

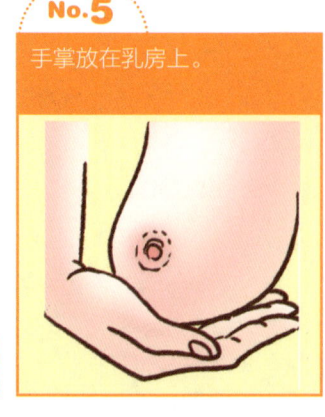

No.6
另一只手的小拇指放在乳房正下方，用力抬起。

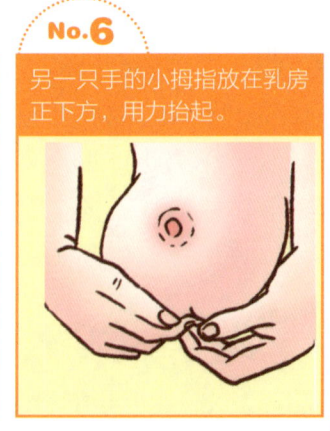

胸部健美操，让乳房"挺"起来

女性分娩后，支撑乳房的韧带和皮肤因为长时间的拉扯也很难短时间复原，再加上妈妈要哺育宝宝，此时如果不注意乳房的保护，很容易导致乳房下垂。从产后第4周开始，做这套胸部健美操可以帮助乳房恢复往日的挺拔和美丽。

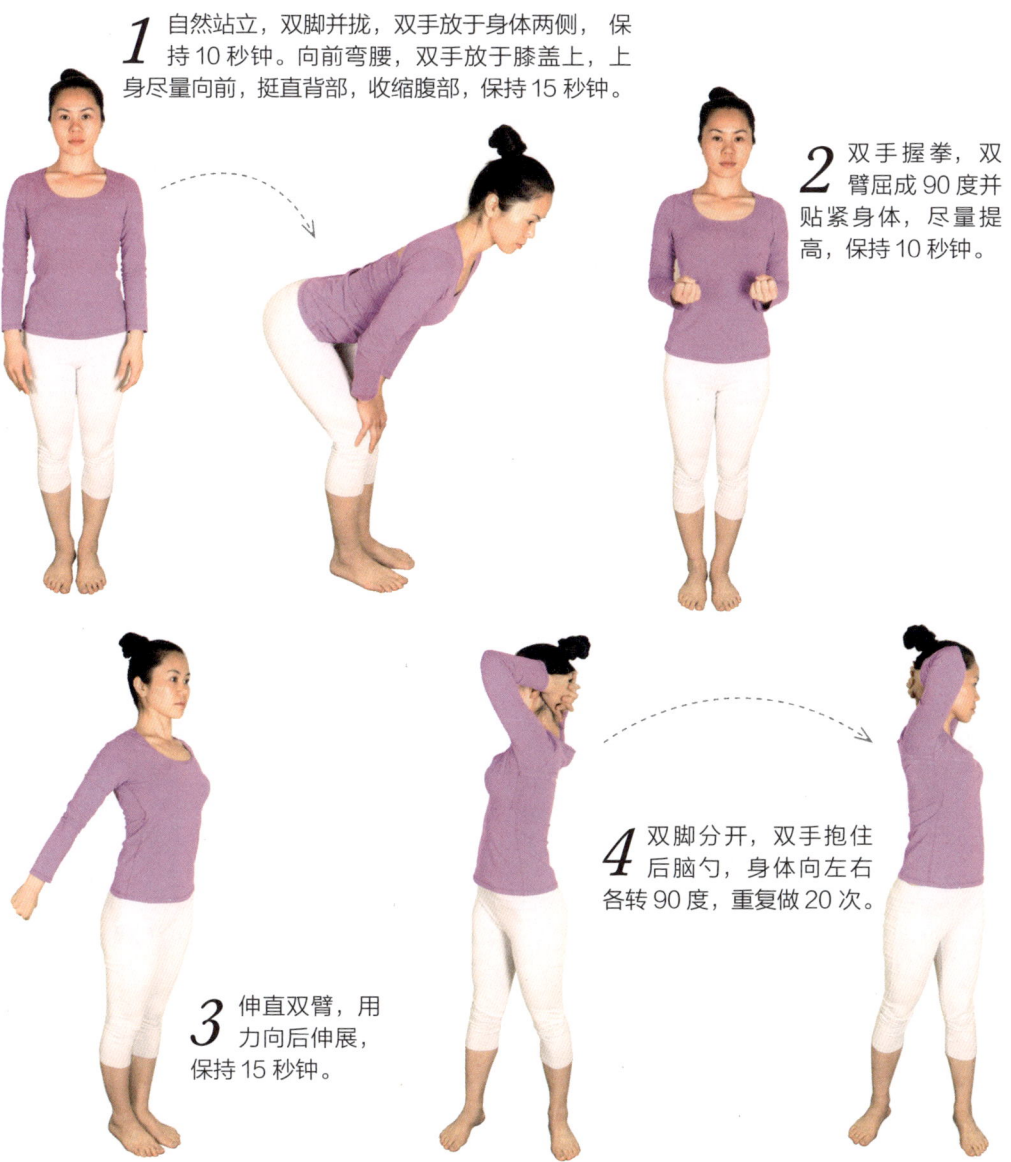

1. 自然站立，双脚并拢，双手放于身体两侧，保持10秒钟。向前弯腰，双手放于膝盖上，上身尽量向前，挺直背部，收缩腹部，保持15秒钟。

2. 双手握拳，双臂屈成90度并贴紧身体，尽量提高，保持10秒钟。

3. 伸直双臂，用力向后伸展，保持15秒钟。

4. 双脚分开，双手抱住后脑勺，身体向左右各转90度，重复做20次。

预防乳腺炎，乳房健康，宝宝吃得饱

月子期预防乳腺炎

产后乳腺炎，是发生在乳房部位的急性化脓性疾病，主要表现为患侧乳房红、肿、热、痛，局部肿块、脓肿，体温升高。急性乳腺炎是月子里的常见病，症状轻的新妈妈可以继续哺乳，但要采取积极措施促使乳汁排出，或者局部用冰敷，以减少乳汁分泌。症状严重的就必须就医了。

产后乳腺炎的病因

1.哺乳期间，很可能因为过度熟睡而错过喂奶，或是分泌的乳汁没有被宝宝吸光，以致大量的乳汁堆积在乳房里，使得乳腺被浓稠的乳汁堵住，导致乳腺炎。

2.有时候胸罩过度紧绷，睡觉时压迫，或是乳头皲裂以致乳房感染细菌，也可能造成腺管阻塞，进而导致乳腺急性发炎。

定时排空乳房

妈妈得了乳腺炎后，要及时排空乳房内的乳汁，因为没有乳汁的营养提供，可以阻止乳腺炎进一步恶化，经过一定的药物治疗很快会得到改善。

金牌月嫂支招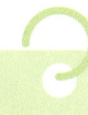

不要挤压乳房

多数乳腺炎的发病原因都是睡觉时不小心挤压造成的，为避免这种情况的发生，也为了更好地给宝宝哺乳，哺乳期妈妈要注意保护好乳房。首先，睡觉时不要俯卧，侧身而睡时切勿使乳房受压，最好是采取仰卧的姿势，因为向左或向右睡都会压迫乳房，使乳房内部软组织易受到挫伤，从而易引发乳腺炎或增生等疾病。

乳头皲裂这样护理，不影响喂奶和美观

乳头皲裂重在预防

乳头皲裂是哺乳时经常会遇到的问题之一。发生这种情况的主要原因可能是宝宝在吸乳时咬伤乳头，或是其他损伤而引起的，多发生于初产妇，所以重在预防。乳头皲裂后，轻者仅乳头表面出现裂口；重者局部渗液、渗血，日久不愈，反复发作易形成小溃疡，处理不当极易引起乳痈。

保证哺乳姿势正确

发生乳头皲裂主要是由于宝宝吸吮姿势不正确所引起的，所以，妈妈在哺乳时应尽量让宝宝吸吮住大部分乳晕，这样宝宝不仅易吸出奶，也能有效预防乳头皲裂。

软化乳晕

喂奶前，妈妈可以先挤出一些奶来，这样乳晕就会变软，方便宝宝吸吮。

乳头皲裂要谨慎护理，暂缓喂奶

如果乳头已经皲裂，可以先用损伤轻的一侧哺乳；要选透气性好、宽松的内衣，有利于空气流通，加快伤口愈合。如果乳头皲裂比较严重，应该停止喂奶24~48小时；或者使用吸奶器和乳头保护罩，不让宝宝直接接触乳头。

> **金牌月嫂支招**
>
> **出现乳头皲裂，可用云南白药加香油涂抹**
>
> 可以先用温水洗净乳头的破裂部分，取适量云南白药加少许香油调匀，涂抹在乳头皲裂处，每天3次，连续用3天。但是要记得在宝宝吃奶时用温水清洗掉。

远离产后乳头胀痛，乳房舒服，奶水足

及时疏通乳腺管，远离乳栓、乳垢堵塞

如果乳腺管开口有乳栓、乳垢，妈妈在喂奶时很容易乳头刺痛，应及时疏通乳腺管。可以通过揉、敷等手段，让乳腺管扩张、疏通，然后再利用吸奶器把里面淤积的乳汁吸出来，这样有利于疏通乳腺管。一定要把积存的奶全部吸走，否则"老奶"没吸光，"新奶"又产生，这样乳腺管就又结住了。

> **金牌月嫂支招**
>
> **让爸爸吸吮乳头是不对的**
>
> 有的家人觉得宝宝力气小，所以奶水不容易出，就让爸爸帮忙吸吮，这种方法是错误的。成人口腔有细菌，而且成人的吸吮比不上宝宝的本能，只会越吸越疼，还容易感染。

缓解乳头疼痛，看看过来人有哪些小妙招

很多新妈妈在月子期都有乳房疼痛的情况，下面看看过来人有哪些小妙招：

妙招一：热敷乳房

新妈妈可以用热毛巾热敷整个乳房。具体做法：

1. 双手叠放在一起，放在乳房上，然后双手用力向胸中央推压乳房进行按摩。
2. 将双手手指并拢放在乳根下方，振动整个乳房，然后用双手将乳房向斜向上方推压按摩。从下方托起乳房，用双手向上推压整个乳房。

妙招二：按摩乳头

1. 洗净双手，除乳房外，用肥皂水以环形擦洗至乳房基底部。
2. 然后用手托住乳房，自乳房基底部用中指和食指向乳头方向按摩，用拇指和食指揉捏乳头来增加乳头的韧性，每日2次，每次20下，可以减轻乳房疼痛。

热敷按摩整个乳房时，动作幅度要大至感到乳腺团块从胸大肌上消失为宜，但严禁乱揉捏，避免损伤乳腺。

出现乳头凹陷，坚持提拉乳头

如果新妈妈产后出现乳头凹陷的情况，可以通过下面的方法进行纠正。

方法一：按摩法

No.1 用一只手托着乳房，用另一只手以拇指、食指和中指牵拉乳头下方的乳晕，改善伸展性。

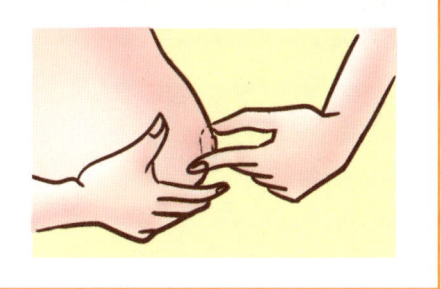

No.2 抓住乳头，往里压到感到疼痛为止。

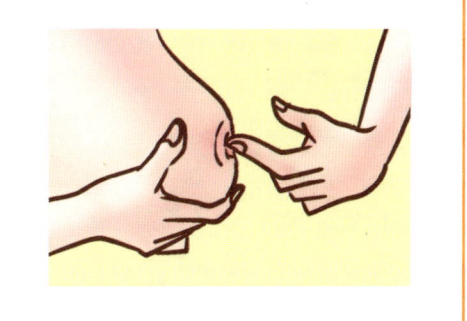

No.3 用手指拉住乳头,然后拧动,反复2~3次。

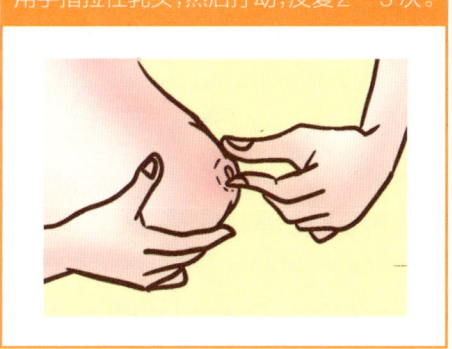

金牌月嫂支招

用一些工具来帮忙矫正乳头凹陷

如果有乳头凹陷，可擦洗后用手指牵拉，严重乳头凹陷者，可以借助乳头吸引器和矫正胸罩来矫正。使用的时候要注意，一旦发生下腹疼痛则应立即停止。有流产史的妈妈尽量避免使用这种方法刺激乳头。

方法二：摩擦法

新妈妈可用消毒纱布把乳头表面的杂质和油脂擦拭干净，一般乳头凹陷都积存脏东西，可以借助纱布的摩擦力将乳头提拉出来，但要注意用力不要过猛，要轻轻提拉。

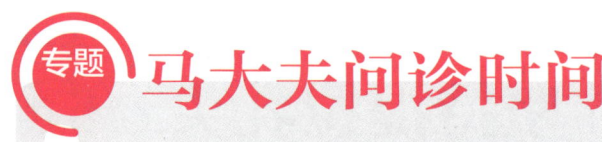

专题 马大夫问诊时间

妈妈说：我属于"太平公主"，能喂饱宝宝吗？

马大夫答：俗话说"包子好不好吃，不在褶上"，母乳是否充足跟乳房大小没有必然关系，主要是看宝宝是否有效吸吮、乳腺管是否通畅，还有妈妈的身体素质。即使是"太平公主"妈妈，只要乳房健康、身体健康，实现全母乳喂养也是完全没有问题的。

妈妈说：刚哺乳时，腹部有疼痛感，正常吗？

马大夫答：哺乳的最初几天，腹部有轻微的不适感是正常情况，这是催乳素造成的，不必太担心；另外，产后最初几天，子宫收缩以排出恶露，宝宝的吸吮会刺激子宫收缩，因此产生缩宫痛。但是如果痛感过于严重，就要及时就医。

妈妈说：产后没几天，我就出现了乳晕痒、乳头湿疹的情况，怎么办？

马大夫答：乳头湿疹是哺乳期妈妈常见的一种过敏性皮疹，乳头、乳晕、乳腺皮肤都可能会出现，会让妈妈感到非常痒，但是又不宜抓挠。此时可以将蒲公英、金银花、黄柏各 10 克煮水清洗乳房，连洗 3 天。或西瓜霜含片碾成粉用香油调成糊外涂，安全无不良反应，效果也不错。另外，日常饮食少吃腥发食物，如海鲜、火锅、羊肉等，多吃水果，多晒被子。

妈妈说：刚下奶时，胀奶是怎么回事？

马大夫答：刚下奶时出现胀奶，主要是因为血液流向乳房导致周围的乳腺组织膨胀引起的。但要区分生理性和病理性胀奶两种。

生理性胀奶主要表现为乳房不痛但有些硬，且乳腺组织较均匀，喂奶后会变松软，可以通过有规律地让宝宝吃奶，等宝宝能很好地含住乳头吃到更多的奶时，胀奶现象就会消失。

病理性胀奶主要表现为乳房疼痛，局部有硬块，出奶缓慢或宝宝吸不出来奶。此时，千万不能用吸奶器，要轻揉乳头，让宝宝多吸吮，打开乳头这个门，乳汁就会流出来了，胀奶也就不存在了。

Part 4

不错过产后运动，
身体恢复快

顺产妈妈产后第1周：尽快恢复元气

坐月子不等于卧床不动

刚生完宝宝的新妈妈身体虚弱，所以需要坐月子来充分调理身体，帮助身体复原。但是，月子期间一味地卧床休息对新妈妈也不利。不能卧床不动，也不能过早、过量运动，要劳逸结合、适当锻炼，稍有累感就躺下休息。

金牌月嫂支招

运动时要补充充足的水分

月子期妈妈身体还比较虚弱、易出汗，所以运动时要及时补水。运动前先喝点温水，运动30分钟后再补充点温水。不要喝凉白开，40℃左右的温水最适宜，不仅不会刺激肠胃，更容易让身体吸收。

哪些妈妈不宜做产后体操

产后体操不仅能让妈妈较快地恢复生理功能，又有助于减少子宫脱垂、痔疮等发生。但并不是所有妈妈产后都适宜做产后体操，有以下情况的妈妈就不适宜做操：

1. 产后体虚、发热者：盲目锻炼容易造成头晕或脱水。
2. 血压持续升高者：身体没有恢复就开始锻炼，容易造成心脏负担过大，导致产后高血压。
3. 会阴严重撕裂者：会阴未恢复前就开始锻炼，容易造成产后出血或恶露增多。
4. 剖宫产妈妈：伤口未愈合前锻炼，不利于伤口愈合和子宫的恢复。
5. 贫血者：盲目锻炼会导致产后出血或产后恶露的增多，不利于子宫的恢复。
6. 产褥感染者：容易致使感染加重。

马大夫爱心提醒

对于会阴侧切的妈妈，产后第1天不适合做缩肛运动，最好等伤口愈合后再进行运动，避免撕裂伤口。

床上小动作，促进产后恢复

呼吸运动

1 仰卧，双手枕在脑后，用鼻子缓缓吸气，感觉腹壁下陷，内脏向上牵拉。

2 慢慢呼气，恢复初始状态。

屈手、转肩、伸腕运动

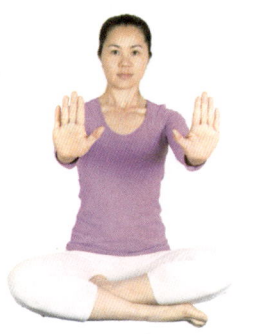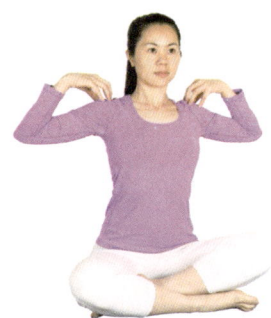

1 坐直身体，双手向前平伸，从大拇指开始依次握起，再依次打开。

2 弯曲双臂，手指触肩，肘部向外侧翻饶肩转10次，再向内侧翻转10次。

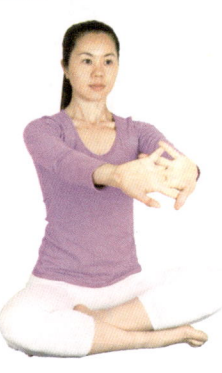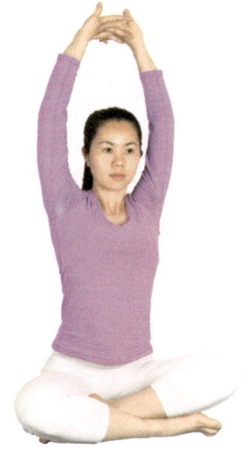

3 双手向前，手心向内十字交叉，尽力向前伸展，背部用力后拽，保持10秒。

4 保持步骤3的姿势向上抬起双臂，贴近耳朵，手掌上翻，尽力向上伸展，保持10秒，放松。

缩肛运动

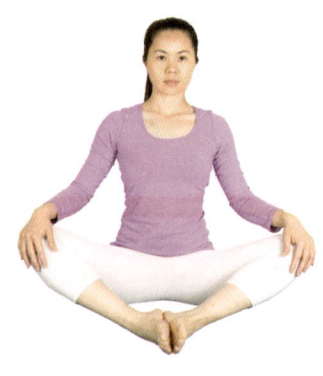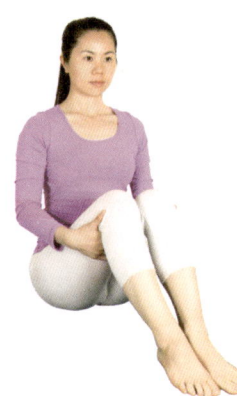

1 两膝分开，双手放在膝盖上，坐直。

2 合拢双腿同时用力收缩肛门。

顺产妈妈产后第2周：
合理控制体重

产后恢复，从监测体重开始

进入产后第2周，妈妈的身体有一定程度的恢复，这个时候注意饮食营养，保证乳汁的充分分泌，但是也要合理控制体重。

很多女性都认为产后肥胖是不可避免的事情，生完宝宝后走样的身材让很多女性选择做不婚族、丁克族，认为只要不怀孕、不生宝宝就能一直保持苗条的身材。其实，在怀孕期间平均体重增加10~12千克是健康合理的，而在生完宝宝后，只要进行适当的饮食调理，配以合理的运动等，就一定能够达到瘦身效果。

> 产后6周~6个月体重（千克）/孕前体重（千克）：
> < 1.1　正常增重，比较容易恢复好身材
> \> 1.1　产后肥胖，需要努力瘦身恢复好身材

生理结构和饮食习惯变化是产后肥胖的两个主要原因，所以在坐月子的时候就要注意膳食结构，有效进行饮食搭配。

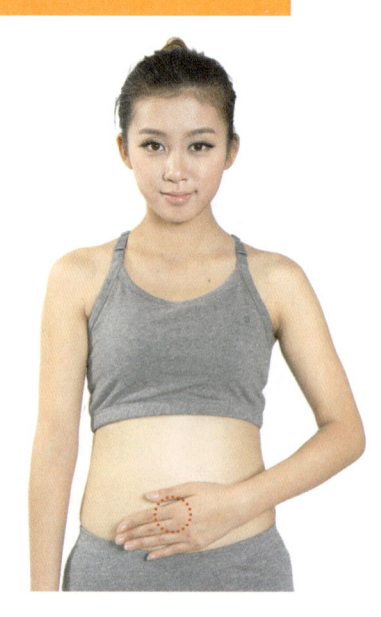

按摩腹部，促进恶露排出

平躺在床上，找到肚脐下10厘米的位置，用拇指顺时针按摩，力度要轻揉，早晚睡前按摩5分钟。腹部按摩有助于促进肠胃蠕动，帮助子宫排恶露，也可以预防子宫收缩不良引起的产后出血。

让精油瓦解腹部顽固脂肪

天然植物单方精油中，杜松精油、葡萄柚精油、柠檬精油、胡萝卜子精油、丝柏精油、德国蓝甘菊精油等都是具有显著瘦身效果的植物精油，能够瓦解腹部顽固脂肪，增强腰腹皮肤弹性，收紧腰腹部线条。

柠檬配方精油：柠檬 2 滴 + 杜松 2 滴 + 葡萄柚 3 滴 + 薄荷 1 滴 + 荷荷巴油 20 毫升
丝柏配方精油：丝柏 4 滴 + 杜松 3 滴 + 天竺葵 3 滴 + 葡萄子油 20 毫升 + 甜杏仁油 10 毫升
德国蓝甘菊配方精油：蓝甘菊 3 滴 + 胡萝卜子油 3 滴 + 月桂 2 滴 + 荷荷巴油 10 毫升

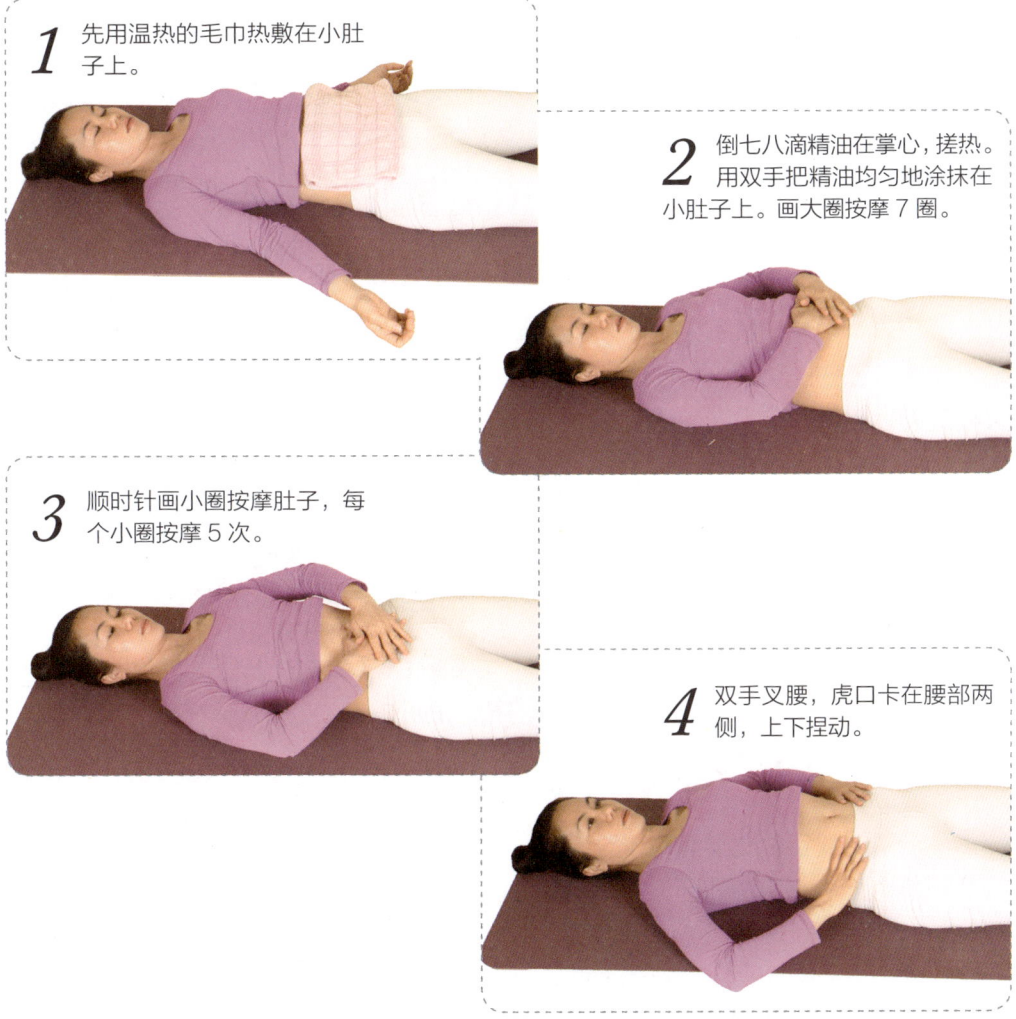

1 先用温热的毛巾热敷在小肚子上。

2 倒七八滴精油在掌心，搓热。用双手把精油均匀地涂抹在小肚子上。画大圈按摩 7 圈。

3 顺时针画小圈按摩肚子，每个小圈按摩 5 次。

4 双手叉腰，虎口卡在腰部两侧，上下捏动。

顺产妈妈产后第 3 周：
保证充足的睡眠

晨起一杯水，促进消化，瘦身又养颜

每天晨起喝一杯，可以刺激肠胃蠕动，预防便秘。清晨补水特别容易被身体吸收并输送至全身，有助于净化血液、滋润肌肤。此外，人在睡眠中，水分依然会代谢蒸发，当身体水分不足的时候，代谢率会下降，容易囤积脂肪。所以起床后喝水，可以及时补充水分，提高基础代谢率，有助减肥。

> **金牌月嫂支招**
>
> **40℃左右的温水最适宜**
>
> 晨起洗漱之前准备一杯白开水（最好是刚刚倒出来的，不要隔夜放置），洗漱完毕之后空腹小口慢慢喝下。水温以不烫口又不感到凉为宜，饮水量则以普通茶杯1杯（200～300毫升）即可。淡蜂蜜水、温的果蔬汁也是不错的选择。

充足睡眠，加速恢复好身材

产后第 3 周开始，很多新妈妈会将注意力转移到照顾宝宝上，这就使得新妈妈忽视了自己的睡眠时间和质量，进而影响了身体的恢复。因为睡眠质量直接影响新妈妈体内激素的分泌量，高质量的睡眠能增加激素的分泌，促进身体的新陈代谢，加速身体的恢复，还有利于打造易瘦体质。

好的睡眠质量标准

- 在 10～20 分钟内入睡
- 一觉到天亮，睡眠时无噩梦，偶尔醒来又能在 5 分钟内入睡
- 睡眠时做梦但早上会很快忘记
- 早上起床神清气爽、精力充沛

弯腰时不要用力过猛

新妈妈平时在拿取物品的时候，特别是提物、举高、弯腰捡东西的时候，注意动作不要过猛，避免拉伤腰部肌肉。腰部不适，在抱宝宝的时候尽量用手臂和腿的力量，腰部少用力；捡东西的时候不要猛然弯腰，最好先双腿前后分开，下蹲，保持重心稳定的同时也分散腰部用力。

一个健身球帮助矫正骨盆

分娩后，新妈妈会分泌一种特殊的激素使骨盆变宽，因此，新妈妈需要及时矫正骨盆，有利于身体的塑形。

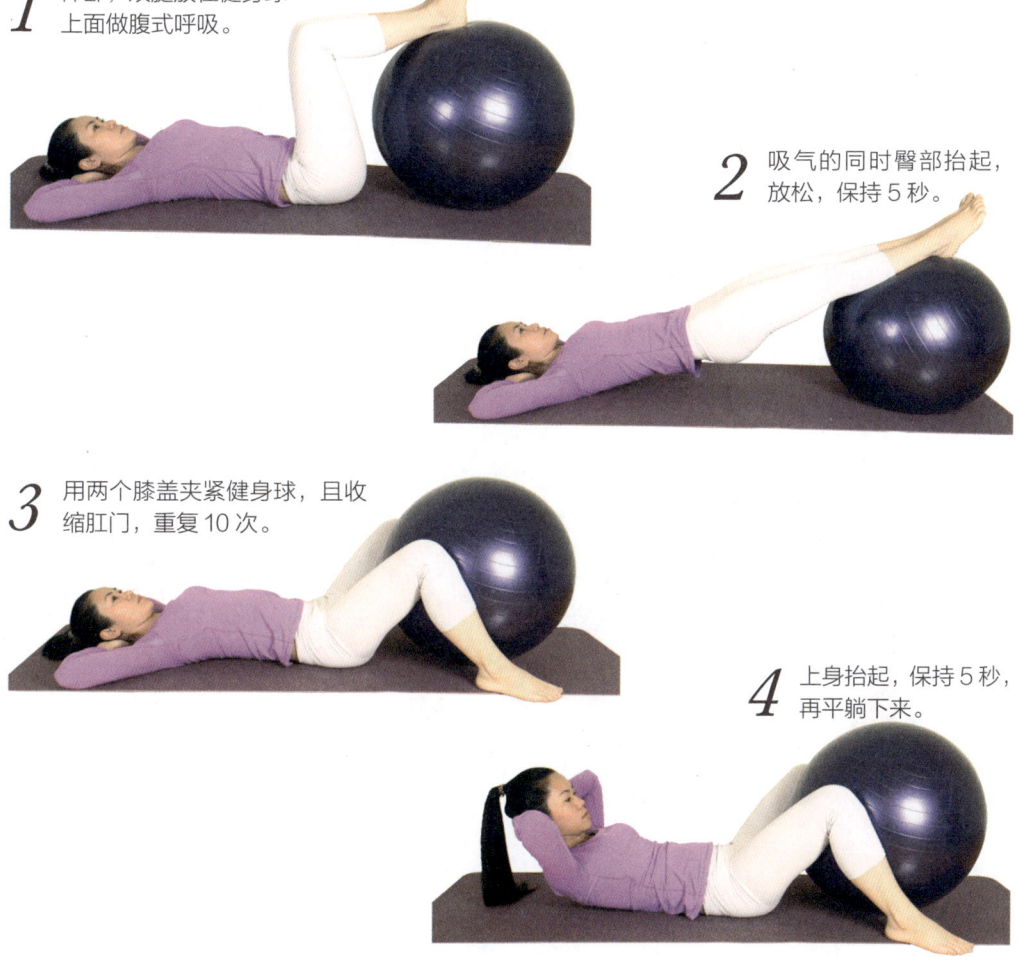

1. 仰卧，双腿放在健身球上面做腹式呼吸。
2. 吸气的同时臀部抬起，放松，保持5秒。
3. 用两个膝盖夹紧健身球，且收缩肛门，重复10次。
4. 上身抬起，保持5秒，再平躺下来。

顺产妈妈产后第4周：适当增加运动量

此时可适当增加运动量

经过了4周的恢复，妈妈的身体恢复得差不多了，在医生许可的情况下可以适当增加一些运动量，但要注意一个前提：不感到劳累。运动时不要过于疲劳，运动量和幅度都不要太大，最好在专业产后护理人员的指导下进行。一般来说，每天运动15分钟，运动量可视身体情况而逐渐加大，并慢慢建立固定的运动习惯。

散步瘦身两不误

俗话说"饭后百步走，活到九十九"，其实不仅是饭后散步可以养生长寿，同时也是一种减肥的好方法。散步有助于增强参与体内脂肪代谢的脂蛋白脂肪酶活性，从而刺激身体的新陈代谢。而且，一边走一边做些小动作，更有利于减肥瘦身。

边走边收腹： 走路的时候稍微收紧腹部，不仅可以使走姿优雅，还可以消耗更多热量，有利于塑造体形。

边走边拍打小腹： 双手握空拳，轮流轻击小腹，有助于激活腹部脂肪，帮助加速腹部脂肪的分解、消耗，久而久之肥肥的小肚子就日益萎缩了。

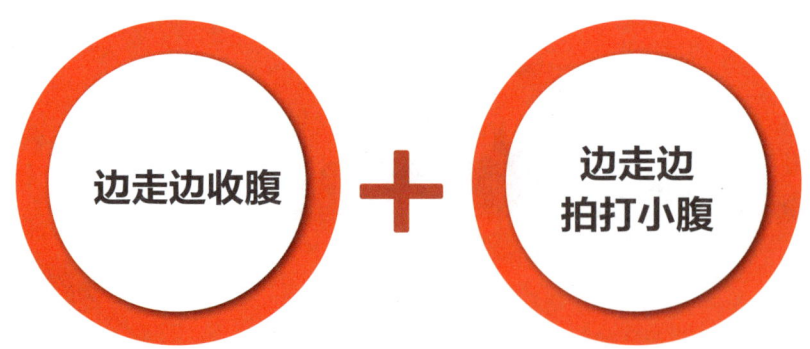

需要提醒的是，饭后不要立刻就开始散步，最好在饭后休息10~15分钟，再开始散步。

做做颈部运动，缓解哺乳引起的颈部酸痛

妈妈生产时体内会分泌松弛素，导致全身关节部位肌肉松弛，关节的保护作用减弱，加上长时间低头喂宝宝吃奶，很容易引起哺乳期妈妈颈部酸痛。颈部运动可以帮助锻炼颈部肌肉，缓解酸痛。

仰卧在瑜伽垫上，双肩着地，双手平枕在脑后，颈部向右转，然后再向左转，根据自己的身体情况重复动作。做此运动时要选在地板或者较硬的床上进行，否则难以达到锻炼效果。

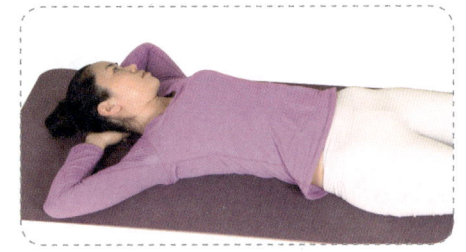

双臂运动，预防肩部疼痛

新妈妈抱宝宝的时间比较长，容易造成双臂和肩膀疲劳，导致疼痛。多做些双臂运动，有助于促进血液循环，缓解疲劳。

平躺在床上，掌心向上双臂自然伸展，双肩成一条直线。双臂伸直，不要屈肘，抬至胸前正上方，然后双手稍用力合拢。重复动作，每次10分钟左右。

> **金牌月嫂支招**
>
> **有些小动作，随时都可以做**
>
> 瘦身运动不一定非要抽出专门的时间，日常生活中随时都可以锻炼。适当洗洗衣服、收拾屋子，久坐后站一会做做提肛运动，也可以用脚尖站立，绷紧腿部和臀部肌肉，或者在屋里走几圈。上下电梯时，可以将头、背、臀、脚跟紧贴电梯壁站直，别小看乘电梯的这几分钟，养成习惯会让身体挺拔、优美。

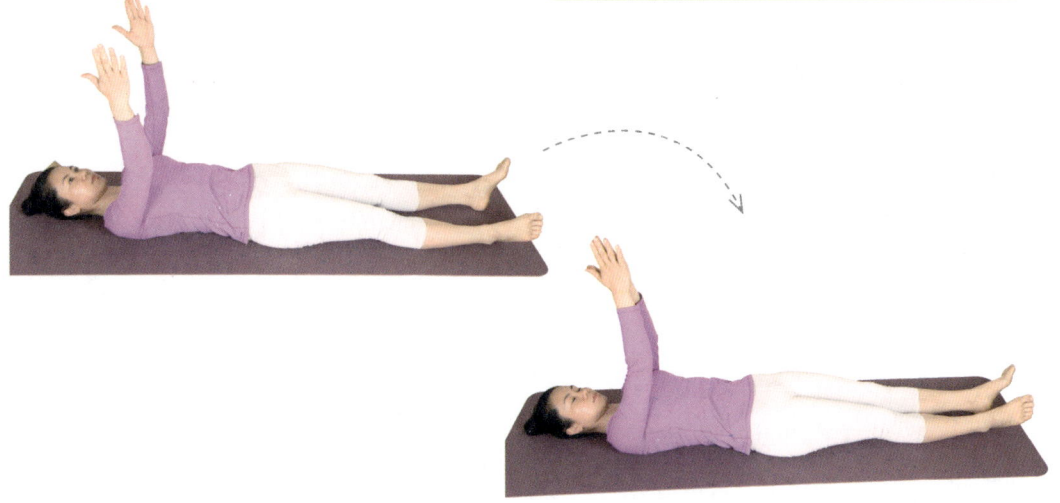

顺产妈妈产后第 5 周：
做些简单家务

做中等强度运动，避免高强度运动

进入产后第 5 周，身体也进一步复原，但此时仍不建议做高强度运动。因为妈妈自胎盘娩出到全身器官恢复正常状态大约需要 6 周时间，这 42 天是真正意义上的月子期。所以，本周的瘦身运动要保持在中等强度，避免高强度对身体造成损伤。

做些家务也能瘦身

妈妈还处于哺乳期，不能通过节食瘦身，当然更要远离各种减肥药，因此对于妈妈来说，通过各种日常活动来增加身体热量的消耗就是最好的方式。

每天不用刻意运动，只需要做一些日常的家务活动，如收拾厨房、擦桌子、擦地、熨衣服等，对身体热量的消耗也是很可观的。让家里干净的同时，人也瘦了，何乐而不为呢？

> **金牌月嫂支招**
>
> **扮靓自己，也有助于瘦身**
>
> 有些妈妈把时间都放在了照顾宝宝上，或是认为自己处于产后的特殊阶段，每天待在家中，没有必要好好打扮自己，虽说不至于蓬头垢面，但是相比孕前的靓丽还是差了很多。
>
> 建议妈妈不妨每天花点时间来打扮自己，比如，好好梳梳头，弄个漂亮的发型；好好洗个脸，做个脸部 SPA……这样做不仅增加身体的活动量，同时一个美丽的自己也会带来好心情，促进自己对瘦身的欲望。

蹬腿运动，让腿部重新变修长

双腿交替蹬腿，可以促进血液循环，缓解腿部疲劳，消除腿部赘肉，让妈妈再次拥有修长的双腿。下面为妈妈们介绍两种交替蹬腿的方法：

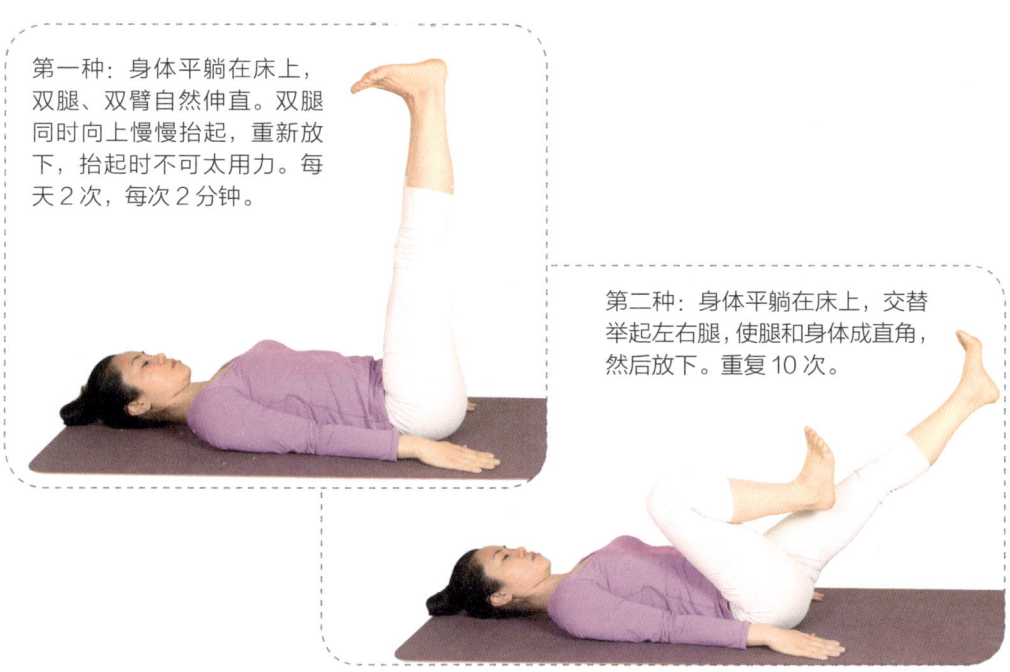

第一种:身体平躺在床上,双腿、双臂自然伸直。双腿同时向上慢慢抬起,重新放下,抬起时不可太用力。每天2次,每次2分钟。

第二种:身体平躺在床上,交替举起左右腿,使腿和身体成直角,然后放下。重复10次。

运动后做些放松动作

运动后做些放松动作,可以加速全身血流的重新分配,促进肌肉中乳酸的消除和利用,减少肌肉的延迟性酸痛,有助于消除疲劳,也是预防损伤的重要手段。

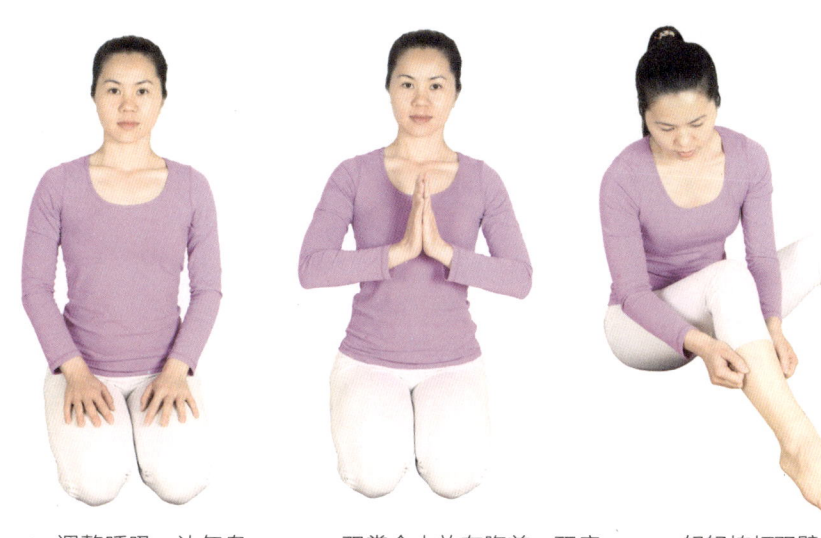

1 调整呼吸,让气息均匀。

2 双掌合十放在胸前,双肩成一条直线,放松身体。

3 轻轻拍打双臂、双腿,舒缓身体,防止运动后肌肉酸痛。

顺产妈妈产后第 6 周：瘦身的黄金期

产后第 6 周是瘦身的黄金期

产后第 6 周至半年是妈妈瘦身、恢复身材的黄金时期，因为这段时间妈妈的身体基本恢复到孕前状态，而且因为孕产而囤积的脂肪还不顽固，比较容易甩掉，所以要抓住这个瘦身时机，轻松摆脱脂肪。

哺乳是最好的减肥方式

虽然这个阶段，妈妈可以通过加强运动和控制饮食来减肥，但是哺乳仍然是最佳的减肥方法。研究发现，哺乳期女性每制造 100 毫升的乳汁，平均需消耗 60～70 千卡的热量。哺乳期妈妈每天制造乳汁的同时也是在消耗热量。

高龄妈妈不可忽视产后瘦身

医学界认为生产时年满 35 岁的女性就属于高龄产妇了。其实，女性过了 30 岁再怀孕体重更容易增加，而且生理功能也处于下滑的趋势，新陈代谢速度变缓，很容易导致产后肥胖。如果错过恢复身材的最佳时期，产后瘦身将很困难，还可能患上糖尿病、高血压等病症。

金牌月嫂支招

产后瑜伽好处多

瑜伽是一项很好的帮助身体恢复的锻炼，有计划的适度的瑜伽锻炼，对身体和心理都有诸多好处。
1. 改善血液循环，恢复皮肤弹性。
2. 减少脂肪囤积，帮助恢复体形。
3. 强健腹部及骨盆肌肉，增强骨盆内器官的支撑力量。
4. 舒缓心情，预防和缓解产后抑郁。

虎式瑜伽，让臀部翘起来

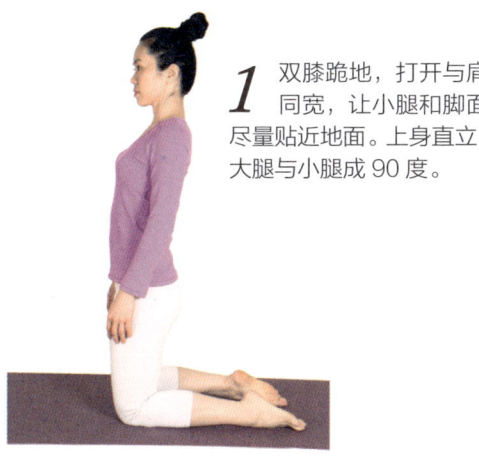

1 双膝跪地，打开与肩同宽，让小腿和脚面尽量贴近地面。上身直立，大腿与小腿成90度。

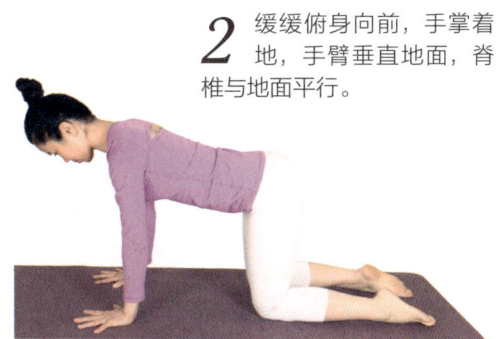

2 缓缓俯身向前，手掌着地，手臂垂直地面，脊椎与地面平行。

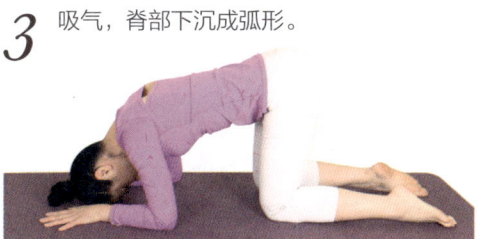

3 吸气，脊部下沉成弧形。

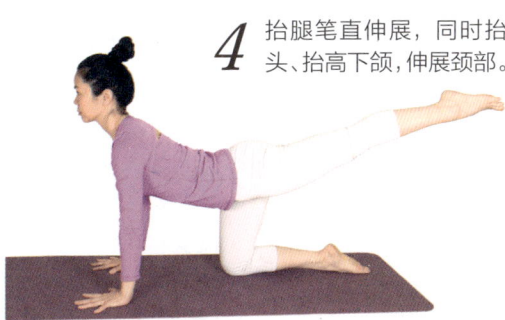

4 抬腿笔直伸展，同时抬头、抬高下颌，伸展颈部。

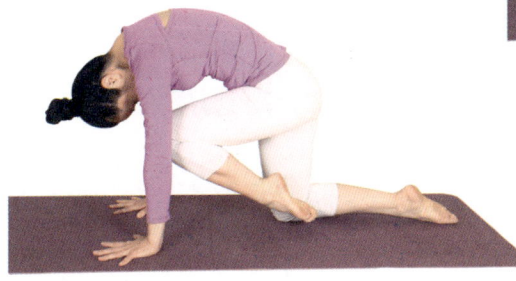

5 呼气，收腿、低头，膝盖尽量靠近头部，脊椎成拱形。

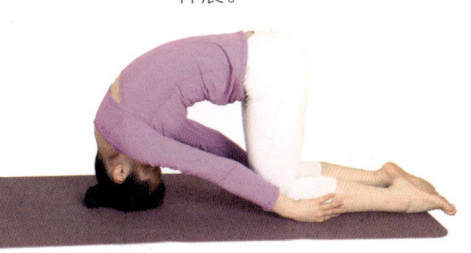

6 头触地，收下颌尽量靠近膝盖，双臂自然向后伸展。

剖宫产妈妈前 4 周：
不适合运动

不能运动，但可以适当活动

很多人觉得剖宫产后要静卧不动，等待恢复体力，这是非常错误的。只要体力允许，要尽早下床活动并逐渐增加活动量。但是要跟顺产妈妈的运动瘦身方案有所区别，一是因为刀口恢复需要时间；二是产后妈妈腰腹部比较脆弱，强行锻炼会对身体造成损伤。建议产后 4 周等刀口愈合良好，再进行瘦身运动。

剖宫产妈妈在身体允许的情况下可以经常坐起，以促进肠道功能的恢复，同时帮助尽快排气，缓解腹胀，还能预防肠粘连及血栓形成而引起的其他部位的栓塞。

深呼吸练习

剖宫产妈妈在床上做做深呼吸，对于体力恢复和器官复位有很好的促进作用，但是要避免大力牵扯，影响剖宫产刀口的愈合。

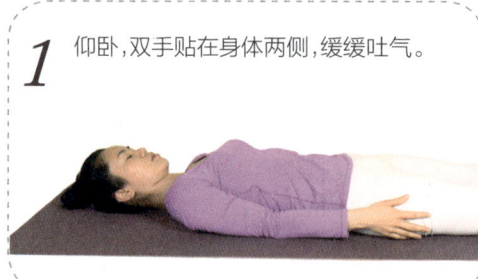

1 仰卧，双手贴在身体两侧，缓缓吐气。

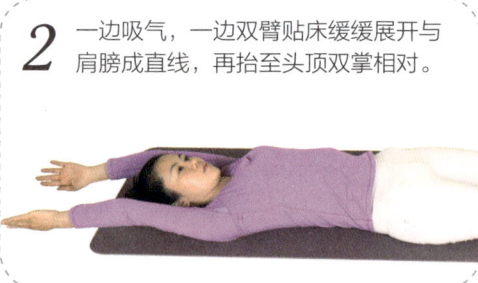

2 一边吸气，一边双臂贴床缓缓展开与肩膀成直线，再抬至头顶双掌相对。

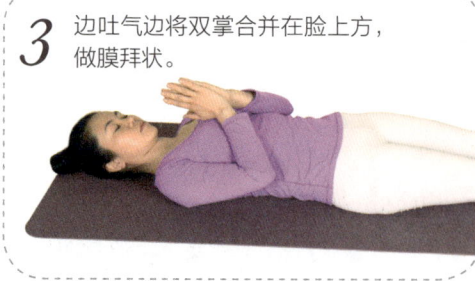

3 边吐气边将双掌合并在脸上方，做膜拜状。

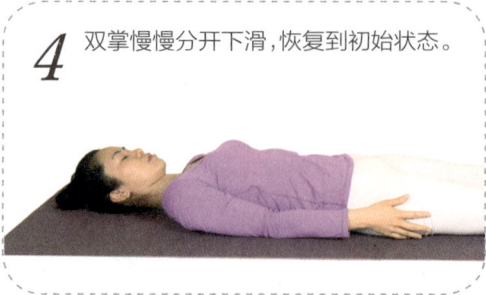

4 双掌慢慢分开下滑，恢复到初始状态。

用迎刃乳凹陷，坚持揉捏按摩乳头

如果妈妈产后出现乳头凹陷的情况，可以通过下面的方法进行纠正。

方法一：按摩法

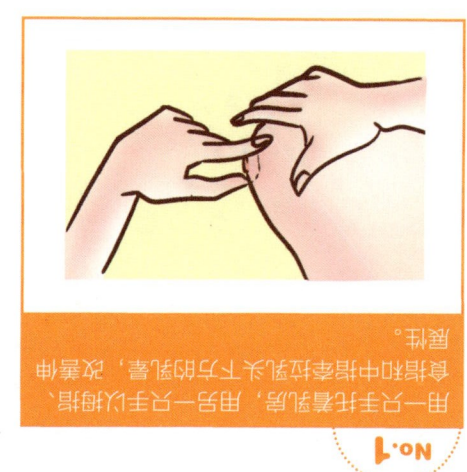

No.1 用一只手托着乳房，用另一只手以拇指、食指和中指夹捏乳头上方的凹陷处，反复伸展挤压。

No.2 捏住乳头，往周围反复轻柔拽拉为止。

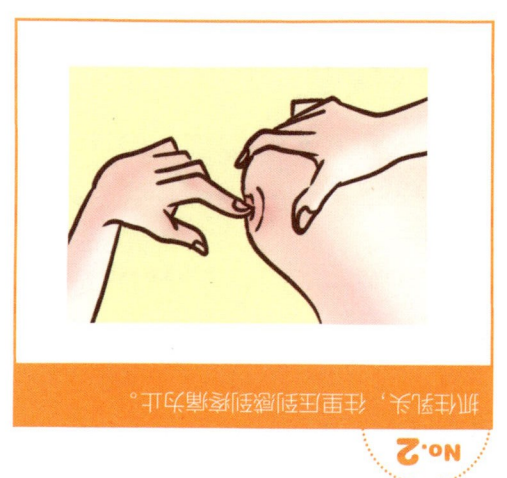

No.3 用手指按住乳头，然后旋转，反复2~3次。

母婴自检本册

? 用一辈子且来坚持纠正乳头凹陷

如果有乳头凹陷，可按涂油后用手指牵拉，严重乳头凹陷者，可以使用乳头吸引器加以矫正预来。但因时间短或一旦停止，有洁为奶妨碍妥善有用双如如其他方法缓慢延长。

方法二：摩擦法

妈妈可用热毛巾轻柔擦拭乳头和乳晕旋摩擦卡内，一般乳头可以顺利被拉出来，但要注意用力不要过猛，重在坚持拉。

专题 马大夫问诊时间

妈妈说：我属于"太平公主"，能喂饱宝宝吗？
马大夫答：俗话说"包子好不好吃，不在褶上"，母乳是否充足跟乳房大小没有必然关系，主要是看宝宝是否有效吸吮、乳腺管是否通畅，还有妈妈的身体素质。即使是"太平公主"妈妈，只要乳房健康、身体健康，实现全母乳喂养也是完全没有问题的。

妈妈说：刚哺乳时，腹部有疼痛感，正常吗？
马大夫答：哺乳的最初几天，腹部有轻微的不适感是正常情况，这是催乳素造成的，不必太担心；另外，产后最初几天，子宫收缩以排出恶露，宝宝的吸吮会刺激子宫收缩，因此产生缩宫痛。但是如果痛感过于严重，就要及时就医。

妈妈说：产后没几天，我就出现了乳晕痒、乳头湿疹的情况，怎么办？
马大夫答：乳头湿疹是哺乳期妈妈常见的一种过敏性皮疹，乳头、乳晕、乳腺皮肤都可能会出现，会让妈妈感到非常痒，但是又不宜抓挠。此时可以将蒲公英、金银花、黄柏各10克煮水清洗乳房，连洗3天。或西瓜霜含片碾成粉用香油调成糊外涂，安全无不良反应，效果也不错。另外，日常饮食少吃腥发食物，如海鲜、火锅、羊肉等，多吃水果，多晒被子。

妈妈说：刚下奶时，胀奶是怎么回事？
马大夫答：刚下奶时出现胀奶，主要是因为血液流向乳房导致周围的乳腺组织膨胀引起的。但要区分生理性和病理性胀奶两种。
生理性胀奶主要表现为乳房不痛但有些硬，且乳腺组织较均匀，喂奶后会变松软，可以通过有规律地让宝宝吃奶，等宝宝能很好地含住乳头吃到更多的奶时，胀奶现象就会消失。
病理性胀奶主要表现为乳房疼痛，局部有硬块，出奶缓慢或宝宝吸不出来奶。此时，千万不能用吸奶器，要轻揉乳头，让宝宝多吸吮，打开乳头这个门，乳汁就会流出来了，胀奶也就不存在了。

Part 4

大鹏展翅九万里，
身体棒棒真自信

顺产妈妈产后第1周：尽快恢复元气

坐月子不等于卧床不动

刚生完宝宝的新妈妈身体虚弱，所以需要坐月子来充分调理身体，帮助身体复原。但是，月子期间一味地卧床休息对新妈妈也不利。不能卧床不动，也不能过早、过量运动，要劳逸结合、适当锻炼，稍有累感就躺下休息。

> **金牌月嫂支招**
>
> **运动时要补充充足的水分**
>
> 月子期妈妈身体还比较虚弱、易出汗，所以运动时要及时补水。运动前先喝点温水，运动30分钟后再补充点温水。不要喝凉白开，40℃左右的温水最适宜，不仅不会刺激肠胃，更容易让身体吸收。

哪些妈妈不宜做产后体操

产后体操不仅能让妈妈较快地恢复生理功能，又有助于减少子宫脱垂、痔疮等发生。但并不是所有妈妈产后都适宜做产后体操，有以下情况的妈妈就不适宜做操：

1. 产后体虚、发热者：盲目锻炼容易造成头晕或脱水。
2. 血压持续升高者：身体没有恢复就开始锻炼，容易造成心脏负担过大，导致产后高血压。
3. 会阴严重撕裂者：会阴未恢复前就开始锻炼，容易造成产后出血或恶露增多。
4. 剖宫产妈妈：伤口未愈合前锻炼，不利于伤口愈合和子宫的恢复。
5. 贫血者：盲目锻炼会导致产后出血或产后恶露的增多，不利于子宫的恢复。
6. 产褥感染者：容易致使感染加重。

> **马大夫爱心提醒**
>
> 对于会阴侧切的妈妈，产后第1天不适合做缩肛运动，最好等伤口愈合后再进行运动，避免撕裂伤口。

剖宫产妈妈产后第5~6周：可以做伸展运动

适合月子里的运动

轻抬腿手抓脚趾

可以试着把腿抬起来，再轻轻放下，每次抬腿的同时用不同侧的手尽量去抓脚尖，每次做2~3次即可，可以促进下肢的血液循环。

> **金牌月嫂支招**
>
> **洗完澡搓一搓，搓掉小粗腿**
>
> 洗完澡后身体舒展，此时搓一搓大腿可以更快地燃烧脂肪。Z字形揉搓，感觉像扭毛巾一样，用点力有点酸痛才有效果，也可以用滚轮按摩道具。

满月后的运动

拉伸大腿肌肉

找一个稳定性好的椅子，侧身站在椅子后面，用手扶稳椅背，身体向椅背一侧倾斜，同时抬起外侧的腿，用力绷紧脚尖来回甩腿30下，然后换腿重复动作。每天练1组，一个月就能看到效果——大腿小了几圈，而且从脚踝到大腿的肉也变得紧实很多。

下半身伸展运动

平躺在床上，双腿并拢抬高与身体呈90度，然后双腿在空中交替做骑车蹬腿运动。最开始可以做10分钟，然后根据身体适应能力逐渐增加时间。

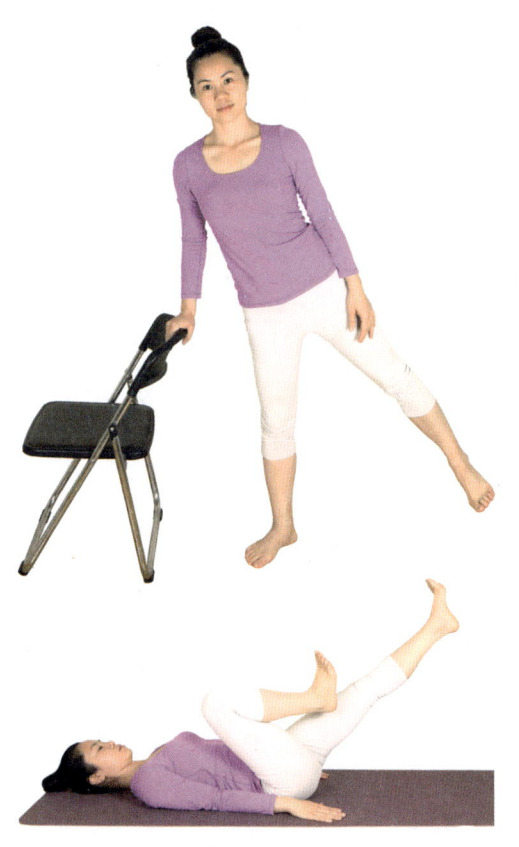

专题 马大夫问诊时间

妈妈问：我是会阴侧切，请问什么时候可以运动呢？能做什么运动呢？

马大夫答：阴道口伸展性相对较差，尤其胎儿过大，母胎有病理情况急需结束分娩，手术助产时需会阴切开。会阴侧切能让宝宝尽快降生，以减少胎儿宫内缺氧、新生儿窒息及母亲原有疾病病情恶化等情况的出现。而且，外科切开比自然撕裂容易修补，愈合也更好。

侧切妈妈的会阴缝合部位大概2周会完全愈合。愈合慢的，需要1个月左右才能完全恢复。愈合前切忌用力，如提重物、下蹲等，不宜运动，避免性生活。愈合后可以按照书中介绍的常规产后瘦身运动进行瘦身。

妈妈问：我是顺产妈妈，想尽快恢复身体，能不能适当节食？

马大夫答：能否通过适当节食减肥，要根据你产后处于哪一个阶段来判断。如果是产后月子期，身体的各项功能正处于恢复期，需要充足的热量和营养，不建议节食；如果已经过了月子期但仍然在哺乳期，为了宝宝有足量而富有营养的奶水，也不建议节食。如果妈妈想通过节食尽快瘦身，可以在宝宝吃辅食后（产后6个月后）进行。

妈妈问：母乳喂养真的能加快体内新陈代谢的速度吗？

马大夫答：会。因为母乳的不断分泌会消耗妈妈体内额外的热量，且宝宝的不断吸吮会刺激妈妈的大脑垂体分泌一些有利于宝宝健康的激素，这样也会加速妈妈体内新陈代谢，促进身体的快速恢复。

妈妈问：哺乳1天相当于快走2千米，是真的吗？

马大夫答：是有一定道理的。研究发现，妈妈给宝宝每喂乳100毫升，就会消耗60~70千卡的热量。而满月后宝宝每天大约需要600毫升的乳汁，那么妈妈每天喂奶所消耗的热量相当于走路2小时，或跑步1小时，或做家务2小时的运动热量。随着宝宝的长大，所需的乳汁量也越来越多，这样妈妈分泌乳汁就会需要越来越多的热量。所以，哺乳是一件省力、省心又健康的运动方式。

Part 5

养颜润肤，
做个漂亮的妈妈

产后美肤

不同类型皮肤护理各不同

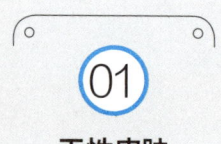

● 特征
1. 面部干燥、无光泽，有紧绷感或脱皮现象。易生细小皱纹，对外界刺激敏感。
2. 很少有面疱、黑头或白头粉刺等。
3. 毛孔几乎看不出来。
● 护理要诀
需要缓和皮肤的紧绷感，补充皮肤所需的水分和滋养成分，减轻脱皮现象。

● 特征
1. 面部平时感觉很清爽，既不油腻也不干燥，滋润而富有弹性。
2. 对外界刺激不敏感，既无明显脱屑也无粉刺疙瘩。
3. 毛孔细小，皮肤细腻。
● 护理要诀
中性皮肤是最好的皮肤状态，只需维持水油平衡，适当补充养分，就可以使肌肤保持细腻光滑。

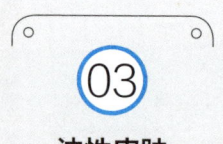

● 特征
1. 面部油腻感重，需要经常除油。对外界刺激不敏感。
2. 经常会有面疱、黑头或白头粉刺等。
3. 毛孔粗大、明显。
● 护理要诀
首要工作就是控油，同时注意清洁肌肤，然后再做补水，因为油性皮肤往往是由于水油失衡造成的。

● 特征
1. 面部T区（前额区、鼻部、下颌）呈油性状态。
2. 眼周、面颊及颈部呈干性或中性状态。
● 护理要诀
不同的部位有不同的护理方法，较油的部位要控油，干燥的部分要经常补水和滋养。

正确洗脸，让毛孔畅通无阻

产后新妈妈脸上都会出现一些妊娠斑等，这让很多妈妈非常烦恼，那么到底该如何洗脸才能让脸部光鲜亮丽呢？正确的洗脸方法是必不可少的。因为洗好脸不仅能充分发挥洗面奶的功效，还能让毛孔畅通无阻，保持皮肤弹性十足。

No.1 温湿脸部

用适中的温水先润湿脸部，这样既能保证毛孔充分张开，又不会过分丢失皮肤的天然保湿油分。

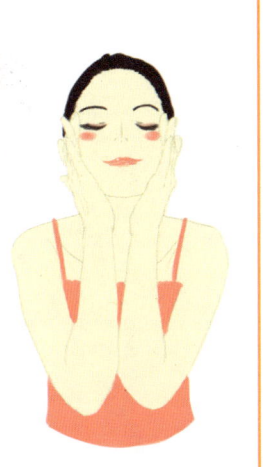

No.2 充分揉开洗面奶，全脸按摩

取硬币大小的洗面奶，在手心充分揉搓出泡沫。把泡沫涂在脸上后打圈按摩，照顾到额头、眼窝、T字区、下巴、两颊，让泡沫遍布整个脸部。按摩15下左右，由下而上，从里到外，沿着肌肤纹理，用力均衡。不要太用力，避免产生皱纹。

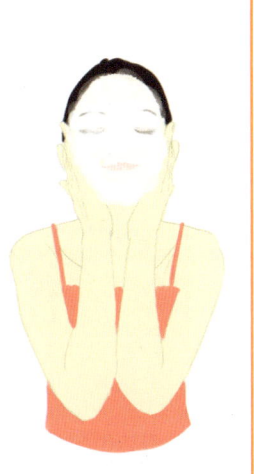

No.3 冲洗干净

用清水反复冲洗几次，彻底清除泡沫。不要使劲揉搓，那样会让毛孔变得粗大。

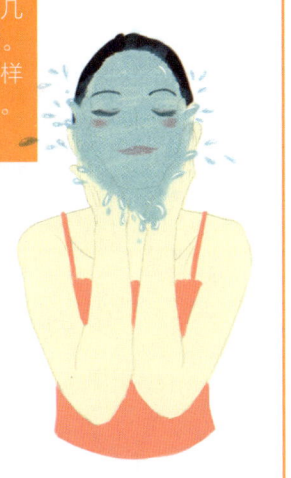

No.4 冷水拍脸

双手捧起冷水撩洗脸部20下左右，并且用浸过凉水的毛巾敷脸，可以收缩毛孔，促进脸部血液循环。

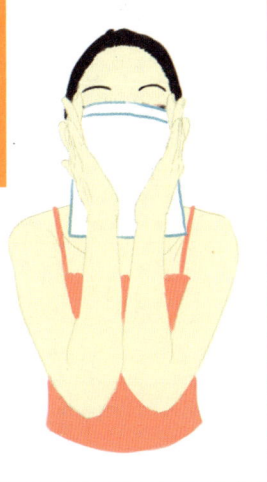

按摩脸部，促使肌肤复原

每天抽出几分钟时间做下脸部按摩操，可以有效提拉面部的线条，使面部皮肤保持紧致，让新妈妈看起来青春洋溢。

No.1
双手压在眉峰上，右手静止不动，左手以画圆圈的方式从眉峰向耳部按摩，反复按摩并持续2分钟，再按另一侧。

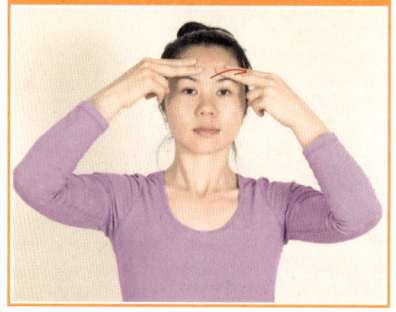

No.2
双手放在眼角下方，左手静止不动，右手由眼睛下方往太阳穴方向做提拉运动，最后着重按压太阳穴，反复按摩并持续2分钟，再按另一侧。

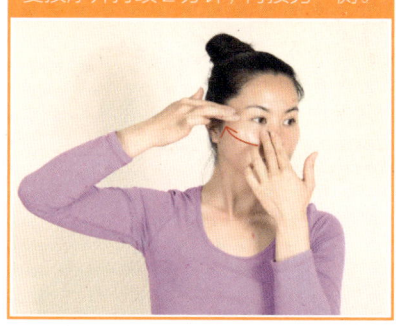

No.3
左手按压在眼角处静止不动，右手向额头方向提拉按摩，反复按摩并持续2分钟，再按另一侧。

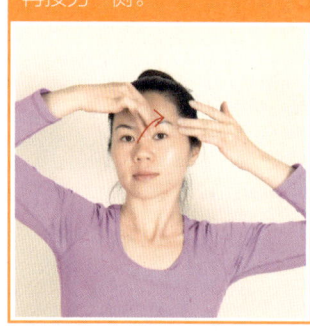

No.4
将右手放于下巴处，左手由下巴处向太阳穴以及耳朵方向进行提拉按摩，反复按摩并持续2分钟，再按另一侧。

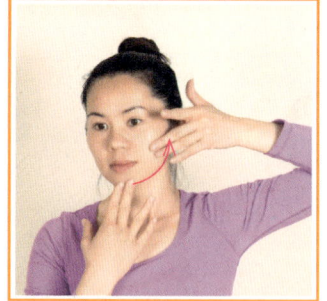

No.5
双手指腹按压在太阳穴以及耳朵的周围，缓缓向上提拉按摩。

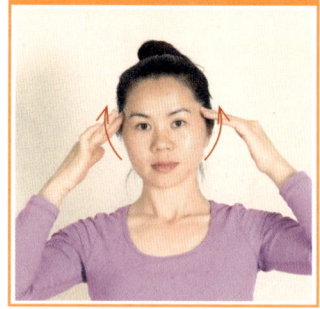

保证充足的睡眠，恢复好气色

睡眠不好的人很容易脸色憔悴、暗淡无光泽，这是因为睡眠不足让肌肤代谢不畅，老废的角质堆积在皮肤表面；睡眠不足会使皮肤表面微血管血液循环不畅，让面色无光。所以，充足的睡眠会让妈妈气色更好。

> **金牌月嫂支招**
>
> **晚上一杯温牛奶,补钙又助眠**
>
> 牛奶中含有色氨酸,能促进大脑神经细胞分泌出使人昏昏欲睡的神经递质五羟色胺,但是要喝温牛奶,这样会让肠胃舒适,更利于睡眠。

银耳红枣炖雪梨

滋养肌肤

材料 雪梨2个,干银耳8克,红枣6枚。
调料 冰糖适量。
做法

1. 雪梨去皮、去核,切片;银耳泡发,洗净,撕成小朵;红枣洗净。
2. 锅中倒水煮开,放入银耳、红枣小火煮约20分钟,再放入梨片煮5分钟,加入冰糖煮至化开即可。

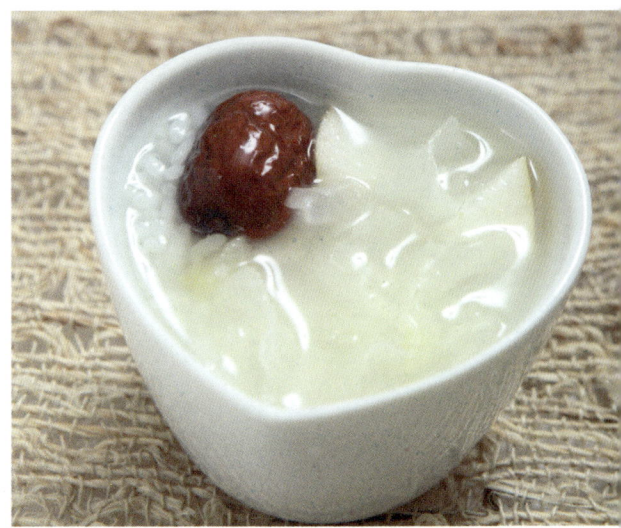

丝瓜蛋花汤

美肤、抗老化

材料 丝瓜200克,鸡蛋1个。
调料 盐、料酒各3克,香油少许。
做法

1. 将丝瓜刮去外皮,切成6厘米长的段,再改切成小条;鸡蛋磕入碗内,用筷子搅打均匀。
2. 锅置火上,倒油烧至六成热,倒入丝瓜煸炒至变色,加适量水烧沸,淋入鸡蛋液,加料酒,待开后放香油、盐即可。

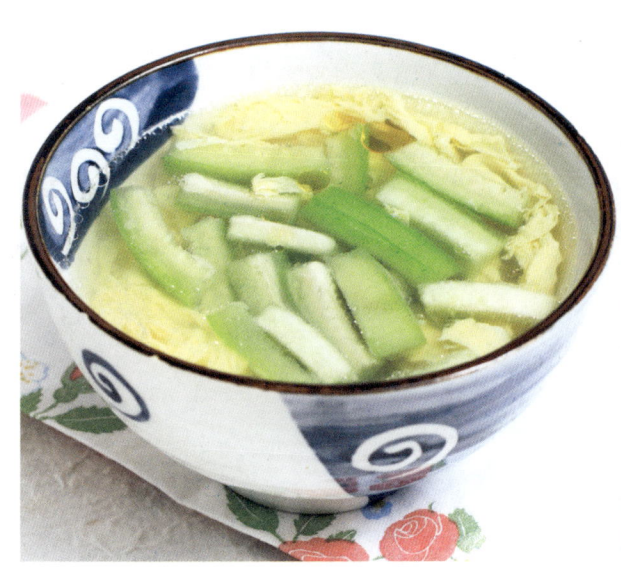

产后美发

保持心情愉快，预防产后脱发

大概有三分之一的妈妈会在月子期出现脱发的情况。这是因为怀孕后，孕妈妈体内的激素发生变化，受黄体素、雌激素的影响，大部分的头发进入生长期阶段，使得孕期的头发比较浓密；而产后，由于激素又恢复到孕前阶段，头发会由生长期逐渐进入退化期及休止期，因而产生脱发现象。此外，产后脱发还与新妈妈缺乏蛋白质、钙、锌、B族维生素有关，进而影响了头发的正常发育。甚至新妈妈的坏心情都可能会导致产后脱发的发生。

所以，产后妈妈首先要放松心情，保持心情愉悦，这是一种很重要的心理疗法，可以说是预防、缓解产后脱发的基础。

> **金牌月嫂支招**
>
> **牛角梳梳头养头发**
>
> 中医推荐使用牛角梳，具有清热凉血、安神健脑、防静电的作用。此外，梳头时应该先梳发尾。先将发尾纠结的头发梳开，再由发根向发尾梳理，以防止头发因外伤而分叉、断裂。

按百会穴改善脱发

妈妈可以用一只手按头顶，用食指、中指揉百会穴，顺时针转36圈，有熄风醒脑、升阳固脱的作用，可改善脱发。

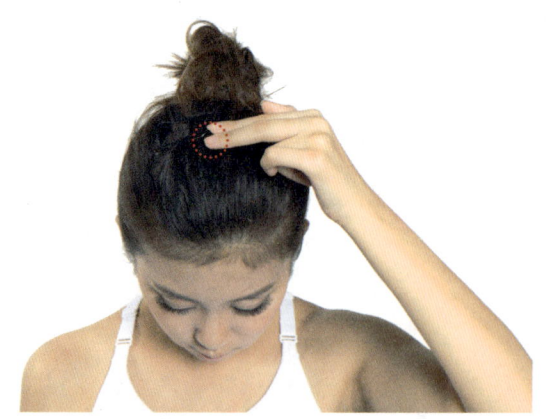

百会穴位于头顶部，两耳尖连线的中点处

常按风池穴,调气血给秀发加加油

头发的生长与脱落,润泽与枯槁,有赖于血液的濡养,故中医有"发为血之余"的说法。经常按摩风池穴,可使阴血上至巅顶而濡养毛根。

用十指沿着发际线,由前额到后脑稍加用力梳理30~50次,按摩至后脑部时顺势拿捏颈部20~30次,用拇指点按头部的风池穴1分钟。

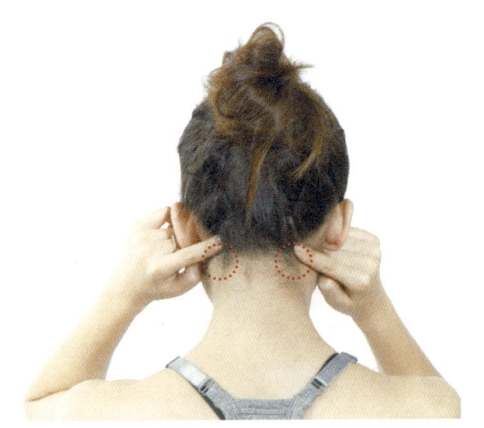

风池穴位于项部,当枕骨之下,与风府穴(位于后发际正中直上1寸,大拇指中间的关节宽度即1寸)相平,胸锁乳突肌与斜方肌上端之间的凹陷处

注意产后头发卫生,可避免脱发、发丝分叉

产后妈妈新陈代谢旺盛,汗液分泌多,容易导致头皮和头发变脏,所以妈妈应该及时洗头,保持个人卫生。洗头可以促进头皮的血液循环,增加头发生长所需的营养,避免脱发、发丝分叉。但产后洗头需要注意水温,最好将热水凉至37℃左右。如果头发未干不要急着扎起来,也不要马上躺下睡觉,要及时吹干,避免湿邪浸入,导致头痛、肩颈痛。

按摩头皮促进头发生长

每天起床后,用双手五指叩击头皮5~10分钟,以使头皮温度升高,再用双手的指头揉搓头皮,每分钟来回揉搓30~40次,每次5~10分钟,坚持按摩效果最佳。

> **金牌月嫂支招**
>
> 哺乳的妈妈不要使用生发水来治疗脱发。有些生发水可能含有药物成分,这些成分会通过头皮进入妈妈体内,间接通过乳汁进入宝宝体内,对宝宝的健康造成不利影响。

选择适合自己发质的洗发水

头发和皮肤一样,也分中性、干性、油性等不同发质,妈妈挑选洗发水时,要考虑到自己的发质,选择适合自己的洗发水。

油性发质
中性、微碱性单纯清洁洗发水,最好选用无硅油洗发水。

中性发质
中性、微酸性洗发水,含简单护理成分的即可。

干性发质
微酸、弱酸性带护理成分的洗发水,配合护发素使用。

用正确的方法清洗头发,让秀发健康亮泽

洗头发看似简单,却是养发最基础的方式,健康秀发要靠科学的洗发方法来养护。

1. 洗发前应先将头发梳顺。头发缠绕在一起不仅容易使头发脱落,而且也使头发清洗不彻底。

2. 洗澡时最后洗头。蒸汽能让头发的毛鳞片充分展开,这样才能让洗发水中的养分被头发吸收。

3. 洗发水用手揉匀后涂抹到头发上。洗发水不要直接倒在头上,否则皂质会损伤头发和头皮,最好涂抹在头发的中部和末梢。

4. 让洗发水在头发上停留3~5分钟后再彻底冲干净。

5. 等头发稍干时再抹护发素,否则护发素无法被充分吸收。

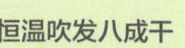

恒温吹发八成干

洗发后用最热的强风吹发,是错误的行为,因为这会带走秀发中的水分,导致头发干枯、头皮缺少滋养。正确的吹发方式应该是让吹电吹风离头发10厘米以上,用恒温风吹,吹至头发八成干。

吃些乌发护发食物，预防产后脱发

要想乌发，平时可多吃黑色食物，黑芝麻、黑豆、黑米等黑色食物都是补肾益发的良好食材。

头发的主要构成是蛋白质，所以，妈妈在饮食方面，除应均衡摄取营养外，还应该多补充富含蛋白质的食物，如牛奶、鸡蛋、鱼类等。

三黑乌发粥

补血、乌发

材料 糯米80克，黑豆50克，熟黑芝麻10克，黑枣20克。
调料 红糖10克。
做法
1. 糯米、黑豆分别洗净，浸泡4小时；黑枣洗净，去核。
2. 锅置火上，倒入适量清水烧开，加入糯米、黑豆，大火烧沸后转小火煮约40分钟，放黑枣煮约10分钟，加红糖调味，撒熟黑芝麻即可。

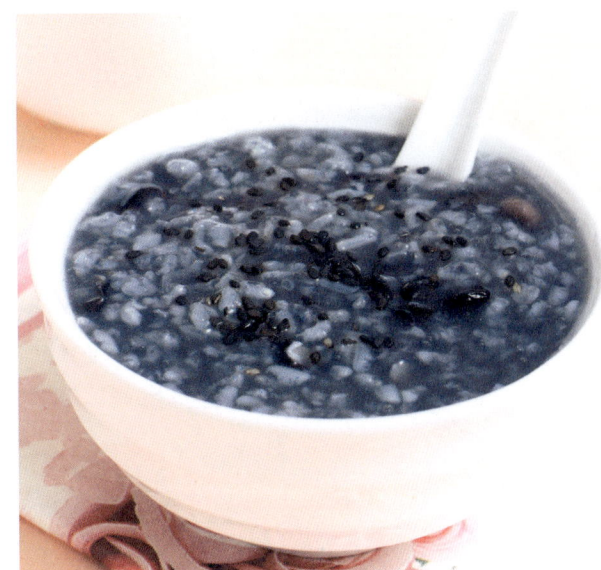

芝麻栗子糊

补肝、益肾、乌发

材料 熟栗子100克，熟黑芝麻50克。
做法
1. 熟栗子去壳、皮，切小块。
2. 将全部食材倒入全自动豆浆机中，加水至上下水位线之间，按下"米糊"键，煮至豆浆机提示米糊做好即可。

Tips
若买不到熟栗子和熟芝麻，也可先将生栗子煮熟，将芝麻用小火炒香。

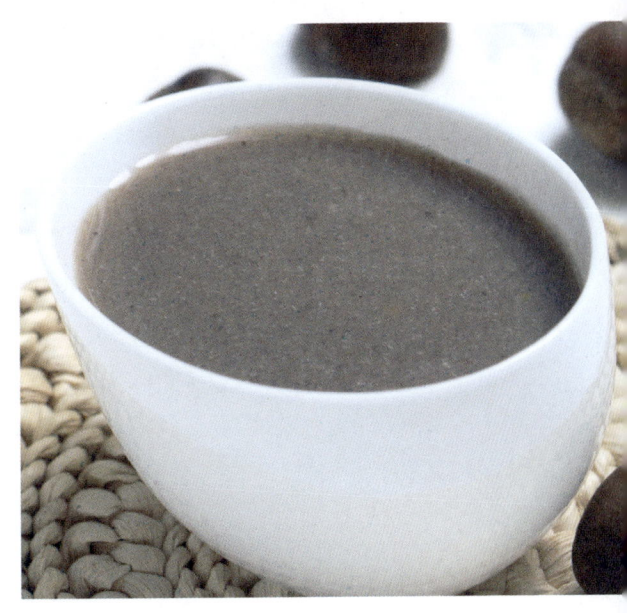

专题 马大夫问诊时间

妈妈问：月子期间能用护肤品吗？

马大夫答：当然可以。月子期、哺乳期的新妈妈并不意味着就要跟正常的生活说拜拜，恰恰相反，月子期不仅能护肤，而且要重点保湿。只要选对护肤品，就不必过分担心护肤品中的化学成分会对宝宝造成不良影响。但下面这些护肤品不要用：1）标明"孕妇、婴幼儿慎用"的护肤品。2）含有维A酸的护肤品。3）含有水杨酸的护肤品。

妈妈问：怎样淡化脸上的妊娠斑呀？

马大夫答：妊娠斑，从字面意义上就可以知道是妊娠产生的斑点，跟孕产、哺乳都有关系，所以祛斑最好在哺乳期后，一是因为有的妊娠斑会随着哺乳期结束而自然淡化；二是淡斑、美白产品很多都不适于在哺乳期使用。氨甲环酸在祛斑方面效果不错，可以偏向选择含有该成分的面膜、面霜等。

妈妈问：坐月子快一个月了，可我现在大把大把地掉头发，怎么办？

马大夫答：产后脱发现象实属一种生理现象，它与产妇的生理变化、精神因素及生活方式有一定的关系。一般在产后半年左右就自行停止，所以不要过分紧张。产后妈妈要保持愉快心情，饮食起居有规律，少吃过于油腻及刺激性食物。注意产后头发的卫生保养，半年内不要烫发。如果产后脱发严重，或产后6个月脱发现象仍未停止，则需要请医生检查治疗。

妈妈问：生完宝宝后，长了好多白头发，这是怎么回事？

马大夫答：产后白发增多，多与气血亏虚有关。分娩造成产妇气血过度耗伤，产后哺乳进一步消耗气血，而且产后容易脾胃虚弱、消化吸收差，影响气血生化。可适当多食用益精养血功效的药食，如黑芝麻、黑豆、阿胶、红枣、枸杞子等。

Part 6

特殊妈妈的
月子护理经

饮食：清淡少盐

建议食用低钠盐

低钠盐就是指钠含量比较少的食用盐。虽然低钠盐中钠含量比普通盐少25%~30%，但是咸度和普通盐差不多，所以烹调时用盐量不增加，却能使摄入的钠量减少。低钠盐含有丰富的钾和镁，有助于降低血压，适合高血压妈妈食用。

> **金牌月嫂支招**
>
> **使用小盐勺，能控制食盐量**
>
> 使用专用盐勺并长期坚持，是可以把口味变淡的，但是这个过程需要慢慢形成习惯。1勺盐大致是2克。每人每天6克即可，即3勺，每人每餐1勺即可。

减少"隐性食盐"

除食盐外，像酱油、大酱等也含有较多的盐。一般情况下，20毫升酱油中含有3克食盐，这些盐也应该计算在每天6克食盐的限量之内。除此之外，一些咸菜、榨菜等咸味食品也含有大量的食盐。所以，产后新妈妈要注意减少日常生活中隐性食盐的摄入。

多采用低盐又美味的烹调方法

月子里，家人给高血压妈妈做饭菜都会犯愁，因为放盐会导致新妈妈血压升高，不放盐，没有味道，新妈妈不爱吃。其实，家人可以采用一些低盐又美味的烹调方法，这样既可以减少食盐的摄入量，又能保证食物美味。

1. 后放盐。烹饪时，不要先放盐，要在起锅前将盐撒在食物上，这样盐附着在食物的表面上，能使人感觉到明显的盐味，又不至于过量。

2. 用酸味代替咸味。刚开始低盐饮食时，如果觉得口味太淡，可在饮食中用醋、柠檬汁、番茄汁等调味，既可以减盐，又可以让味道更好。

3. 用味道重的调料来调味。在烹饪菜肴的时候，可以适当加入蒜、葱、洋葱等口感较重的食物提味，这样可以掩盖菜品的清淡。

护理：心情好，血压稳

听听音乐，舒缓血压

音乐疗法不依赖任何药物，是一种非常理想的自然疗法。音乐疗法能消除高血压妈妈的焦虑情绪，使心理紧张状态恢复平静，有利于血压的稳定。

> **金牌月嫂支招**
>
> **忌情绪过激**
>
> 长期情绪不稳定，过度的情志刺激，都可导致高血压妈妈病情加重，甚至引发脑卒中或心肌梗死而导致死亡。

缓慢起床，避免血压大波动

早晨醒来，不要急于起床。可先在床上仰卧，活动一下四肢和头颈部，使肢体肌肉和血管平滑肌恢复适当张力，以适应起床时的体位变化，避免引起头晕。然后慢慢坐起，稍活动几次上肢，再下床活动，这样血压就不会有大波动。

偶尔洗洗温水浴

温水浴常使人有睡意，不但可以降低血压，同时对有失眠症状的高血压妈妈具有治疗作用。高血压妈妈沐浴时，水温应保持在35～36℃，这样的水温，人体的皮肤不会产生热感，也不会产生寒冷感。

注意事项

1. 饥饿时不宜入浴，饱餐后也不宜洗澡。
2. 洗浴时要注意避风。
3. 洗温水浴的时间不宜过长，宜控制在15分钟内，否则容易造成全身体表血管扩张，减少心、脑、肾等重要脏器的血流量，引起大脑缺氧，发生意外。

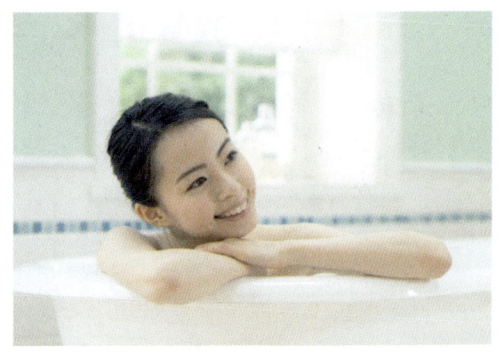

高血压妈妈洗澡时要保持室内封闭，避免吹风，否则易感冒

糖尿病妈妈 饮食：选择低GI食物，控糖很关键

手掌法则轻松掌控一天吃饭的量

糖尿病妈妈饮食管理中很重要的一项内容是：计算每日需摄入的总热量，换算出各类营养素的需求量，再由此决定每日主副食的选择。利用自己的手，就可以基本确定每日所需食物的量了，非常方便、实用。

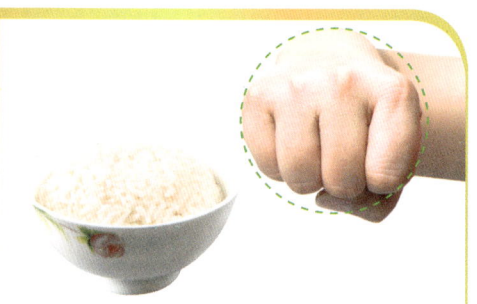

拳头量：碳水化合物、水果

选用相当于自己2个拳头大小的淀粉类食物，如馒头、花卷、米饭等，就可以满足一天碳水化合物的需求量了。水果一天的需求量则相当于1个拳头大小。

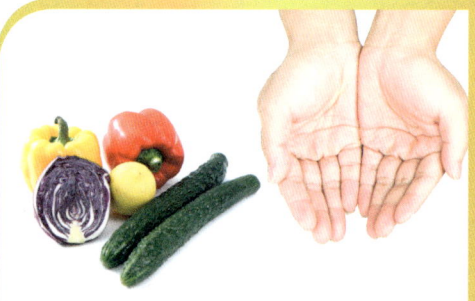

两手捧量：蔬菜

两只手能够捧住的菜量（1把）相当于500克的量，每天进食300~500克蔬菜可满足需要。当然，这些蔬菜都应该是低碳水化合物蔬菜，如圆白菜、黄瓜、甜椒等。

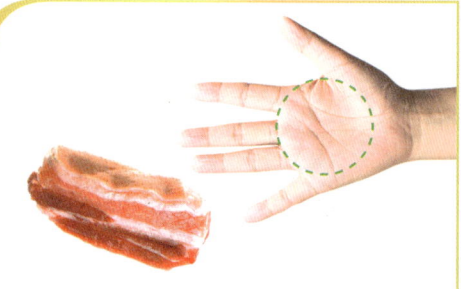

掌心量：蛋白质

50克蛋白质，相当于1个普通成年人手掌心的大小及厚度的猪肉，就可以满足一天对蛋白质的需求。

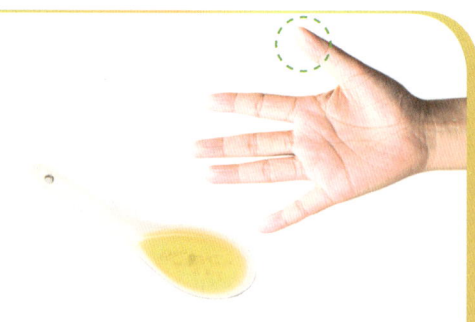

拇指尖量：脂肪量

要限制脂肪的摄入，每天仅取拇指尖端（第一节）大小的植物油就足够了。

选择低 GI 食物，血糖不升高

食物血糖生成指数（GI）就是指一个食物能够引起人体血糖升高多少的能力。

因此，利用食物血糖生成指数合理安排新妈妈的膳食，对于调节和控制人体血糖有很大的好处。一般来说，只要一半的食物从高血糖生成指数食物替换成低血糖生成指数食物，就能获得显著改善血糖的效果。

当血糖生成指数在 **55** 以下时，该食物为 **低** GI 食物。
当血糖生成指数在 **55 ~ 75** 时，该食物为 **中等** GI 食物。
当血糖生成指数在 **75** 以上时，该食物为 **高** GI 食物。

粗粮不细做，GI 值不升高

要想使食物保持低 GI 值，控制粮食碾磨的精细程度很关键。把粗粮研磨成粉、粉碎成小粒、压成泥、熬成软烂的粥，这就是所谓的粗粮细做。粗粮细做后，对血糖的影响很大，而较大颗粒的粗粮需经咀嚼和胃的机械磨碎过程，延长了消化和吸收的时间，血糖反应是缓慢、温和的形式。

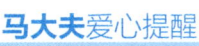

三类蔬菜不宜生食

一是富含淀粉的蔬菜（如土豆、山药、芋头等）必须熟吃，不然淀粉颗粒不破裂，人体无法消化；二是含有抗胰蛋白酶等有害因子的豆类，如毛豆、四季豆、豇豆、芸豆等，烧熟煮透后，有毒物质失去毒性，才可以放心食用；三是塌地生长的绿叶菜，这类蔬菜在常规栽培条件下，往往要泼浇人畜粪尿和农药，造成污染，用清水不易洗净。当然，这些蔬菜如果在无土栽培条件下生产，也可以放心生吃。

蔬果生吃不熟吃，GI 值更低

食物的生熟程度也会影响血糖指数，一般来说，成熟的水果或蔬菜中糖的含量高于没有成熟的水果或蔬菜，因此，生食物的血糖指数相对比熟食物低。蔬菜能焯一下就吃的不要长时间煮，能生吃的不熟吃。另外，挑选水果时，最好不要选择那些熟透的甚至有酒精发酵味道的。

护理：睡眠好，心情好

每天应补充 1600~2000 毫升的水

哺乳的妈妈每天水的需要量多于普通人，总量在 3800 毫升左右，除去饮食中含有的部分水外，还应补充 2000 毫升左右的水。可选择白开水或者牛奶、豆浆等，不宜饮用含糖饮料。另外，在摄入蛋白质食物较多、出汗多等情况下，都应适当多喝水。

需要特别注意的是，一些糖尿病新妈妈由于经历了分娩，产后身体虚弱，如果出汗过多时，很容易发生严重脱水，所以一定要格外注意主动补水。

保证每天高质量睡眠 7~9 小时

科学研究表明，健康的生活方式不只包括规律的饮食和积极的运动，还应注意一天的睡眠时间。成人每日睡眠时间应为 7~9 小时，这样才能改善健康状况。

晚上就寝时间不要太迟，最好在晚 10 点之前，第二天早晨在 6~8 点起床，将每天的睡眠时间保持在 8 小时左右。如果前一天晚上睡得晚，第二天早晨最好补补觉，确保在早晨 8 点之前起来并进食早餐，这样才能尽量保证血糖不受睡眠的影响。

保持乐观的心态

人体胰岛素分泌的多少，除了受有关内分泌激素和血糖等因素的调节外，还受自主神经的影响。当人处于紧张、焦虑、恐惧或受惊吓等情绪时，交感神经兴奋，会直接抑制胰岛素分泌，同时促使肾上腺素分泌增加，间接抑制胰岛素分泌。如果不良情绪长期存在，则可能引起胰岛细胞功能障碍，使胰岛素分泌不足，进而导致糖尿病。糖尿病新妈妈应该树立战胜疾病的信心，做到乐观、开朗、豁达、注意放松，避免长期精神紧张，良好的精神状态是战胜糖尿病的前提。

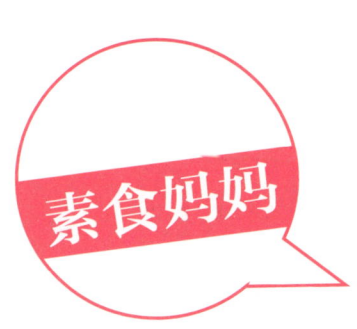

饮食：坚持饮食多样化

多食豆制品，补充蛋白质

由于妈妈乳汁分泌越多，钙的需要量越大，所以膳食中可多补充豆类及豆制品、芝麻酱等。膳食摄入钙不足时，可用钙制剂进行替代。需要注意的是，大豆对素食妈妈来说是必不可少的，大豆含有丰富的蛋白质，可以补充人体所必需的热量和营养，对素食新妈妈的身体也是很有帮助的。

加强B族维生素的摄取

B族维生素可以促进妈妈身体的热量代谢，还具有帮助提高神经系统和加强血液循环的作用，对产后脏器功能恢复有很大的好处。富含B族维生素的食物包括五谷类、豆类等。

护理：加强锻炼，促进乳汁分泌

加强锻炼，促进身体恢复

素食妈妈可能会出现营养不良的情况，导致身体虚弱，所以素食妈妈要加强锻炼，增强体质，为哺乳提供良好的基础。

定时按摩乳房，促进乳汁分泌

素食妈妈除了通过饮食促进乳汁分泌外，还需要格外注意乳房的护理，按摩乳房，促进乳汁的分泌，为宝宝提供充足的"粮食"。

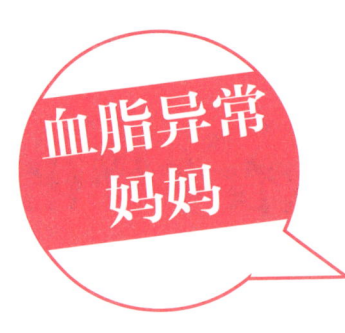

血脂异常妈妈 饮食：控制胆固醇的摄入

学会减少肉类脂肪的烹饪技巧

血脂异常人群吃肉要巧妙，选择肉的时候，尽量选脂肪少的瘦肉，夹有脂肪的肉和五花肉都不宜选择。另外，腊肉、香肠、咸肉等最好远离，吃鸡肉时最好把皮剥了。

1. 在烹饪之前去掉肥肉和皮等油脂多的部位。

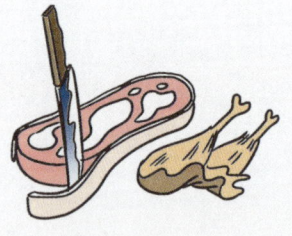

2. 五花肉等油脂多的肉类，可以放在筛子上，用热水淋一下去除多余的油脂。

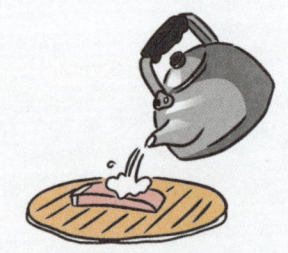

3. 对于油脂多的肉类，可以用热水焯烫一下，然后放凉，水面会出现一层白色的固状油，去除后再烹饪。

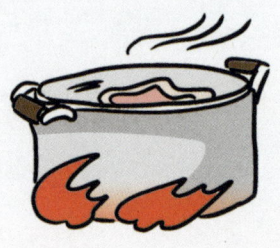

4. 将肉切成薄片，可以增加表面积。所以烹饪过程中，油脂更容易去除，进而减少油脂的摄入。

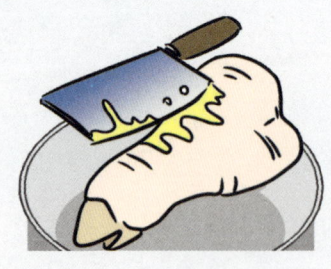

多选用植物油，预防血脂异常

烹调油包括植物油和动物油，而植物油中不饱和脂肪酸含量居多，有助于防止动脉粥样硬化，预防血脂异常。可以参照不饱和脂肪酸选择不同的植物油。

不同的油脂肪酸构成不同，营养特点也不同。因此应该经常更换烹调油的种类，食用多种植物油。

海鱼，调节血脂的好帮手

鱼肉中不饱和脂肪酸高达 70%～80%，是降低血脂的重要物质。而不饱和脂肪酸以 ω-3 脂肪酸为主，这种物质人体自身不能合成，必须通过食物才能获得，属于必需脂肪酸，这种必需脂肪酸具有降低血胆固醇含量的作用，所以人体一旦缺失，很容易出现血脂异常。

ω-3 脂肪酸的食物来源较少，像我们平常常吃的谷类及蔬果等，几乎都不含这种脂肪酸，而海鱼中含量丰富，如带鱼、黄鱼、鳕鱼等，因此建议每周吃 2 次海鱼，可以保证身体所需的 ω-3 脂肪酸的量。

护理：定期排便，保持愉悦心情

定期排便，加速体内废物排出

人的肠道中存在很多的细菌，每天吃进去的食物经过消化后，会产生一些有毒物质。这些有毒物质如果不能及时排出体外，就会被人体的肠道重新吸收，进而进入循环，不仅危害内脏器官，还会诱发血脂异常等疾病。因此，调节血脂异常，必须重视排便，及时将体内代谢的有毒物质清除出去。

避免情绪过于激动

经常保持情绪稳定，避免情绪过于激动，是有效防止血脂异常发生的一项重要措施。因此，要想得开，放得下，看淡生活，避免情绪变化过度造成血压骤然升高。

经常做做自我放松训练

端坐，双目微闭、全身放松、呼吸放松、意守丹田，双手按揉太阳穴。除此之外，也可以通过打太极拳、练气功等活动，增强自身的康复能力。

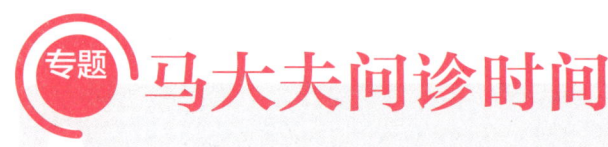

专题 马大夫问诊时间

妈妈问：我是先兆子痫，坐月子除了少盐外，还需要控制胆固醇的摄入吗？

马大夫答：妊娠高血压如果控制不好，有可能出现先兆子痫，因此要预防先兆子痫需要先预防妊娠高血压。胆固醇过高容易引起动脉粥样硬化，进而引发高血压。因此，限盐、控制胆固醇摄入都有利于控制先兆子痫。

妈妈问：闺蜜是妊娠糖尿病，生完宝宝后血糖就稳定了，还需要继续控制饮食吗？

马大夫答：虽然绝大多数情况下，妊娠期糖尿病在分娩后会自然治愈，但是在此之后，特别是步入中老年后，再次患糖尿病的概率会变大。所以，即使产后血糖稳定，也需要健康饮食，减少患病机会。

妈妈问：血脂异常妈妈月子里能吃哪些肉类呢？

马大夫答：肉是蛋白质、脂肪、铁等营养素的主要来源，饮食中不可或缺，但是吃肉要有所选择，以避免增加罹患血脂异常的风险。血脂异常妈妈可将白肉（鱼、鸭、鸡肉）作为肉类的首选食物。与红肉（猪、牛、羊肉）相比，白肉脂肪含量相对较低，不饱和脂肪酸含量较高，特别是鱼肉，含有较多的多不饱和脂肪酸，对于防治血脂异常具有重要作用。如果血脂异常的妈妈不爱白肉爱红肉，那么，较之羊肉和猪肉，牛肉更适合。

妈妈问：哺乳期可以吃降压药吗？

马大夫答：视情况而定。因为妈妈吃了降压药，药物在体内分解代谢后的产物可能会通过乳汁被宝宝吸收，对宝宝健康会造成一定的影响。所以在哺乳期最好不要吃降压药。如果血压过高，首先要咨询医生，吃一些在体内残留时间较短的降压药物，最好吃药 4 小时后再哺乳。